Dr. med. Natalie Grams-Nobmann
Was wirklich wirkt

atb aufbau taschenbuch

Natalie Grams-Nobmann, geboren 1978 in München, ist Ärztin, Autorin und bekannte Aufklärerin auf vielen Plattformen und in den Sozialen Medien. 2019 gewann sie den Goldener Blogger Award für den besten Twitter-Account Deutschlands. 2020 erhielt sie einen Preis für zivile Courage für ihre Aufklärungsarbeit, auch unter widrigen Umständen.

Mehr zur Autorin unter https://twitter.com/NatalieGrams

Zu wenig Zeit für die Patient:innen und immer gleich Antibiotika? Impfungen gegen alles und jedes? „Schulmedizin" hat keinen guten Ruf. Globuli, Akupunktur, Osteopathie & Co. sind trotz oder gerade wegen Corona angesagt. Sie gelten als sanft und natürlich. Doch weder ist die Natur immer gut noch jede alternative Heilmethode wirksam. Die Ärztin Natalie Grams-Nobmann hat einen hilfreichen Kompass durch die Welt der vermeintlich sanften Medizin geschrieben.

Sie klärt auf, welche Verfahren wirken, was die Gründe dafür sind – und wie die moderne Medizin trotz ihrer Schwächen das Vertrauen der Patient:innen zurückgewinnen kann. Ein Buch, das endlich Orientierung im Dschungel medizinischer Mythen verschafft.

Dr. med. Natalie Grams-Nobmann

Was wirklich wirkt

Kompass

durch die Welt der sanften Medizin

atb aufbau taschenbuch

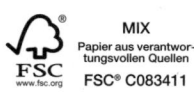

MIX
Papier aus verantwor-
tungsvollen Quellen
FSC® C083411

ISBN 978-3-7466-3934-5

Aufbau Taschenbuch ist eine Marke
der Aufbau Verlage GmbH & Co. KG

1. Auflage 2022
Vollständige, erweiterte Taschenbuchausgabe
© Aufbau Verlage GmbH & Co. KG, Berlin 2020
Die Originalausgabe erschien 2020 bei Aufbau,
einer Marke der Aufbau Verlage GmbH & Co. KG
Copyright © 2020 Natalie Grams
unter Mitarbeit von Steffen Geier
Umschlaggestaltung zero-media.net, München
unter Verwendung eines Fotos von © Mathias Bothor
Satz LVD GmbH, Berlin
Druck und Binden CPI books GmbH, Leck, Germany
Printed in Germany

www.aufbau-verlage.de

Inhalt

Vorwort zur 3. Auflage

Ich freue mich sehr, dass dieses Buch nun in dritter Auflage, leicht überarbeitet und ergänzt, als Taschenbuch erscheint. Seit der ersten Auflage im Frühjahr 2020 ist viel geschehen: Die Corona-Pandemie mit ihren verschiedenen Wellen ist über uns hinweggerollt. Sie hat uns wie nie zuvor in der jüngeren Geschichte gezeigt, wie wichtig es ist, gerade auch im Gesundheitsbereich Fakten von Meinungen oder gar »Fake News« zu unterscheiden. Genau dazu eine kleine Anleitung zu geben war und ist das Ziel dieses Buches. Es ist sicherlich nicht alles gut gelaufen in den letzten Monaten, aber das, was wir gemeinsam erreicht haben in dieser Pandemie, ist auf den Fortschritt der Wissenschaft und gute Medizin zurückzuführen. Doch beides wurde immer wieder torpediert durch Falschbehauptungen, überzogene Hoffnungen oder Halbwissen, das letztlich schlimmer als Unwissenheit sein kann. Und dieses Problem kennen wir schon aus der Vergangenheit von weit vor der Corona-Krise.

Schauen wir einmal auf die letzte Zeit: Ein wirkliches Highlight der Wissenschaft war die schnelle Entwicklung von Impfstoffen gegen COVID-19, insbesondere die neue mRNA-Technologie. Das Misstrauen war groß, zunächst aufgrund der angeblich überhasteten Entwicklung, später gegenüber der mRNA-Methode an sich, die irgendwie diffus mit Genen oder Gentechnik assoziiert wurde. In alldem steckt neben gesunder Skepsis Neuem gegenüber auch viel unberechtigtes Misstrauen und bewusste Panik-mache. Da wurde von »Notfallzulassung« gesprochen (die es in Deutschland definitiv nicht gab) oder gar von »gen-technischen Experimenten an Kindern«. Und obwohl es immer auch richtige Informationen, seriöse Informations-quellen und echte Expert:innen gab, liefen wir praktisch immer hinter der geschürten Panik aus Halb- und Un-wahrheiten, ja manchmal richtiggehenden Verschwörungs-mythen her.

Das hat mich einmal mehr darin bestätigt, wie wichtig die Aufklärung gerade auch in der Medizin ist. Wie wich-tig es ist, zu verstehen, warum wir die Wissenschaft brau-chen, um Wissen von Glauben zu unterscheiden, und wie Wissenschaft als Methode genau funktioniert. Ich erin-nere mich mit etwas Schrecken daran zurück, wie in der Anfangszeit der COVID-19-Pandemie die Homöopathie mit ihren Globuli um die Ecke kam und das angepriesene Arsenicum Album C30 angeblich sogar kurzzeitig nicht mehr lieferbar war. Belege für eine Wirksamkeit gab es trotz steiler Behauptungen nicht. Warum die Homöopa-thie nicht über den Placeboeffekt hinaus wirkt, erfahren Sie auch in diesem Buch, aber das wussten wir auch schon vor der Pandemie.

Wie immer in Notzeiten haben viele von uns jedoch gerne nach jedem Strohhalm gegriffen. Am Anfang wa-ren die Impfungen noch ziemlich weit weg, dann waren sie erstaunlich schnell da, und auch das erschien manchen wiederum unsicher, so dass man sich lieber auf, vermeint-lich sanfte, Alternativversprechen verlegte wie auf das des Pferde-Entwurmungsmittels Ivermectin, das sich letzt-endlich und dank wissenschaftlicher Forschung jedoch als nicht wirklich hilfreich erwiesen hat. Und es kann so-gar schaden! Trotzdem hält sich die Behauptung hartnä-ckig, dass es gegen COVID-19 helfen würde. Der Fall

Ivermectin illustriert insofern das Problem bei den sogenannten Alternativen sehr gut: Es ist nicht nur die steile Behauptung, die oft ohne Beleg daherkommt, sondern auch und vor allem der anhaltende, fast wahnhafte Glaube, dass doch etwas dran sein müsse, auch wenn die Behauptung längst als falsch widerlegt wurde. Das passiert, im negativen Sinne, aber auch bei »richtigen« Arzneimitteln wie den neuen mRNA-Impfstoffen. Da wird zum Beispiel unbeirrt behauptet, dass diese unfruchtbar machen würden, obwohl es dafür nach milliardenfach durchgeführten Impfungen keine Belege gibt – weder bei Männern noch Frauen. Dass jedoch die COVID-19-Infektion unfruchtbar machen kann, wird dagegen gerne geleugnet oder zumindest heruntergespielt.

Es glaubt sich intuitiv so einiges, und nicht immer kommt man mit Wissen dagegen an. Um Glauben von Wissen zu unterscheiden – und das musste ich auch erst lernen –, brauchen wir im Zweifel die Wissenschaft. Und zwar eine, die sich tatsächlich an wissenschaftliche Kriterien hält und nicht nur an den einen/die eine besondere/n Wissenschaftler:in mit der antagonistischen Einzelmeinung, mit der krampfhaft gegen den Strom der Wissenschaftsgemeinschaft geschwommen wird, weil er oder sie entweder wirklich dran glaubt oder man ein bisschen Ego-PR braucht. Einsam forschende Genies sind eher Nostalgie; die komplexen Themen der heutigen Zeit erfordern meist internationale wissenschaftliche Zusammenarbeit.

Schön wäre es, wenn diese unbelegten Dinge dann auch rasch wieder von der Bildfläche verschwinden und nicht durch das Prädikat ›Die Wahrheit wird doch nur verschwiegen‹ erst noch Bedeutung erlangen würden. Und das betrifft durchaus auch Mittel und Vorschläge aus der normalen Medizin, wie wir am Beispiel von Hydroxychloroquin und Remdesivir gesehen haben. Die zeigten kaum oder gar keine Wirkung – trotz intensiver Erforschung und trotz des großen Wunsches, es gäbe nicht nur die Impfung als Prävention gegen COVID-19, sondern auch Medikamente zur direkten Behandlung. Andere wie Dexamethason oder ganz banales Aspirin, also billige Pharmaklassiker, zeigten, dass sie zumindest die Symptome lindern helfen können. Es geht also nicht darum, Neues oder Altes per se auszuschließen oder die Augen nicht nach Alternativen offen zu halten. Allerdings wollen wir alle doch sicherlich nur bessere Alternativen und nicht Unwirksames oder gar Schädliches! Es ist in der Wissenschaft nicht nur ganz normal, sondern sogar erwünscht, auch über haarsträubend verrückt klingende Möglichkeiten zu diskutieren. Aber dann muss man für solche Thesen eben auch überzeugende Daten vorlegen, keine entscheidenden Punkte weglassen oder gar beleidigt von dannen ziehen, wenn andere die Daten kritisch prüfen und Fehler oder Widersprüche darin finden. Eigentlich beginnt erst dann die wissenschaftliche Arbeit. Es gilt eben nicht, wer mehr fühlt, hat mehr recht. Recht hat vielmehr derjenige, der die besseren Daten und Ergebnisse vorlegen kann. Und wichtig ist dabei auch, zu akzeptieren, dass es meist nicht einzelne geniale Ideen oder Entdeckungen (und schon gar nicht Meinungen!) sind, die uns voranbringen, sondern das Zusammenwirken von vielen Menschen, die in guten Zeiten über Jahrzehnte viele gute Ideen zusammentragen, weiterentwickeln, verwerfen und neu anfangen. Damit schaffen wir etwas, was stabiler und komplexer ist als jede Idee, die im Kopf einer einzelnen Person entsteht. In schlechten Zeiten, so wie jetzt in der Corona-Krise, muss dieses Zusammenwirken schneller, stringenter, internationaler, innovativer und mutiger erfolgen als sonst, aber es darf nicht die wichtigsten Grundsätze des Wissen-schaffens vergessen: besser zweimal hinschauen, fest Geglaubtes lieber noch mal überprüfen, sich trauen, gutes Wissen durch besseres Wissen zu ersetzen und sich dabei nicht durch Geschäftsinteressen oder auch ideologische Verblendung korrumpieren zu lassen. Dann ist es auch ziemlich egal, woher dieses Wissen kommt, denn nicht, wo Wissen herkommt, ist interessant, sondern wohin es uns bringt.

Dies und das ständige Checken des aktuellen Wissens ist das Grundprinzip der Wissenschaft. Und deshalb ist sie auch ständig in Bewegung. Das ist ihr von vielen Seiten in der Pandemie vorgehalten worden (»die Wissenschaft sagt heute so, morgen so«), ohne dass erkannt wurde, dass hierin eben die Stärke der Wissenschaft liegt. Auch darüber möchte dieses Buch weiterhin aufklären. Natürlich war vieles verwirrend, natürlich war die Kommunikation nicht immer die beste. Ganz zu schweigen von den Kolleg:innen, die in dieser Pandemie das ärztliche Ethos unterminiert haben, indem sie falsche Impf- und Testbestätigungen oder falsche Maskenatteste ausgestellt, mit Kochsalz »geimpft« oder Missinformation verbreitet haben!

Und genau deshalb ist es nach wie vor das Kernanliegen dieses Buches, eine Handreichung dafür anzubieten, wie es gelingen kann, dem (wunderbaren und faszinierenden) Pfad der Vernunft und der Wissenschaft zu folgen, ohne auf die – oftmals verlockenden – Irrwege der Pseudomedizin zu geraten. Dies wird in Zukunft immer wichtiger werden; die Pandemie hat uns deutlich vor Augen geführt, wie wichtig eine Orientierung im Dschungel von Behauptungen und Falschinterpretationen sein kann. Und die nächste Pandemie kommt bestimmt.

Aber in diesem Buch geht es darüber hinaus auch um das große Thema der »guten Medizin«. Völlig klar ist, dass nicht alles in der etablierten Medizin eitel Sonnenschein ist. Diese Seite der Medaille war – unabhängig von der expliziten Kritik an Pseudomedizin – schon immer ein Teil meiner Aufklärungsarbeit. Und auch hier hat die Pandemie uns gezeigt, was alles im Argen liegt. Gute Wissenschaft macht sich selbst unwert, wenn sie Menschen schlecht behandelt, sei es im Einzelfall im ärztlichen Gespräch oder als Gesundheitssystem. Auch hier gilt es, über grundlegende Dinge Wissen zu erlangen. Ob Impfen, Medikamente, die Grundlagen unseres Gesundheitswesens und einiges mehr. Auch die Verschleuderung von Krankenkassen-Beitragsgeldern für unwirksame Mittel und Methoden mit dem Segen des Gesetzgebers gehört hier erklärt – und kritisiert. Unser Gesundheitssystem kann sich »Goodies« in diesem Sinne einfach nicht leisten. Es ist nämlich ein längst rationiertes Mangelsystem. Und den Mangel bekommen nicht zuletzt Sie als Patient:innen zu spüren. Auch um diesen Missstand möchte sich das Buch kümmern.

Gute Humanmedizin kann auf moderne wissenschaftsbasierte Medizin nicht verzichten, sie darf aber ebenso wenig das Menschliche, Humane aus dem Fokus verlieren. Beides muss sinnvoll ineinandergreifen. Hierzu will dieses Buch einen kleinen Teil beitragen.

Machen wir uns also auf die Reise durch den Dschungel der Halbwahrheiten in der Medizin, der leider durch Corona noch dichter geworden ist.

Ihre Natalie Grams, die mittlerweile Natalie Grams-Nobmann heißt

Heidelberg, im Oktober 2021

Prolog

Auf der Suche nach einer echten Alternative

Vielleicht geht es Ihnen wie vielen anderen Menschen auch, die enttäuscht sind von der modernen Medizin: Sie fühlen sich nicht gut behandelt. Nicht unbedingt weil die verschriebenen Medikamente nicht wirken, sondern vor allem weil es uns Ärzt:innen an Zeit fehlt, wir Ihnen nicht gut genug zuhören. Viele haben den Eindruck, für den Arzt oder die Ärztin nur noch ein »Fall« zu sein. Andere befürchten schädliche Nebenwirkungen, unnötige Operationen oder zu viele Antibiotika. Und wieder andere bemängeln, dass sich Medizin nur um Symptome kümmere, nicht um die »wahren« Ursachen der Beschwerden. Insbesondere die Hochleistungs- und Apparatemedizin wirkt auf viele Patient:innen kühl, distanziert und unverständlich; man fühlt sich ihr regelrecht ausgeliefert. Diese Enttäuschungen führen mitunter zu einer generellen Skepsis gegenüber der »Schulmedizin« und zu einer anhaltenden Suche nach sanften Alternativen. Verständlich – eine sanfte, behutsame Medizin, die uns ganzheitlich behandelt und vielleicht auch noch ohne Nebenwirkungen auskommt: Wer wünschte sich das nicht?

Als Ärztin und Mutter begegne ich täglich einer großen Verunsicherung bei Gesundheitsfragen. In Klinik und Praxis habe ich die oft harte Realität der Medizin erlebt. Diese weiß in vielen Fällen zwar Antwort auf Fragen nach körperlichen Beschwerden – im Umgang mit Patienten als Menschen hinterlässt sie jedoch oft Fragezeichen und

Ohnmachtsgefühle. In Kindergarten und Schule wiederum treffe ich auf besorgte Eltern auf der Suche nach möglichst einfachen Antworten, die niemandem wehtun, vor allem nicht den eigenen Kindern. Auch Freund:innen und Bekannte wenden sich mit solchen oder ähnlichen Fragen und Sorgen an mich. Das Erstaunliche dabei: Insbesondere gut gebildete Menschen, die mitten im Leben stehen, die Beruf, Haushalt und Familie meistern, finden sich im Dickicht aus medizinischem Halb-, Schein- und Unwissen oft nicht mehr zurecht. Die ständig verfügbare Flut aus Informationen, Ratschlägen, Gesundheits- und Ernährungstipps führt nicht etwa zu mündigen Patient:innen, sondern im Gegenteil zu einer zunehmenden Überforderung oder gar Misstrauen gegenüber Ärzt:innen und der Medizin im Allgemeinen. Dabei spielen Google, YouTube, Soziale Medien oder Messenger-Elterngruppen eine nicht zu unterschätzende Rolle. Nicht zuletzt, weil neben wertvollen Informationen auch Lügen und Mythen kursieren, die Verwirrung stiften und Ängste schüren.

Diese Mythen und Halbwahrheiten möchte ich benennen – genau so, wie sie uns allen im Alltag begegnen – und unter die Lupe nehmen. Ich formuliere sie deshalb in den Kapitelüberschriften so, wie wir sie oft hören – von Kolleg:innen bei der Arbeit, von Eltern im Kindergarten, im Familien- und Freund:innenkreis, gerne als persönliche Anekdoten oder spektakuläre Geschichten, die sich auf Facebook in Windeseile verbreiten. Dabei wird es immer schwerer, einen klaren Blick zu bewahren: was stimmt, was stimmt nicht, was ist harmlos, wo lauern Gefahren? Wem kann ich überhaupt noch vertrauen? Und woher soll ich bitte schön die Zeit nehmen, das alles selbst zu überprüfen?

Es ist ein Ding der Unmöglichkeit, alles zu wissen. Und das ist auch gar nicht nötig. Es genügt vollkommen, die richtigen Fragen zu stellen, zum Beispiel: Gibt es nachprüfbare Beweise für die Aussage, oder ist es nur eine Behauptung? Oder: Von wem kommt die Information, und welche Interessen könnten dahinterstehen? Nach der Lektüre der einzelnen Kapitel, so hoffe ich, haben Sie neue Perspektiven und nützliche Gegenfragen an der Hand, die Ihnen helfen, sich besser orientieren zu können. Dieses Buch soll Ihnen ein Kompass sein: durch den Dschungel der Halbwahrheiten der sogenannten Alternativmedizin. Und gleichzeitig ein kleiner Leitfaden für grundsätzliche Gesundheitsfragen.

Wenn uns eine Krankheit ans Bett fesselt, uns Schmerzen plagen oder wir Mitmenschen krank und leidend sehen, bleibt manchmal erschreckend wenig Raum für sachliche Argumente und einen kühlen Kopf, gerade auch, wenn in Extrem- und Akutsituationen Eile geboten ist. Wenn etwa das eigene Kind hohes Fieber entwickelt, eine Krebsdiagnose gestellt wurde, der COVID-19-PCR-Test positiv oder ein akuter Zusammenbruch erfolgt ist, ist einfach jeder Strohhalm der Hoffnung recht.

Ich weiß, wovon ich rede. Als Medizinstudentin hatte ich bei einem Autounfall großes Glück, nicht ums Leben gekommen zu sein. Auf einer Landstraße war mir plötzlich ein Auto entgegengekommen, der Fahrer hatte die Kurve geschnitten und steuerte auf meiner Fahrbahnseite direkt auf mich zu. Um einen frontalen Crash zu vermeiden, wich ich aus, doch direkt neben der Fahrbahn befand sich eine Böschung, und ich verlor sofort die Kontrolle über meinen Wagen. Während der Unfallverursacher weiterfuhr, überschlug ich mich mehrfach und krachte in die Bäume. Das Auto erlitt einen Totalschaden, doch ich selbst blieb durch unglaubliches Glück bis auf ein leichtes Schleudertrauma und ein paar Schrammen unverletzt. Zumindest dachte ich das und widmete mich schon kurz nach dem Unfall wieder meinem Studium.

Als ich ein paar Wochen später immer wieder ohnmächtig wurde und unter Herzrasen litt, konnte ich mir das nicht erklären. Ich ging zu Fachärzten, doch auch die konnten keine körperlichen Ursachen finden, weder am Herzen noch in der Schilddrüse noch sonst irgendwo. Auf die Idee, einen Zusammenhang mit dem Autounfall herzustellen, kam niemand, auch ich nicht, und mit jedem ergebnislosen Praxisbesuch nahm meine Ratlosigkeit zu. Eine Kommilitonin überredete mich schließlich, eine Heilpraktikerin und Homöopathin aufzusuchen. Ich überlegte ein paar Tage – und ging dann hin. Was hatte ich schon zu verlieren?

Im Gegensatz zu vielen Ärzten nahm sich die Heilpraktikerin Zeit, um über mich und meine Krankengeschichte zu reden. Sie war es auch, die mir half, meine aktuellen Probleme als verspätete Reaktion auf den Verkehrsunfall zu erkennen. Zur Behandlung verschrieb sie mir Globuli und riet mir zu einer Psychotherapie, um die Folgen des Unfalls aufzuarbeiten. Ganz ehrlich, vorher wäre ich nicht auf die Idee gekommen, die Hilfe eines/r Psychotherapeut:in in Anspruch zu nehmen. Ich litt unter der leider weit verbreiteten Auffassung, dass man da nur hinging, wenn man ernsthaft verrückt war. Doch nach dem ausgiebigen Gespräch mit der Heilpraktikerin, die mir das Gefühl gab, mich selbst wieder besser zu verstehen, ließ ich mich sowohl auf die Globuli als auch die Psychotherapie ein. Und tatsächlich verschwanden die Ohnmachtsanfälle und das Herzrasen. Ich war unglaublich erleichtert, und im Überschwang der Gefühle hegte ich keinerlei Zweifel daran, was mich gerettet hatte. Es war meine homöopathische Erweckung. Die Heilpraktikerin behandelte mich zwar auch noch mit traditioneller chinesischer Heilmassage, Akupunktur und Schröpfköpfen sowie einem Gerät, das positive Schwingungen in meinen Körper bringen

sollte, aber in mir stand ganz klar fest: Es war die Homöopathie, die mich geheilt hatte.

Anstatt zu fragen, ob und, wenn ja, was da auf welche
Art *tatsächlich* gewirkt hatte, entschloss ich mich, parallel
zu meinem Medizinstudium eine Ausbildung zur Homöopathin und TCM-Ärztin (Traditionelle Chinesische
Medizin) anzufangen. Wie viele meiner Kommilitonen
stand ich den angeblichen Alternativen – von denen die
Homöopathie nur die bekannteste und beliebteste war
und bis heute ist – einigermaßen aufgeschlossen gegenüber, immerhin gab es zu der Zeit in Deutschland neben
Tausenden von Heilpraktiker:innen und weit verbreiteter
Selbstbehandlung auch rund 7000 aktive Ärzt:innen mit
einer Zusatzausbildung (nach den aktuellen Statistiken
der Bundesärztekammer waren es Ende 2000 noch rund
5200). Und nach meiner positiven persönlichen Erfahrung mit der Homöopathie stellte ich im Grunde keine
kritischen Fragen mehr. Es fühlte sich gut an, mir ging es
besser, fertig. Wie im Medizinstudium gab es auch hier
massig Stoff auswendig zu lernen – viel Zeit für kritisches
Hinterfragen war also eh nicht –, und so kam mir die Homöopathie eher wie ein Parallelwissen vor, das sich den
gängigen wissenschaftlichen Methoden entzog. Nicht
etwa, weil eine Wirkung wissenschaftlich nicht nachgewiesen werden konnte, sondern weil die wissenschaftlichen Methoden einfach noch nicht gut genug waren, um
die Wirkweise zu erklären. Diese vollkommene Umkehr
der Beweislast ist mir heute peinlich, obwohl ich weiß,
dass es sich dabei um einen der typischen Denkfehler handelt, dem Anhänger:innen vermeintlicher Alternativen
aufsitzen. Damals aber ließ ich Zweifel nicht aufkommen,
zu überzeugt war ich von Samuel Hahnemanns über zweihundert Jahre alter Lehre und dem 2000 Jahre alten chinesischen Heilwissen – und der Vorstellung, in Zukunft

als Homöopathin und TCMlerin anderen Menschen helfen zu können.

Ich promovierte über die Sicherheit von Traditionellen Chinesischen Heilkräutern, besuchte Student:innenkurse zu Homöopathie und TCM und machte Praktika in Naturheilkunde-Kliniken. Neben meiner Ausbildung als »ganz normale« Ärztin im Krankenhaus und auch in Praxen niedergelassener Ärzt:innen sammelte ich am Wochenende weiter Erfahrungen als »Alternativheilerin«. Dabei wurde mir insbesondere die Bedeutung des Faktors Zeit bewusst. Während wir bei der Visite in der Klinik selten eine volle Minute am Bett der Patient:innen verbrachten und es auch in der Praxis immer möglichst schnell gehen musste, um überhaupt das Pensum bewältigen zu können, erschien mir die Arbeit als Homöopathin im Vergleich dazu wie ein Meer aus Zeit. Erstgespräche von ein bis drei Stunden waren hier normal (so sieht es die Homöopathie als Lehre vor, und man kann sie als Homöopath:in auch gut abrechnen), im Klinik- und Praxisalltag waren und sind solche Dimensionen unvorstellbar (mit Ausnahme vielleicht bei der Psychotherapie), Akupunktursitzungen dauerten eine halbe Stunde. Und die Behandlungserfolge schienen den »sanften Alternativen« recht zu geben; die Patient:innen waren ganz überwiegend dankbar und glaubten fest an die Heilkraft. So wie ich selbst ja auch. Als sich mir die Möglichkeit bot, eine Praxis für Homöopathie zu übernehmen, brach ich meine Facharztausbildung zur Allgemeinmedizinerin ab und konzentrierte mich mit Herz und Seele auf die Homöopathie. Ohne es zu merken, bewegte ich mich über etliche Jahre in einer Blase: Die Praxis lief gut, ich hatte viele zufriedene Patient:innen, die mir jahrelang die Treue hielten und teilweise extra aus dem Ausland anreisten. Kritik von außen ignorierte ich oder wehrte sie mit eingeübten

Reflexen ab. Auch darin hatte man als Homöopath:in schließlich die Erfahrung von mehr als zweihundert Jahren.

Doch um es an dieser Stelle kurz zu machen: Die Fassade der schönen, sanften Medizin bekam mit der Zeit Risse. Die unbeantworteten Fragen, vor allem zur Wirkweise und zu grundlegenden Dingen wie der von Hahnemann behaupteten »Lebenskraft«, ließen mich irgendwann nicht mehr so weitermachen wie bisher. Ich brauchte ehrliche Antworten. Sonst konnte ich meine Patient:innen nicht länger guten Gewissens behandeln, ganz zu schweigen von meinen eigenen Kindern. Ich ging daher vielen Studien und Quellen auf den Grund – wohlgemerkt in der Hoffnung, die Homöopathie besser verstehen und verteidigen zu können. Doch meine zweite homöopathische Erweckung ließ die Blase, in der ich lebte, platzen.

Viele Versprechen der Homöopathie und anderer angeblicher Alternativen sind nicht aufrechtzuerhalten, wenn man sich um Ehrlichkeit und Transparenz bemüht. Einzelne Ansätze, Herangehensweisen und Methoden »alternativer Medizin« können Menschen jedoch tatsächlich helfen. Wichtig für das ganze Buch wird sein, dass ich generell über Mittel und Methoden urteile, nicht über einzelne Anwender:innen oder Therapeut:innen. Auf zwischenmenschliche Weise können viele Alternativtherapeut:innen unzweifelhaft Hilfe anbieten, Trost spenden und Hoffnung schenken, doch ihre Mittel und Methoden macht dies nicht automatisch besser oder wirklich wirksam. Als Laie, zumal als Betroffene:r und auf die Schnelle, ist es kaum möglich, hier echte Hilfe, die auf überprüfbaren Fakten basiert, von leeren Versprechen zu unterscheiden. Dabei möchte dieses Buch helfen.

Diese Verwirrung wird nicht von der wissenschaftlichen Medizin gestiftet, sondern von den angeblichen Alternativen, die sich gegen die nötige Aufrichtigkeit wehren. Wollen sie als Medizin gelten, müssen sie sich mit deren Methoden messen lassen und die Ergebnisse wissenschaftlicher Überprüfung anerkennen. Für große Teile der »sanften Medizin« wäre das nicht weniger als eine Revolution!

Wieso denn gleich eine Revolution? Gilt denn nicht einfach »Wer heilt, hat recht«? Nein, so einfach ist es nicht. Wie wir gleich sehen werden, steckt hinter diesem Satz mehr als nur eine Aussage über den Einzelfall. Und sie führt schlimmstenfalls dazu, dass Scharlatanen und Trittbrettfahrer:innen Tür und Tor geöffnet werden. Das kann weder im Sinne einer guten Gesundheitspolitik sein noch der Kammern, Krankenkassen und Verbände und besonders nicht der Patient:innen. Vor allem nicht im Sinne derjenigen, die sich auf der Suche nach einer echten Alternative von der modernen Medizin abwenden.

Die Corona-Krise in all ihren Facetten, die wieder vermehrt aufflammenden Masernherde der letzten Jahre sind genauso ein Anzeichen dafür wie die immer wieder schockierenden Fälle von Wunderheiler:innen. Anfang 2019 geriet etwa ein Heilpraktiker in die Schlagzeilen, der im nordrhein-westfälischen Brüggen-Bracht verzweifelte Krebspatienten in seinem »Biologischen Krebszentrum« mit einem nicht zugelassenen Mittel behandelt hatte, woraufhin drei Menschen starben. Ebenfalls im Frühjahr 2019 stand ein Unternehmer aus Altdorf bei Nürnberg vor Gericht, der ein angebliches Krebsmedikament (aus Fischöl und Vitamin D) vertrieb und damit für viel Geld nichts als falsche Hoffnungen weckte. Er wurde zu vier Jahren Haft verurteilt; außerdem wurde angeordnet, den erzielten Gewinn von 4,5 Millionen Euro einzuziehen. Der Heilpraktiker bekam dagegen nur zwei Jahre auf Bewährung, was nicht nur für die Angehörigen der drei Verstorbenen kaum zu fassen war. Er erfuhr deshalb so viel

Milde, weil allein der Einsatz einer ungeeigneten Waage für die Dosierung überhaupt justiziabel war – nicht jedoch, dass er außerhalb von Qualifikation und damit außerhalb der Kompetenz, die Risiken abschätzen zu können, mit hochgefährlichen Substanzen an Krebspatienten herumhantiert hatte. Und auch in der Corona-Krise machten unhaltbare Heilsversprechen die Runde – und der Aufklärung das Leben schwer.

Klar mögen das Extremfälle sein, doch sie zeigen überdeutlich, wie wichtig es ist, die größtmögliche Sicherheit bei der Behandlung von Erkrankungen zu gewährleisten. Nicht einzelne Medikamente, Operations- oder Behandlungsmethoden, sondern der Patient:innenschutz ist die wahrscheinlich größte Errungenschaft der modernen Medizin. Im Überangebot auf dem »Markt der Medizin« das zu erkennen, was wirklich wirksam ist, wird auf mehrere Weisen erschwert. In erster Linie durch die aktuelle Gesetzeslage, die viele dieser Angebote erst möglich und Deutschland zu einem »Mekka der Alternativmedizin« macht. Nicht zuletzt aber dadurch, dass es auch an Ehrlichkeit, Transparenz und Aufklärung, an wirklichem Patient:innenschutz, mangelt.

Blindes Vertrauen ist genauso fehl am Platz wie falsche Toleranz und hohe Emotionen. Gerade wenn Gesundheitsdebatten hochemotional geführt werden, ist es ratsam, Fakten von »Fake News« zu trennen, eindeutige Wirkungen von gefühlten Wahrheiten zu unterscheiden und Mythen als solche zu entlarven. Nur das bringt uns weiter, als individuelle Patient:innen und als Solidargemeinschaft. Wenn wir diese Debatten stattdessen weiterhin so moralisch aufladen, verschwenden wir Zeit und Geld.

Als Homöopathin musste ich mir irgendwann eingestehen, viele dieser haltlosen, aber teilweise verlockend und plausibel klingenden Mythen an meine Patient:innen weitergetragen zu haben. Aber es müssen nicht gleich Gedankengebäude einstürzen wie damals bei mir. Es können beim kritischen Hinterfragen auch neue Alternativen entstehen, die diesen Namen wirklich verdienen, weil sie auf einem soliden Fundament stehen. So kann schon das Wissen um den Unterschied von Homöopathie und Naturheilkunde, zum Beispiel in Form von einigen wirklich wirksamen pflanzlichen Mitteln, einen ganz neuen Blick ermöglichen. Wir kommen noch darauf zurück.

In meiner Patientinnenkarriere, aber auch als Ärztin habe ich so einiges ausprobiert und kennengelernt: von Dorn-Therapie über Reiki bis hin zu Geistigem Heilen. Ich habe Schüßler-Salze (»die heiße Sieben«), Bach-Blüten und Spagyrika (mit alchemistischen Methoden hergestellte Mittel) eingenommen und in bestem Glauben bis zum Erbrechen chinesische Heiltees getrunken. Ich habe mich durchakupunktieren und schröpfen lassen, habe Yoga, Tai Chi und Qigong gemacht, Meditationskurse absolviert und Progressive Muskelrelaxation, Biofeedback sowie Feldenkrais ausprobiert. Ich war in früheren Zeiten deutlich impfkritischer eingestellt und besaß keine Mikrowelle aus Angst vor Strahlung. Manches hat mir gutgetan, wirklich geholfen, anderes geschadet, aber allem ist gemein, dass ich eine neue Haltung dazu entwickelt habe, als ich den Hintergründen der Methoden, Mittel und Einstellungen nachgegangen bin. Heute finde ich, dass auf dem Boden der Tatsachen oft zwar viel zu wenig Glitzer liegt, er aber immerhin einen festen Stand bietet – und ehrliche Antworten auf viele Fragen und Sorgen, die uns alle bewegen.

Fangen wir also mit dem Entlarven der Mythen an, indem wir ehrliche Antworten einfordern. Ich bin davon überzeugt, dass die allermeisten Patient:innen vor allem eines suchen und wollen: eine ehrliche Medizin, der sie (wieder) ihr ganzes Vertrauen schenken können.

1. »Wer heilt, hat recht«

Gefühlte Wahrheit ist noch lange kein Beweis

Ich bin mir sicher, Sie kennen den Satz aus der Überschrift und haben ihn vielleicht sogar selbst schon das eine oder andere Mal gesagt: »Wer heilt, hat recht.« Und ja, der Satz stimmt auch – zumindest, wenn man den Ansatz ehrlich, transparent und konsequent verfolgt. Die entscheidende Frage lautet nämlich: Wer oder was heilte in meinem Fall wirklich – und wurde wirklich etwas geheilt? Stellen wir diese Frage nicht oder beantworten sie nicht konsequent, tun wir unserer Gesundheit keinen Gefallen.

Oft wird mit »Wer heilt, hat recht« die notwendige Suche nach den Ursachen nicht eröffnet, sondern für beendet erklärt. Denn es erscheint allzu offensichtlich: Wir waren krank, dann erfolgte eine Behandlung – und wir wurden gesund. Sieht nach einem eindeutigen Zusammenhang aus, nach Ursache und Wirkung. Doch dieser kausale Zusammenhang muss gar nicht gegeben sein, um die Illusion einer Wirkung entstehen zu lassen. Es braucht dafür nicht einmal faulen Zauber oder böse Machenschaften. Viel häufiger spielt uns unsere eigene Wahrnehmung einen Streich, denn unser Gehirn arbeitet am liebsten pragmatisch und geht den kürzesten Weg. Das hat mit Logik aber leider nichts zu tun, auch wenn es uns so vorkommt, sondern eher mit gefühlter Wahrheit. Suchen wir also nach einer richtigen Antwort auf diesen Satz – und dafür muss ich etwas ausholen. Wie eingangs bereits angedeutet, spielen beim Thema Gesundheit Emotionen eine große Rolle. Sie überlagern mitunter rationale Argumente und nachweisbare Tatsachen, also genau das, was uns als Errungenschaften der wissenschaftlichen Methode all die wunderbaren Erfolge in Mathematik, Physik und eben Medizin beschert hat. Erfolge, von denen wir alle tagtäglich profitieren, sei es, wenn wir zum Telefon greifen, die Waschmaschine anschalten, von A nach B fahren oder eben eine Krankheit mit einer Therapie oder einem Medikament behandeln. Mit einer Liste der Errungenschaften der Wissenschaft, die unser Leben heute leichter und manchmal erst lebenswert machen, ließen sich problemlos die restlichen Seiten dieses Buches füllen.

Die Wissenschaft genießt jedoch schon lange keinen ungeteilt guten Ruf mehr, auch nicht in der Medizin. Und das, obwohl unsere Lebenserwartung steigt und steigt und wir heute Menschen helfen können, die vor zwanzig Jahren noch verloren gewesen wären. Wie passt das zusammen?

Die Antwort darauf ist wie so oft vielschichtig. Zunächst einmal kann man sagen, dass die Wissenschaft Opfer ihres eigenen Erfolges geworden ist. Es ist gewissermaßen die Kehrseite des Fortschritts: Je mehr wir wissen, desto klarer wird, dass einfache Antworten mit an Sicherheit grenzender Wahrscheinlichkeit falsch sind. Denn das Leben mit all seinen Facetten ist komplex, insbesondere unsere Gesundheit. Trotzdem – oder gerade deshalb – strahlen einfache Antworten eine große Verlockung aus, vor allem dann, wenn unsere Gesundheit massiv in Gefahr geraten ist. Das macht die wunderbar klingenden Versprechen selbst ernannter Heiler so verführerisch, ganz gleich, wie schleierhaft, dubios oder offen betrügerisch sie uns eigentlich sofort vorkommen müssten. Hinzu kommt, dass einige spektakuläre Fälle von Lug und Betrug ausgerechnet von Wissenschaftler:innen selbst verübt worden sind. Diese schändlichen Beispiele haben dem Ruf der Wissenschaft einen Bärendienst erwiesen. Spätestens beim Thema Impfen und Nebenwirkungen werden wir einem solchen Betrugsfall begegnen und sehen, wie mühsam es ist, den dadurch entstandenen Schaden wieder zu beheben. Allein der Hinweis darauf, dass Wissenschaftler:innen eben auch nur Menschen sind mit allen möglichen Schwächen und Fehlern, reicht leider nicht aus. Zumal sich in unseren digitalisierten Zeiten vor allem das Spektakuläre und Negative besonders schnell verbreitet und dann hartnäckig hält.

Enttäuschung und Unzufriedenheit machen empfänglich für Populismus, für vermeintlich einfache Antworten auf komplexe Fragen und Problemstellungen. Es geht in diesem Buch um Gesundheitsfragen, ich möchte darüber hinaus keine politische Analyse unternehmen, und doch scheinen mir Parallelen zur weltpolitischen Lage zu bestehen. Um das Ansehen der Medizin könnte es jedenfalls besser bestellt sein, und daran ist sie selbst nicht ganz unschuldig.

Die Gründe, weshalb die Wissenschaftlichkeit von einem Teil der Bevölkerung angezweifelt oder schlichtweg ignoriert wird, sind also vielfältig. Komplexität ist für viele Menschen erst einmal abschreckend. Wissenschaft widerspricht oft dem sogenannten gesunden Menschenverstand, dem Augenschein und der Alltagserfahrung. Sonst wäre sie aber auch überflüssig. Klar, wir alle hätten es gerne leichter, simpler. Was sollen wir also tun, um nicht auf verführerische Einfachheit hereinzufallen? Welche Denkfehler lauern? Und wie können wir sie aufdecken und vermeiden? Ich werde beim Beantworten dieser Fragen immer wieder exemplarisch auf die Homöopathie zurückkommen. Zum einen, weil sie das beliebteste und verbreitetste alternative Heilverfahren ist, zum anderen, weil sie sich gut dafür eignet, Denk- und Wahrnehmungsfehler im Bereich Gesundheit zu veranschaulichen.

»Gleich nach der Einnahme ging es mir besser«

Sehen wir uns zunächst einmal drei fast schon klassische Denkfehler an, die wir alle wahrscheinlich schon einmal begangen haben. Ein paar Beispiele, wie ich sie in meiner homöopathischen Praxis immer wieder erlebt habe, machen deutlich, wie schnell man knapp, aber eben doch danebenliegen kann mit der eigenen Wahrnehmung. Da waren zum Beispiel gleich mehrere Patient:innen, die über Allergien gegen Pollen klagten. Jedes Jahr, wenn nach dem Winter mit den ersten wärmeren Tagen auch die Allergiesaison begann, erwischte es sie und dann auch gleich oft wochenlang und heftig. Juckende Nase, tränende Augen, Müdigkeit, Husten bis hin zu Asthma. Handelte es sich um Eltern, waren die Kinder manchmal in ähnlicher Weise betroffen. Nach der Gabe von Globuli – und die Suche nach den »richtigen« nahm einige Zeit in Anspruch – ging es ihnen erstaunlich oft besser.

Ähnliches ließ sich auch bei Kindern mit häufig auftretenden schwereren Infekten wie Mittelohrentzündung beobachten. Ganz begeistert berichteten mir Eltern von der wundersamen Wirkung der Globuli. Eben noch schienen ihre Kleinen förmlich zu glühen und vor Schmerzen zu schreien, wenig später schon fiel die Temperatur von über vierzig Grad bis nur noch knapp über normal, und die Kinder beruhigten sich.

Eine andere Mutter war vor lauter Sorge um ihre Tochter der Verzweiflung nahe. Wegen der starken Neurodermitis, unter der die Kleine seit dem dritten Lebensmonat litt, war sie schon bei mehreren Ärzt:innen in Behandlung gewesen. Die hatten mehrfach dazu geraten, es mit Cortison zu probieren, doch die Mutter wollte das nicht, weil sie schon zu viel Negatives darüber gehört hatte. Doch all die Cremes und Salben, zu denen sie stattdessen griff, verschafften nur wenig Linderung. Die Mutter folgte gewissenhaft den ärztlichen Empfehlungen für Baden und Kleidung und hielt sich auch an sämtliche Ernährungshinweise, insbesondere solange sie stillte. Mal erholte sich die Haut der Tochter für ein paar Tage, dann kam aber schon wieder ein neuer Schub. So ging das über Jahre, nichts half dauerhaft, ständig hatte sie wunde Stellen im Gesicht und hässliche Schrunden an den Armen, andere Kinder gingen auf Abstand zu ihr. Nachdem sie – mittlerweile im Grundschulalter – nach einer langen, ausführlichen Anamnese und zwei homöopathischen Mitteln, die keine Wirkung zeigten, Wochen später schließlich ein drittes verabreicht bekam, besserten sich die Ekzeme und verschwanden schließlich ganz.

Es gibt zahllose Geschichten wie diese – von akuten Erkrankungen wie Schnupfen oder Mittelohrentzündungen oder chronischen wie Neurodermitis oder Allergien –, bei denen erst nach der Gabe der vermeintlich richtigen Globuli eine Besserung oder gar Heilung eintrat. Ich habe sogar Krebspatient:innen erlebt, die darauf schworen, dass sich ihre Symptome durch Globuli besserten oder gar ein Heilungsprozess durch sie in Gang gesetzt wurde. Wer hat nun also recht?

Der Irrtum, dem die Patient:innen beziehungsweise die Eltern in all diesen Beispielen genauso aufsaßen wie ich als Homöopathin, nennt sich »post hoc ergo propter hoc«, was so viel bedeutet wie »danach, also deswegen«. Er bezeichnet eine Scheinkausalität: Ein Ereignis tritt ein (die Besserung oder Heilung), nachdem ich etwas getan habe (die homöopathische Behandlung). Für einen ursächlichen Zusammenhang gibt es keinen Beweis. Man kann also nicht sagen, das Ereignis tritt ein, *weil* ich etwas getan habe. Einzig das zeitliche Zusammentreffen lässt es so erscheinen. Eine derartige Koinzidenz könnte Zufall sein. Heute Morgen hat es geregnet, nachdem ich mit dem linken Fuß aufgestanden bin, nicht, weil ich mit dem linken Fuß aufgestanden bin. Nur weil Behandlung und Besserung in dieser Reihenfolge auftreten, ergibt sich noch kein kausaler Zusammenhang – so offensichtlich er uns auch vorkommen mag.

Für die Beantwortung der entscheidenden Frage, wer oder was tatsächlich gewirkt hat, ist es zum einen hilfreich, sich den typischen Verlauf der jeweiligen Erkrankung anzusehen. Zum anderen ist es aufschlussreich, die individuelle Vorgeschichte der Patient:innen zu betrachten. Bei den häufig auftretenden Infekten bei Kleinkindern entwickelt der Körper hohes Fieber, was zeigt, dass unser Immunsystem auf Hochtouren gegen die krankmachenden Viren oder Bakterien kämpft. Fieber ist zunächst einmal ein gutes Zeichen dafür, dass unser Immunsystem funktioniert: Ein Krankheitserreger wurde identifiziert, und jetzt werden alle verfügbaren Abwehrkräfte mobilisiert. Erst wenn Fieber sehr hoch ist oder länger sehr hoch bleibt, wird der Zustand problematisch, denn unser Körper hält extreme Krankheitszustände nicht unbegrenzt aus. Also versucht er, die Temperatur wieder auf ein erträgliches Niveau herunterzuregulieren, sobald die Krankheitserreger bekämpft sind – dieses Phänomen der Selbstregulation, das typisch für viele Krankheitsverläufe ist, kann als Regression zur Mitte verstanden werden und lässt sich je nach Erkrankung auch an anderen Parametern beobachten, etwa beim Blutdruck. Gerade bei Kleinkindern, deren Immunsystem noch sehr dynamisch ist und viel dazulernt, ist es jedenfalls alles andere als ungewöhnlich, dass es zu einer schlagartigen Normalisierung der Körpertemperatur kommen kann. Das hat dann aber nichts mit den Globuli zu tun, sondern ist ein natürlicher Verlauf. Was bei Fieber in den meisten Fällen hilft, ist, viel zu trinken, zu beobachten und abzuwarten. Den schnellen Griff zu fiebersenkenden Mitteln braucht es meist nicht. (Bei der Mittelohrentzündung kann Fieber- bzw. Schmerzsaft aber aus Gründen der Schmerzlinderung gegeben werden.)

Der Faktor Zeit ist auch bei Neurodermitis ausschlaggebend, wenn man sich den natürlichen Krankheitsverlauf ansieht. Das heißt, *den* typischen Krankheitsverlauf gibt es gar nicht, denn Neurodermitis zählt zu den Krankheiten mit individuell sehr unterschiedlichen Verläufen. Meist treten Schübe auf, die hinsichtlich Dauer und Stärke sehr variieren können und oft keinen erkennbaren Grund haben. Die Krankheitsursachen sind komplex und noch nicht vollständig geklärt, fest steht aber, dass psychische Aspekte mit ausschlaggebend sein können. Neurodermitis ist von daher auch ein gutes Beispiel dafür, dass man mit einfachen Antworten oft nicht weit kommt. Etwa 90 Prozent der Betroffenen sind jünger als fünf Jahre, bei rund 60 Prozent tritt die Erkrankung sogar schon im ersten Lebensjahr auf. Auch wenn die einzelnen Verläufe sehr unterschiedlich aussehen, vermindern sich in den meisten Fällen die Symptome im Laufe der Jahre. Häufig verschwinden sie mit der Pubertät. Heilbar ist Neurodermitis nicht – das heißt, die Krankheit könnte zu einem späteren Zeitpunkt wieder ausbrechen –, aber 70 Prozent der Betroffenen gelten im Erwachsenenalter als beschwerdefrei. Dass sich bei dem erwähnten Mädchen die Symptome, insbesondere die Ekzeme und der Juckreiz, schließlich – nach Jahren! – besserten, ist nicht mit der Gabe des dritten homöopathischen Mittels zu erklären, sondern vielmehr mit der Zeit, die verging und eine natürliche Besserung ermöglichte.

Wie erklärt es sich nun aber, dass sich Besserungen nach der Gabe von Globuli bei manchen Patient:innen mit hartnäckigen saisonalen Allergien zeigen? Hierbei ist oft ein Blick auf die normale Verlaufsform einer Allergie erhellend. Wer wochenlang nach dem »richtigen« Homöopathikum sucht, hat die Allergiesaison hinter sich – klar werden die Symptome dann weniger. Doch auch Allergiesaisons unterscheiden sich. Ganz ohne Homöopathie gibt es bessere und schlechtere Jahre – und in seltenen Fällen verschwinden Allergien sogar (fast) ganz. Viele Allergiker:innen berichteten übrigens von weniger Allergiesymptomen beim Tragen von FFP2-Masken. Was gar nicht an die Schleimhaut herankommt, kann eben auch nicht reizen. Doch auch eine antiallergische Medikation oder eine Hyposensibilisierung können helfen – manchmal braucht es bei beidem mehrere Anläufe, bis das »Richtige« gefunden ist – aber das gestehen wir der Homöopathie ja auch zu.

Vielleicht noch eine Ergänzung: Die allermeisten Patient:innen kommen zu Homöopath:innen, nachdem sie es mehr oder weniger erfolglos mit der normalen Medizin versucht haben. Immer wieder hatte ich Patient:innen in meiner Praxis, bei denen zuvor viel zu häufig Antibiotika verschrieben wurden, was vor allem bei grippalen Infekten aus mehreren Gründen alles andere als sinnvoll sein kann. Ein grippaler Infekt kann durch Bakterien oder Viren ausgelöst werden. Im zweiten – häufigeren – Fall sind Antibiotika wirkungslos.

Gute Medizin muss keineswegs immer »mehr Medizin« heißen, sondern kann auch im Weglassen von unsinnigen Medikamenten bestehen. (Nicht dass Sie mich falsch verstehen: Bei einem durch Bakterien ausgelösten Infekt können gezielt eingesetzte und, am besten nach Erreger-bestimmung, konsequent angewandte Antibiotika das Mittel der Wahl sein.)

Hinzu kommt, dass unser Immunsystem dazulernt und man nach einigen Infekten besser gewappnet ist für zukünftige ähnliche Erreger – dann werden wir weniger oft und schlimm krank, ganz ohne Homöopathie. Wer Kinder im Kindergarten- oder Kita-Alter hat, kennt diese Phase des »Dazulernens« nur zu gut – aber auch ihr natürliches Ende, wenn die Infektanfälligkeit sich bessert. Lebensverändernde Maßnahmen wie eine bessere Ernährung, mehr sportliche Aktivität oder eine andere Lebensgestaltung mögen ergänzend hinzukommen. Ein ganzheitlicher Blick wäre hier hilfreich, um festzustellen, was wirklich gewirkt hat.

Damit sind selbstverständlich längst nicht alle Spielarten des »Danach, aber nicht deswegen«-Irrtums aufgeführt, aber es dürfte klar geworden sein, dass es viele Faktoren gibt, die eine Behandlung wirksam erscheinen lassen, ohne dass ein kausaler Zusammenhang gegeben ist. Eine besondere Rolle hierbei spielt nicht zuletzt auch der berühmte Placeboeffekt, dem wir uns noch gesondert widmen. Um uns gedanklich auf die falsche Fährte zu begeben, reicht manchmal auch schon die simple Tatsache aus, dass wir eine Behandlung genau dann beginnen, wenn wir uns besonders elend fühlen. Tritt nun auch nur eine leichte Besserung ein, schreiben wir diese automatisch der letzten Behandlung zu, auch wenn wir gar nicht sagen können, wie es weitergegangen wäre, hätten wir nichts oder etwas anderes, womöglich etwas wesentlich Wirksameres unternommen.

Oft greifen bei der Gesundung auch mehrere ganz banale Maßnahmen ineinander, etwa mehr Bewegung, eine ausgewogenere Ernährung und ausreichend Schlaf. Jeder einzelne Faktor könnte eine Rolle spielen, und dennoch denken wir, einzig und allein die Globuli oder die Akupunktur seien verantwortlich gewesen. Wir müssen genauer hinsehen, um Zusammenhänge zu entdecken und Scheinkausalitäten zu entlarven. Sind wir aber erst einmal von einer Behandlung überzeugt, finden wir auf einmal überall die Bestätigung für deren Wirksamkeit. Und damit sind wir auch schon beim Bestätigungsfehler, dem sogenannten *Confirmation bias*. Der englische Begriff *bias* (Neigung, Vorliebe, Verzerrung) beschreibt das Phänomen in meinen Augen treffender als der leicht missverständliche Begriff *Fehler*. Bei all den hier erwähnten Denkfehlern – das möchte ich ausdrücklich betonen – geht es nicht um bewusstes Fehlverhalten oder gar persönliche Schuldfragen. Niemand soll hier an den Pranger gestellt werden. Nichtsdestotrotz hat es Konsequenzen, wenn wir diese Denkfehler begehen.

Je fester verankert eine Überzeugung und je stärker ein Thema emotional aufgeladen ist, desto deutlicher kann der Bestätigungsfehler ausgeprägt sein. Es kann also zu einem erstaunlich machtvollen, sich selbst verstärkenden Effekt kommen. Dass Gesundheitsfragen oft emotional diskutiert werden, haben wir bereits festgehalten, das ist verständlich, aber eben nur selten zielführend. Als Homöopathin war ich jahrelang selbst von der Wirksamkeit »meines« Ansatzes felsenfest überzeugt und kann daher auch aus eigener Erfahrung bestätigen, wie blind die eigene Wahrnehmung für Argumente werden kann, während man selbst nichts als Bestätigung für die eigene Meinung findet. Falls Sie jetzt an Begriffe wie »selektive Wahrnehmung« denken, liegen Sie genau richtig. Selektive Wahrnehmung hat zur Folge, dass wir Erfolge überschätzen und Misserfolge übersehen, und dieser Eindruck wird dann durch die selektive Erinnerung in der Rückschau gefestigt.

Beim Bestätigungsfehler können viele kognitive Fähigkeiten eine Rolle spielen: Wahrnehmung, Informationsverarbeitung, Erinnerung, Vorstellungsvermögen, Lernfähigkeit, Sprache, Urteilsvermögen, Kreativität. Es ist – wie könnte es auch anders sein – komplex. Ganz im Gegensatz zu dem eindeutigen Bild, das sich uns persönlich darstellt. Fakten spielen bei diesem kaum eine Rolle. Es geht vielmehr darum, das eigene Weltbild zu verteidigen.

Unser Gehirn ist kein großer Freund davon, einmal gefällte Entscheidungen infrage zu stellen. Das macht nur Arbeit und könnte wehtun. Informationen, die dagegen in unser Mosaik passen, weil sie unsere bestehenden Überzeugungen, Einstellungen, Wünsche und Absichten stützen, sind herzlich willkommen: Sie bleiben uns nicht nur besser in Erinnerung, wir beurteilen sie auch als qualitativ wertvoller im Vergleich zu gegensätzlichen Informationen. Quellen, aus denen Widerspruch zu erwarten ist, meiden wir am liebsten ganz, um unerwünschten Konfrontationen aus dem Weg zu gehen. Sind diese Widersprüche absolut unvereinbar, spricht man auch von kognitiver Dissonanz, einem Gefühlszustand, der innere Spannungen verursacht und dem wir so schnell wie möglich entkommen möchten: eben durch mehr bestätigende Informationen oder durch Vergessen, Verdrängen, Ignorieren gegensätzlicher Informationen. Oder durch alles zusammen. Manchmal resultiert daraus auch eine fast reflexhafte massive Abwehrhaltung.

Was helfen würde, wäre zum Beispiel, einmal den eigenen Blickwinkel zu ändern, einfach nur um zu prüfen, ob sich das unangenehme Gefühl kognitiver Dissonanz dadurch beeinflussen lässt. Als mein Unbehagen an den Glaubenssätzen der Homöopathie immer größer wurde, habe ich genau das versucht, indem ich nach wissenschaftlichen Belegen für die Wirkung von Homöopathie gesucht habe. Am Ende blieb mir nichts anderes übrig, als meine Überzeugungen zu ändern.

Es gibt zahlreiche Studien und Versuche, die sehr schön veranschaulichen, welche Konsequenzen der Bestätigungsfehler haben kann. Ein Klassiker ist der Versuch mit einem Vertretungsdozenten, den der Sozialpsychologe Harold H. Kelley durchführte. Der erzählte einer Gruppe von Studenten vorab, dass dieser Dozent ein eher kühler Mensch sei, einer zweiten Gruppe gegenüber beschrieb er ihn als herzlich. Obwohl beide Gruppen ein und dieselbe Vorlesung besuchten, beurteilte ihn die erste Gruppe danach negativer als die zweite. Beide nahmen verstärkt das wahr, was ihrer vorab geprägten Meinung entsprach, um sich bestätigt zu fühlen. Ganz anders machen sich diesen Effekt viele Homöopath:innen zunutze, indem sie ihren Patient:innen die unterschiedlichsten Behandlungsergebnisse in Aussicht stellen. Das klingt dann zum Beispiel so: »Das Medikament schlägt entweder direkt an oder braucht eine Weile, bis eine Besserung eintritt. Manchmal kommt es auch zu einer Erstverschlimmerung Ihres Zustands. Nur wenn längere Zeit keine Veränderung eintritt, müssen wir noch einmal schauen und ein Medikament finden, das besser zu Ihnen passt.« Danach ist es also im Prinzip egal, was passiert: Ob nun eine Verbesserung, eine Verschlimmerung oder keine Änderung eintritt, die Vorhersage umfasst alle nur denkbaren Möglichkeiten und suggeriert damit eine Wirksamkeit der Homöopathie, ohne einen echten Nachweis zu liefern. Derart vage Prognosen können zur Folge haben, dass wir leichter einem

Bestätigungsfehler unterliegen, weil wir nun jede weitere Entwicklung als Beleg dafür auffassen können, dass Homöopath:innen genau wissen, wovon sie sprechen. Eine kognitive Dissonanz, die Wahrnehmung einer Lücke zwischen Erwartung und Geschehen, wird so geschickt vermieden.

Obendrein bestätigt die soziologische Forschung, dass die Glaubwürdigkeit auch völlig falscher Aussagen mit ihrer Wiederholung zunimmt. Vereinfacht ausgedrückt: Man muss die Dinge nur oft genug behaupten, dann werden sie schon irgendwann geglaubt. So wird ein neuer Mythos geboren. Diesen sogenannten Popularitätsfehlschluss nutzen nicht nur etliche Politiker:innen, auch viele Scharlatane hoffen beharrlich auf diesen Effekt. Immer wieder mit Erfolg, denn leider ist es mühsam, dem mit der nötigen Aufklärungsarbeit entgegenzutreten. Im Extremfall sind die Mythen schon so tief ins kollektive Bewusstsein eingedrungen, dass sie als »Allgemeinwissen« gelten.

Ein gutes Beispiel dafür ist die Behandlung von Kopfschmerzen: Für deren Behandlung werden uns heute von vielerlei Seite Homöopathika, Akupunktur und Chiropraktik empfohlen – es gehört »zum guten Ton«, es erst mal auf die sanfte Weise zu probieren. Schmerzmittel wie Acetylsalicylsäure (Aspirin, ASS), Paracetamol und Ibuprofen werden zwar nach wie vor am häufigsten eingenommen, doch wer Nebenwirkungen fürchtet, hätte natürlich gerne eine sanfte Alternative. Daher sind Homöopathika auf dem Vormarsch, auch wenn ihre Wirkung erwiesenermaßen nicht über den Placeboeffekt hinausgeht. Ähnlich verhält es sich mit Akupunktur und Chiropraktik (siehe auch den Abschnitt über einzelne Methoden am Ende dieses Buches) – dennoch sind diese Empfehlungen oft die ersten, die uns über Mundpropaganda und Werbung erreichen. Weil sie eben nicht mehr den Status eines Mythos haben, sondern anscheinend zum Allgemeinwissen geworden sind.

Das heißt übrigens nicht, dass bei akutem Spannungskopfschmerz einzig und allein der Griff zu Schmerzmitteln bleibt. Zum Beispiel hat sich die Behandlung mit Pfefferminzöl, aufgetragen auf die Schläfen, als ebenso erfolgreich erwiesen. Beides wirkt besser als eine Placebotherapie. Auch Autogenes Training und andere Entspannungstechniken können helfen. Bei Erwachsenen bietet sich zudem die Methode des Biofeedbacks an. Dabei werden Körpersignale, die sich der unmittelbaren Sinneswahrnehmung entziehen, etwa Gehirnströme oder der Blutdruck, beobachtbar gemacht, um sie so bewusst beeinflussen zu können. Doch Vorsicht: Biofeedback ist nicht zu verwechseln mit »Bioresonanztherapie«, für deren Wirksamkeit es keine wissenschaftlichen Belege gibt.

Doch egal, was einem geholfen zu haben scheint: Man wird anschließend darauf schwören – selbst wenn es nur für wenige der Methoden einen objektiven Wirknachweis gibt.

»Soll doch erst mal jemand beweisen, dass es nicht hilft«

Wenn wir Sätze wie diese hören, ist der Denkfehler nicht weit, den ich bereits in der Einleitung kurz erwähnt habe: die unzulässige Beweislastumkehr. Ganz ähnlich wie bei »Wer heilt, hat recht« steht dahinter meistens der Versuch, die Diskussion zu beenden, bevor sie angefangen hat. Das wäre nämlich schlecht fürs Geschäft oder zumindest die eigenen Überzeugungen. Die Beweislast liegt jedoch nicht bei den Kritiker:innen angeblicher Alternativen, sondern bei deren Anhänger:innen.

Auf den ersten Blick mag das Einfordern von Gegenbeweisen berechtigt erscheinen. Doch mit derselben Logik könnte man auch die Existenz von Einhörnern, Kobolden und Zahnfeen »beweisen«, vom Weihnachtsmann ganz zu schweigen. Zwar hat die noch niemand gesehen, sie könnten sich aber ja hinter dem Mond oder in Bielefeld versteckt halten. Spaß beiseite: Rechtfertigen muss sich immer derjenige, der eine Behauptung in den Raum stellt, und nicht derjenige, der daran zweifelt, solange keine nachprüfbaren Beweise für deren Richtigkeit existieren. Andernfalls macht die unzulässige Beweislastumkehr aus »Wer nachweislich heilt, hat recht« so etwas wie »Ihr müsst eben so lange forschen, bis ich recht habe«. Blumig formulierte Ausflüchte, eine größere Anzahl von Konjunktiven und ein »Schaut erst mal über euren Tellerrand hinaus« führen dreihundert Jahre Aufklärung ad absurdum.

Wir haben gesehen, dass unsere Wahrnehmung aus vielen Gründen nicht immer die Realität widerspiegelt. Doch was soll daran so schlimm sein? Müssen wir immer alles ganz genau nehmen, wenn es uns doch am Ende wieder gut geht? Hier lauert eine Gefahr, die oft übersehen wird: Viele alltägliche Beschwerden wie Kopfschmerzen oder grippale Infekte, also Bagatellerkrankungen, die in der Regel von selbst ausheilen, bilden den Ausgangspunkt für den Glauben an fragwürdige Angebote. Patient:innen werden trotz einer vollkommen wirkungslosen Therapie »Zeug:innen« einer Heilung. Danach schwören sie zuweilen auch bei schwereren Erkrankungen darauf – und das kann fatale Folgen haben. Deshalb darf die Frage, wer oder was *wirklich* geheilt beziehungsweise zur Besserung beigetragen hat, nicht unter den Teppich gekehrt werden. Nur wer tatsächlich nachweisen kann, dass er oder sie ursächlich an der Heilung beteiligt war, hat auch recht. Wer nur zufällig zugegen war und anschließend versucht, die Selbstheilungskräfte des Körpers oder Heilungserfolge der wissenschaftlich begründeten Medizin für sich zu beanspruchen, hat dieses Recht nicht.

Sobald wir »Wer heilt, hat recht« hören, sollten wir hellhörig werden und den wahren Ursachen auf den Grund gehen. Was keine Belege liefern kann, kann nicht als Alternative zur normalen Medizin gelten. Denn was nicht wirkt, ist keine Medizin und damit auch keine Alternative. Nehmen wir den Satz also nicht als Schluss-, sondern als Ausgangspunkt für unsere Suche nach echten Alternativen und bohren tiefer nach, wie es um die Wirkung der angebotenen Behandlungen bestellt ist. Misstrauisch sollten wir immer dann werden, wenn uns beim Nachhaken allzu blumige Versprechen gemacht werden. Vermeintliche Alternativen werden zum Beispiel gerne als »sanft« deklariert, oft sogar als »nebenwirkungsfrei« – kann das funktionieren?

2. »Sanfte Medizin geht sanft mit mir um«

Von Wirkungen, Nebenwirkungen und falschen Versprechen

Wenn wir krank sind, wünschen wir uns oftmals Zuwendung, Unterstützung, Rücksichtnahme. Viele denken dabei spontan an die eigenen Eltern, die sie liebevoll umsorgen, Fieber messen, Hühnersuppe kochen oder ein Pflaster aufkleben, manche auch an den »Onkel Doktor«, der immer Rat weiß, hilft und beruhigt. Ähnlich positive Assoziationen wecken Begriffe wie »sanfte Medizin« oder »nebenwirkungsfreie Alternative«: Das klingt verträglich und rücksichtsvoll, ohne unerwünschte Folgen und unnötige Schmerzen, also genauso, wie wir alle es gerne hätten. Wir sollen uns gut aufgehoben fühlen – dieses Gefühl wird am ehesten hervorgerufen durch weiche, unkonkrete Versprechen, die viel Platz für individuelle Wünsche lassen und für die wir in krankem Zustand besonders empfänglich sind.

Nachdem wir im ersten Kapitel die typischen Fallstricke betrachtet haben, die uns unsere eigene Wahrnehmung auslegt, geht es nun um die Angebotsseite. Dort werden allerlei Versprechen gemacht, wie gut, wie erfolgreich und vor allem auch wie sanft vermeintliche Alternativen wirken sollen. Dabei kommt den »Nebenwirkungen« eine besondere Rolle zu, einem Wort, hinter dem sich gleich eine ganze Reihe von Ängsten verbirgt, Ur-Emotionen, die unsere Entscheidungen tiefgreifend beeinflussen. Denn es gibt kaum einen stärkeren Trigger als die Angst vor Schmerzen, vor unerwünschten Nebenwirkungen oder vor möglicherweise lebensbedrohlichen Konsequenzen. Letztere gibt es bei Behandlungen schwerwiegender Erkrankungen wie Krebs in der Tat – aber ist allein schon deshalb die sanfte Alternative gleichbedeutend mit einer guten, sinnvollen, hilfreichen? Wo hört Marketing auf, wo fängt Etikettenschwindel an? Was ist unbedenklich, was unlauter, was unethisch?

Um das besser einschätzen und beurteilen zu können, sollten wir uns zunächst einmal bewusst machen, was es mit dem Wort »Nebenwirkungen« auf sich hat. Natürlich sind Nebenwirkungen bei der Behandlung von Krankheiten nicht das Ziel! Doch es ist leider Fakt, dass ein Medikament ohne Nebenwirkungen sehr wahrscheinlich auch keine Hauptwirkung hat. Wer also ein wirksames Medikament möchte, der kommt in aller Regel um Nebenwirkungen nicht herum. Das liegt in erster Linie daran, dass es nicht das Medikament ist, das zwischen Haupt- und Nebenwirkung unterscheidet. Erst wir Menschen sind es, die diese Unterscheidung zwischen erwünschter und unerwünschter Wirkung treffen. Zwar wird mit der Auswahl und Dosierung von Medikamenten versucht, möglichst zielgenau in die Prozesse und Funktionen in unserem Körper einzugreifen, die für die jeweilige Krankheit verantwortlich sind (genau darauf liegt das Hauptaugenmerk eines großen Teils der pharmazeutischen Forschung), einen Wirkstoff, der gezielt ein bestimmtes Krankheitssymptom bekämpft und gleichzeitig all die anderen Prozesse und Funktionen vollkommen unbehelligt lässt, gibt es jedoch nicht. Selbst bei Medikamenten, die den Körper mit Substanzen versorgen, die er aufgrund der Erkrankung nicht mehr selbst herstellen kann (wie Cortisol oder Insulin), die er aber kennt und die von daher »nebenwirkungsfrei« sein könnten, lässt sich das nur selten bewerkstelligen.

Betrachten wir das weltberühmte Aspirin beziehungsweise den Wirkstoff Acetylsalicylsäure, kurz: ASS. Dabei handelt es sich um eines der zuverlässigsten und vielseitigsten Medikamente der Medizingeschichte, es wirkt schmerzlindernd, entzündungshemmend und fiebersenkend. Und weil es so einfach zu handhaben ist, zählt es zu den beliebtesten Schmerzmitteln weltweit. Darüber hinaus wird es auch zur prophylaktischen Behandlung von Patient:innen genutzt, bei denen das Risiko wiederholter Schlaganfälle und Herzinfarkte besteht, weil es zusätzlich zu den beschriebenen Eigenschaften über einen gerinnungshemmenden Effekt verfügt. Das Blut kann also nach der Gabe weniger gut potenziell gefährliche Gerinnsel bilden, die wichtige Gefäße verstopfen könnten. Genau diese Wirkung erhöht jedoch gleichzeitig das Blutungsrisiko, und zwar ganz allgemein, das heißt: Einerseits wirkt es prophylaktisch im Gehirn oder Herz, andererseits steigt zum Beispiel die Gefahr einer Magenblutung, die es ohne das Medikament nicht geben würde. Die Lektion, die wir von ASS lernen können, lautet: Selbst bei einem milliardenfach in der Praxis bewährten Wirkstoff müssen wir immer die Risiken abwägen, weil es keine nachweisbare Wirkung ohne Nebenwirkung geben kann. Gerade bei einem Allrounder wie ASS ist die Liste der Nebenwirkungen sogar besonders lang – solange man sich aber an die empfohlenen Dosierungen hält, sind sie deutlich geringer als der Nutzen.

»Antibiotika sind mir zu heftig, ich will was Milderes«

Ein weiteres bekanntes und anschauliches Beispiel sind Antibiotika. Wie wir bereits gesehen haben, wirken diese zwar nicht auf Viren, dafür aber umso effektiver auf Bakterien. Weil die meisten Antibiotika nicht zwischen »guten« und »bösen« Bakterien unterscheiden, geht es bei der Risikoabwägung darum, zu entscheiden, wie viele nützliche Bakterien man zu opfern bereit ist, um die krankmachenden auszuschalten. Das Größenordnungsverhältnis von Mikroben zu menschlichen Körperzellen liegt grob bei 1:1, und besonders viele der Bakterien besiedeln unseren Verdauungstrakt, wo sie innerhalb der natürlichen Darmflora wichtige Aufgaben bei der Nahrungsverwertung übernehmen. Das ist auch der Grund, weshalb bei Antibiotika besonders häufig Magen-Darm-Beschwerden als Nebenwirkung auftreten. Neben Viren und Bakterien sind Pilze und Parasiten weitere mögliche Auslöser von Infektionskrankheiten. Durch das Abtöten der Bakterien kann es daher auch zu einem Pilzbefall im Darm kommen, was das Abwägen des Risikos noch komplexer macht. In der Regel erholt sich unser Darm jedoch relativ schnell wieder, während eine bakterielle Hirnhaut- oder Lungenentzündung lebensbedrohlich werden kann, wenn sie unbehandelt bleibt.

Eine banale Infektion als Todesursache war früher übrigens nichts Ungewöhnliches. Erst seit der Entdeckung von Antibiotika hat diese Gefahr einen Großteil ihres Schreckens verloren. Neben den Impfungen sind Antibiotika wahrscheinlich der größte Lebensretter, den wir der wissenschaftlichen Medizin verdanken. Heute halten die meisten Menschen eine schwere bakterielle Entzündung eher für eine unglückliche Ausnahme – was das Thema der Antibiotikaresistenzen noch brisanter macht. Eine Ausnahme bleibt eine schwere Infektion nur so lange, wie wir sie wirksam behandeln können.

Ein drittes Beispiel für Nebenwirkungen ist ein besonders krasses, das oft in der Kritik steht: Chemotherapie gegen Krebs. In den vergangenen zwanzig Jahren wurden auf diesem Gebiet große Fortschritte erzielt, trotzdem sind die Nebenwirkungen, die Krebspatient:innen in Kauf nehmen müssen, teils gravierend. Die sogenannten Zytostatika bekämpfen nicht ausschließlich Krebszellen, sondern auch andere sich schnell teilende und wachsende Gewebe. Daher können sie sowohl Tumore am Wachstum hindern und zerstören als auch Haare, Nägel, Schleimhäute in Mund und Verdauungstrakt oder Bereiche der Wundregeneration angreifen. Zu den häufigsten Nebenwirkungen zählen daher Haarausfall, Übelkeit, Magen-Darm-Beschwerden und Wundheilungsstörungen. Der Preis, den Patient:innen bei einer Chemotherapie zahlen, kann hoch sein, und er kann auch zu hoch sein. Andererseits ist Krebs in vielen Fällen nun einmal eine lebensbedrohliche Erkrankung. Um das Leben langfristig zu retten, nimmt man unter Umständen kurz- und mittelfristig starke Einbußen an Lebensqualität in Kauf. Dass die Chemotherapie mehr Menschen umgebracht als gesundgemacht hätte, wie man es immer mal wieder hört, ist schlicht falsch. Und es wird mit großem Aufwand – und Erfolg – daran gearbeitet, die Verträglichkeit der Behandlung immer weiter zu individualisieren und zu verbessern.

Auch an der Maximierung der Effektivität wird intensiv geforscht. Die Wirkung der Zytostatika allein auf Krebszellen zu beschränken, gelingt in Ansätzen; es gibt zum Beispiel neue Chemotherapeutika, die gezielt Merkmale erkennen, die es nur bei Krebszellen gibt. Diese Präzisionsmedizin der Zukunft hat dabei einzelne Patient:innen im Fokus, ist also eine wirklich individuelle

Medizin; eine breite Anwendung ist allerdings noch Zukunftsmusik, und auch ganz neue Ansätze, wie zum Beispiel T-Cell-Therapien oder die auf genetischen Markern beruhende Antikörpertherapie, beginnen erst damit, sich neben den bewährten Zytostatika zu etablieren. Haben Sie gewusst, dass es für manche Tumore Medikamente gibt, deren Moleküle sich verändern, wenn sie Licht ausgesetzt sind, und die so in sehr kleinen Zielbereichen aktiviert werden können, um Nebenwirkungen zu verringern? Die Forschung schreitet in diesem Feld immens schnell voran, auch wenn es allen Krebspatient:innen natürlich zu wünschen wäre, dass sie schon heute auf viele der schweren Nebenwirkungen verzichten könnten. Weil diese aber noch Ängste wecken, werden im Bereich der Krebsbehandlung besonders viele »sanfte Heilmethoden« angepriesen und angewandt, die weder heilen noch sanft sind.

Kommen wir zum Thema Wechselwirkungen. Damit ist das Auftreten von unerwünschten Effekten gemeint, die durch die Behandlung mit zwei oder mehr Medikamenten verursacht werden. Durch das Zusammenspiel können gewollte Wirkungen abgeschwächt beziehungsweise verhindert oder ungewollte Nebenwirkungen verstärkt werden. Wechselwirkungen können auch durch die Kombination mit pflanzlichen Präparaten oder bestimmten Lebensmitteln entstehen. Ein bekanntes Beispiel dafür ist die Grapefruit, deren Inhaltsstoffe gleich bei einer ganzen Reihe von Medikamenten zu einer teilweise schwerwiegenden Veränderung der Wirkung führen können. Ab fünf Medikamenten, was insbesondere bei älteren Patient:innen nicht selten vorkommt, steigt die Gefahr unerwünschter Arzneimittelwirkungen rasant an – das Problem kann aber auch schon bei zwei beginnen. Umso wichtiger, dass die behandelnden Ärzt:innen über sämtliche verschriebenen und sonstigen Medikamente Bescheid wissen. Auch Apotheker:innen kennen die möglichen Wechselwirkungen und können die verschriebenen Medikamente daraufhin überprüfen.

»Alles besser als die Schulmedizin!«

Wir haben gesehen, dass bei einigen »alternativen« Heilmethoden Argumentationsmuster anzutreffen sind, die uns aufmerken lassen sollten. Das Attribut der Sanftheit soll oft darüber hinwegtäuschen, dass es um die Wirksamkeit schlecht bestellt ist. Wenn Therapien versprechen, frei von Nebenwirkungen zu sein, verfügen sie mit hoher Wahrscheinlichkeit über keine nennenswerte Hauptwirkung – und gehören, wenn überhaupt, eher in den Bereich der Wellness.

Der Schaden besteht dann in einem Nichtvorhandensein von versprochener Wirkung. Und auch wenn nur von Linderung gesprochen wird, ist dies ein Problem. Bei der Linderung der Beschwerden nicht mehr heilbarer Erkrankungen spricht man von Palliation. Dabei handelt es sich um einen wesentlichen und sensiblen Bereich der Medizin, der trotz seiner Besonderheiten auf wissenschaftlichen Erkenntnissen, auf nachgewiesener Wirksamkeit und nicht auf bloßen Versprechen beruht. Schon gar nicht auf Heilsversprechen. Hier, oft am Lebensende, haben Redlichkeit, aber auch psychologische, zwischenmenschliche Aspekte die höchste Bedeutung. Nicht zuletzt um uns als Patient:innen vor falsch geschürter Hoffnung (und damit vor einer Begleitung, der es an der Redlichkeit von Motiven und Inhalten mangelt) zu schützen. »Wenn's nicht hilft, dann schadet es wenigstens auch nicht« greift zu kurz, denn der Schaden kann in einem Unterlassen oder Verzögern einer richtigen Therapie bestehen.

Besonders wenn dann von einer nicht exakt definierten »Energie« bei der Anwendung die Rede ist, sollten wir vorsichtig sein. Gerne werden Begriffe auch umdefiniert, also in einer anderen Bedeutung als der gängigen benutzt. Oder erst kreiert, um Vertrauen zu wecken und von nicht belegten Wirkweisen abzulenken. Dann heißt es zum Beispiel, dass mit »körpereigenen Informationen« gearbeitet oder dass nicht näher erklärte »Selbstheilungskräfte« aktiviert würden. Medizin hat aber nichts mit Wunschdenken oder magischen Kräften zu tun, sondern mit ehrlichen Antworten auf akute oder chronische Beschwerden.

Gerne werden auch die Begriffe »alternativ«, »integrativ« und »komplementär« durcheinandergewürfelt. Am widersinnigsten wird der Begriff der »Alternativmedizin« verwendet. Eine Alternative ist per Definition dann gegeben, wenn ich die Wahl zwischen mindestens zwei Optionen habe, die beide grundsätzlich geeignet sind, ein bestimmtes Ziel zu erreichen. Im Fall der Medizin sind das erfolgversprechende, sprich: wirksame Therapien. Die Optionen mögen verschiedene Vor- und Nachteile mit sich bringen (wie zum Beispiel einen operativen Eingriff einerseits oder eine medikamentöse Behandlung andererseits), aber es muss eine echte Wahlmöglichkeit gegeben sein und nicht die Auswahl zwischen Erfolg und Nichterfolg. Handelt es sich bei dem Angebot um ein Versprechen, das zu weiten Teilen oder überhaupt nicht gehalten werden kann (so wie bei einem Großteil der typischen »alternativmedizinischen« Angebote), dann liegt keine Alternative vor.

Deshalb müsste es eigentlich nicht Alternativmedizin, sondern Pseudomedizin heißen. Eine echte Alternative zur Medizin ist ebenfalls Medizin, insofern ist der Begriff Alternativmedizin im besten Fall sinnlos.

Unter Integrativer Medizin wird verstanden, dass unbelegte Therapieansätze in die normale medizinische Behandlung integriert werden. Vermeintlich individuelle und ganzheitliche Fantasiekonzepte stehen vor optimaler Wirkung oder einer leitliniengerechten Behandlung. In der komplementären Medizin dagegen sollen »alternative« Verfahren als Ergänzung, nicht etwa als Ersatz einer evidenzbasierten Therapie eingesetzt werden, beispielsweise um die Lebensqualität zu erhöhen (etwa Yoga und Meditation). Das ist nicht unplausibel, wird aber leider nicht klar genug gegen die anderen beiden Ansätze abgegrenzt, die sich gegen die Wissenschaftsorientierung in der Medizin stellen.

Auf der einen Seite wird also zwischen komplementärer, integrativer und angeblich alternativer Medizin nicht sauber genug getrennt, so dass vereinfachend oft der Oberbegriff »Alternativmedizin« (ausgerechnet!) verwendet wird. Auf der anderen Seite wird die normale, wissenschaftliche, evidenzbasierte Medizin meist auch noch als »Schulmedizin« bezeichnet, was zumindest ein irreführender Begriff ist. Er weckt negative Assoziationen eines niedrigeren, »verschulten« Niveaus. Vielen ist zudem nicht bekannt, dass im Nationalsozialismus die Diffamierung der Hochschulmedizin als »verjudete Schulmedizin« im Kontrast zu einer »neuen deutschen Heilkunde« klar antisemitisch war – und es bis heute ist. Ein in mehrfacher Hinsicht also sehr unglücklicher Begriff. Daher verwende ich ihn nicht und ziehe stattdessen die Grenzlinie zwischen Medizin und, so hart das klingt, Pseudomedizin – also dem, was belegbar wirkt, und demjenigen, was diesen Beleg schuldig bleibt.

»Die Krankenkassen würden ja nicht zahlen, wenns nicht wirkt«

Diese rote Linie wird im deutschen Gesundheitswesen leider seit über vierzig Jahren verwischt. Im Arzneimittelgesetz wurden 1978 drei sogenannte Besondere Therapierichtungen verankert: Homöopathie, Anthroposophie und Phytotherapie. Der damaligen Lobbyarbeit insbesondere der Vertreter:innen der Anthroposophie ist es zu »verdanken«, dass die Mittel dieser drei Therapierichtungen ohne klinische Studien auf den Markt gelangen können. Sie benötigen im Gegensatz zu normalen Medikamenten lediglich eine Registrierung beim Bundesinstitut für Arzneimittel und Medizinprodukte (BfArM), um den Status als Arzneimittel zu erhalten. Eine der Bedingungen für eine solche Registrierung ist, dass der Hersteller keine Indikationsangaben für das Mittel macht und auch nicht mit solchen wirbt, also nicht explizit angibt, wofür es denn nun gut sein soll. Immerhin wollte der Gesetzgeber damit zumindest sicherstellen, dass den Konsument:innen nicht vorgegaukelt wird, es lägen für bestimmte Indikationen Nutzennachweise vor. Will ein Hersteller eine Indikationsangabe machen und damit werben, muss er einen Zulassungsantrag stellen. Der hat aber mit dem Zulassungsantrag für normale Pharmazeutika nur den Namen gemeinsam. Über Zulassungen von Mitteln der Besonderen Therapierichtungen entscheiden eigens gebildete Kommissionen. In diesen sitzen allerdings die Vertreter der jeweiligen Therapierichtung (Kommission C für anthroposophische Arzneimittel, Kommission D für homöopathische Arzneimittel, Kommission E für pflanzliche Arzneimittel); das heißt, diejenigen, die von der Therapierichtung überzeugt sind, entscheiden selbst darüber, ob ihre »Medikamente« wirken. Und nicht nur das:

Auch die Kriterien, nach denen die Kommissionen entscheiden, haben sie sich selbst vorgegeben. Nur dann, wenn Mittel für die Behandlung schwerer und lebensbedrohender Erkrankungen mit Indikationsangabe zugelassen werden sollen, ist eine wissenschaftliche Studie erforderlich. Einen solchen Fall hat es bislang aber nie gegeben – es sind nur Mittel zugelassen worden, für die »Erkenntnismaterial der jeweiligen Therapierichtung« maßgeblich war und nicht wissenschaftlich belegte Ergebnisse im eigentlichen Sinne.

Hinzu kommen jedoch die sogenannten Altzulassungen, »traditionell« verwendete Heilmittel, die häufig auch bei klar ihrer Wirkung widersprechender Studienlage von ihrem Bestandsschutz profitieren. Obwohl Arzneimittel ohne Wirknachweis ein Widerspruch in sich sind, gelangen sie so auf den Markt beziehungsweise bleiben dort – in der normalen Medizin sonst heute undenkbar.

Für Verbraucher:innen und Patient:innen wurde diese an sich schon nicht nachvollziehbare Situation 2012 noch undurchsichtiger. Durch eine Änderung im Sozialgesetzbuch V, in dem das Recht der GKV verankert ist, ist es gesetzlichen Krankenkassen seither möglich, auch Arzneimittel der Besonderen Therapierichtungen, insbesondere der Homöopathie, zu erstatten – also Mittel, denen es an einem wissenschaftlich fundierten Wirksamkeitsnachweis fehlt. Private Krankenversicherungen sind ohnehin frei in ihrem Handeln, sie können das Leistungsspektrum ihrer Tarife ohne gesetzliche Beschränkung festlegen. Gesetzliche Krankenkassen stehen aber unter dem Vorbehalt, dass sie nur »ausreichende, zweckmäßige und wirtschaftliche« Behandlungen und Mittel erbringen können, die das »Maß des Notwendigen nicht überschreiten« dürfen. Verständlich, denn die gesetzliche Krankenversicherung ist eine Solidargemeinschaft und als solche nicht dazu bestimmt, Dinge zu finanzieren, die keinen nachgewiesenen Nutzen haben. Trotzdem hat der Gesetzgeber 2012 Mittel, denen der wissenschaftliche Wirkungsnachweis fehlt, ausdrücklich zugelassen. Diese Gesetzesänderung aus dem Jahre 2012 hat den Katalog der Satzungsleistungen, die die gesetzlichen Kassen neben den Regelleistungen anbieten dürfen, erheblich erweitert – besonders zugunsten der Besonderen Therapierichtungen. Über diese Erweiterung gelangte die Homöopathie in den Leistungskatalog vieler gesetzlicher Krankenkassen. Das Wettbewerbsargument hat das medizinische übertrumpft, kurz: Es geht nicht um Gesundheitsfragen, sondern um Marketing. Damit haben Arzneimittel der Besonderen Therapierichtungen einen faktischen, aber sehr fragwürdigen gesetzlichen Schutz- und Sonderstatus.

Und nicht nur hier läuft es schräg. Wie wir gesehen haben, verhindern unhaltbare Versprechen, geschickt gewählte Marketingstrategien und verbissene Lobbyarbeit eine bessere Orientierung für Patient:innen und Angehörige. Wie in der Tabak- und Autoindustrie die Versprechen von »Freiheit« und »Individualität« Konsum befördern, hilft es in der Medizin, »alternativ, sanft oder nebenwirkungsfrei« daherzukommen. Je kürzer, einfacher und prägnanter ein Label ist, je emotionaler eine Information aufgeladen werden kann – sei es mit einem Glücksversprechen oder mit Angst –, desto eher verfangen auch Falschinformationen und glatte Lügen. Solche leeren Versprechen verleiten uns dazu, die falschen Fragen zu den falschen Kriterien zu stellen – und damit die richtigen Fragen und Kriterien in den Hintergrund zu rücken. Für eine erfolgreiche Therapie sind Sanftheit, Beliebtheit und gute Verkäuflichkeit nämlich nicht ausschlaggebend: Es ist die nachweisbare Wirksamkeit, die zählt.

Homöopathika & Co. allein aus dem Grund zu nehmen, dass sie sicher nicht schaden werden, ist also falsch und sogar gefährlich. Bei einem leichten grippalen Infekt mag dies noch ohne direkte Folgen bleiben, aber oft verschiebt sich gerade bei der vermeintlich erfolgreichen »Behandlung« einer Bagatellerkrankung die persönliche Grenze der Akzeptanz von »Alternativen« in die falsche Richtung. Die evidenzbasierte Medizin kann uns mit ihrer gesicherten Wissensbasis vor überzogenen Versprechen und individuellen Fehlschlüssen bewahren. Sie hilft uns dabei, vernünftig zu bleiben. Bohren wir also noch ein Stückchen tiefer und sehen uns genauer an, was unter evidenzbasierter Medizin zu verstehen ist.

3. »Aber mir hat es doch geholfen!«

Warum persönliche Erfahrungen
gegen Studien den Kürzeren ziehen

Im Prolog erzählte ich von meinem Autounfall, der mich zur Homöopathie geführt hat. Nach all den vergeblichen Versuchen, eine verlässliche medizinische Erklärung für meine plötzlich auftretenden Gesundheitsbeschwerden zu bekommen, konnte ich mich am eigenen Leib davon überzeugen, wie meine Ohnmachtsanfälle verschwanden, wie das Herzrasen ausblieb, wie ich mich wieder besser fühlte. Endlich hatte ich eine Antwort auf meine quälenden Fragen, endlich hatte meine Ungewissheit ein Ende. Ich kam mir wie der lebende Beweis für die Wirksamkeit der Homöopathie vor.

Später, als ich selbst in der Rolle der behandelnden Homöopathin war, konnte ich mich beinahe täglich davon überzeugen. Immer und immer wieder saßen Patient:innen vor mir, die von langsamen und von sofort nach der Einnahme von Globuli einsetzenden Verbesserungen berichteten, auch von den typischen »Erstverschlimmerungen«. Jede einzelne Anekdote, so kam es mir damals vor, lieferte einen weiteren Beleg für die Homöopathie. Und da ging es nicht nur um leichte Erkältungen, auch Patient:innen mit Allergien, Asthma, Depressionen, Darmerkrankungen, Lungenentzündungen, ja sogar mit Krebs berichteten von der Besserung ihrer Beschwerden. Doch selbst wenn sich der Zustand meiner Patient:innen nicht veränderte, kamen keine Zweifel auf, denn auch dafür gab es ja eine schlüssige Erklärung: Wir hatten einfach das richtige

Mittel noch nicht gefunden. Aus meiner Perspektive wuchs also mit jedem Termin meine Überzeugung. Natürlich gab es auch Patient:innen, die nicht wiederkamen, die sich anderen Homöopath:innen zu- oder ganz von der Homöopathie abwandten, aber deren Zahl war verschwindend klein im Vergleich zu denen, die immer wieder in meiner Praxis saßen und ganz begeistert von ihren persönlichen Heilungserfolgen berichteten.

Weshalb sollte ich also meine Annahmen, mein Erklärungsmodell für die »schnelle, sanfte, dauerhafte Wiederherstellung der Gesundheit«, wie sie Samuel Hahnemanns Homöopathie für sich in Anspruch nahm, in Zweifel ziehen? Ich sah ja mit eigenen Augen, dass meine Patient:innen gesund wurden, manche nach einem langen Leidensweg, andere erstaunlich rasant. Und selbst wenn mir damals schon Zweifel gekommen wären, dass da zwar tatsächlich Verbesserungen stattfanden, dass die Ursachen aber ganz woanders lagen, als ich es vermutete – meine Patient:innen hätten wahrscheinlich nur kurz mit den Achseln gezuckt und erwidert: »Hauptsache, mir hat es geholfen.« Aus der Sicht der Patient:innen erst mal verständlich und in Ordnung – aber auch aus der Sicht des/der Therapeut:in?

Anekdotische Belege wirken in den allermeisten Fällen überzeugend. Wir alle kennen das aus allen möglichen Lebensbereichen, permanent werden Erlebnisse erzählt, gepostet, geteilt, getwittert. Krankengeschichten und Erfahrungsberichte von Genesung und Heilung sind davon nur ein Teil, wenn auch ein beliebter. Natürlich gibt es auch unglaubwürdige Personen, von denen wir wissen, dass sie es mit der Wahrheit nicht immer so genau nehmen – aber selbst dann können emotional aufgeladene Geschichten ihre psychologische Wirkung entfalten. Persönliche Erfahrungsberichte sind nicht per se irreführend, und es ist auch nicht von vornherein falsch oder unvernünftig, sie sich anzuhören. Wir sollten uns nur bewusst machen, warum sie überzeugend wirken und weshalb wir dabei leicht falsche Schlüsse ziehen.

Nicht nur unsere Gesundheit, die ganze Welt, in der wir leben, ist komplex. In uns und um uns herrscht aber alles andere als das reinste Chaos. Wir kennen Naturgesetze, wie zum Beispiel Newtons Gravitationsgesetz oder die Hauptsätze der Thermodynamik, wir wissen, dass sich die Erde um die Sonne dreht, und wenn wir dreimal auf Holz klopfen, dann … dringen Schallwellen in unser Ohr, die von unserem Gehirn als Klopfgeräusche interpretiert werden. Dass Isaac Newton die entscheidende Erkenntnis zu den Gesetzen der Schwerkraft beim Anblick eines fallenden Apfels gekommen sein soll, ist wohl nur eine hübsche Legende. Andererseits beruht ein Großteil der wissenschaftlichen Methode, der wir all diese Erkenntnisse verdanken, tatsächlich genau darauf: auf Naturbeobachtungen. Nicht umsonst heißt es ja »Naturwissenschaft« – die Wissenschaft vom Verstehen der Natur. Viele Errungenschaften der Wissenschaft haben mit persönlichen Erlebnissen begonnen – aber bewiesen waren sie damit noch lange nicht. Die Erlebnisse und ihre Schilderung waren lediglich ein Anhalts- und ein Ausgangspunkt für die Suche nach Beweisen.

Unser Gehirn liebt es, Ursachen und Zusammenhänge zu erkennen, Sinneseindrücke zu Mustern zu ordnen und daraus Schlüsse zu ziehen. Nicht zuletzt dieser Fähigkeit verdanken wir unser Überleben. Zusammenhänge zu erkennen verschafft uns ein Gefühl von Kontrolle, und das beruhigt ungemein. Wie gut uns dieses Gefühl tut beziehungsweise wie groß unser individuelles Kontrollbedürfnis ist, merken wir erst, wenn wir es verloren haben, zum Beispiel wenn wir krank sind und nicht wissen, ob und wie wir wieder gesund werden. Wir leiden dann nicht nur unter der Erkrankung, sondern fühlen uns auch noch hilflos und überfordert. Unter Stress neigt unser Gehirn dazu, Zusammenhänge auch dann als plausibel erscheinen zu lassen, wenn sie es nicht sind, weil sich Schnelligkeit im Laufe der Geschichte einfach viel öfter gegenüber Gründlichkeit ausgezahlt hat. Das war evolutionär gesehen ein Vorteil, macht uns heute das Erkennen von echten Zusammenhängen aber manchmal richtig schwer. Gerade Menschen, bei denen dieses Kontrollbedürfnis besonders stark ausgeprägt ist, sind deshalb anfälliger für Verschwörungstheorien und andere Scheinzusammenhänge. Für sie enden die Brücken, die unser Gehirn baut, dann oft im Nichts. Es kann auch dazu kommen, dass wir übergeneralisieren, das heißt, dass wir einzelne Informationen vom Kleinen aufs Große übertragen, obwohl es dafür gar keinen Beweis gibt.

»Also bei mir zum Beispiel ...«

Wenn wir die Erfahrung machen, dass unsere Rückenschmerzen nach einer Akupunkturbehandlung abnehmen, dann kann das – unabhängig davon, ob die Behandlung unsere Schmerzen wirklich ursächlich gelindert hat – unser Vertrauen in die Wirksamkeit der TCM ganz allgemein steigern, auch wenn es zwischen den vielen einzelnen Anwendungen, die unter dem Begriff der TCM zusammengefasst werden, gar keinen kausalen Zusammenhang gibt. Ob ursächlich oder zufällig, für das Entstehen eines Gefühls von Kontrolle ist das erst einmal nebensächlich. Emotion schlägt Fakt – doch das geht nicht immer gut.

Neben dem Bestätigungsfehler, der uns insbesondere die richtige Einordnung von persönlichen Erfahrungen erschwert, haben wir ja bereits im ersten Kapitel weitere mögliche Effekte kennengelernt, die sich nicht um Fakten scheren. Auch der »Danach, aber nicht deswegen«-Irrtum oder der Popularitätsfehlschluss zählen zu den psychologischen Effekten, die unsere Wahrnehmung trüben oder verzerren können. Der von vielen sicher schon einmal erlebte Placeboeffekt, der zwar kein Wahrnehmungsfehler ist, sondern eine reale, durchaus erwünschte psycho-soziale Reaktion auf den Vorgang einer Zuwendung, eines Kümmerns, kommt hier auch mit zum Tragen. Eines der Probleme beim Placeboeffekt ist allerdings, dass auch er dazu verleiten kann, seine Erwartungen bestätigt zu sehen, wo es in Wirklichkeit gar keine Grundlage dafür gibt.

Wer weiß schon (außer einigen Mikrobiolog:innen und Fachpharmazeut:innen), wie Medikamente wirklich ganz genau funktionieren, wie sie auf molekularer Ebene wirken, welche biologischen oder chemischen Prozesse sie im Einzelnen anstoßen? Vielleicht haben wir eine ungefähre Vorstellung davon, was da passiert – manchmal wird etwas bekämpft, manchmal wird etwas unterdrückt oder verhindert, manchmal wird etwas angeregt und gefördert –, aber in den meisten Fällen haben wir, wenn wir ehrlich sind, keine Ahnung. Hören wir nun vom positiven Heilungsverlauf oder der vollständigen Genesung von Patient:innen, dann erscheinen selbst die abstrusesten Zusammenhänge mit einem Mal konkret und fühlbar – umso mehr natürlich, wenn wir selbst es sind, die diese Geschichte erzählen.

Sie wissen inzwischen, dass es mehr Gründe geben kann als diejenigen, die uns unser Gehirn als naheliegende Zusammenhänge präsentiert: In den mit Abstand meisten Fällen sind Verbesserungen unseres Zustands dem natürlichen Krankheitsverlauf beziehungsweise der Selbstheilungsfähigkeit unseres Körpers zuzuschreiben. Zeit hilft oft wesentlich mehr als so mancher Therapieansatz. Auch der Placeboeffekt kann geholfen haben, ausgelöst durch die Zuwendung der Ärzt:innen in einer vertrauensvollen Atmosphäre, was wiederum unsere Erwartungshaltung positiv beeinflusst hat. Aber diese nüchternen Erklärungen haben einen schweren Stand gegen emotionale Geschichten. Warum setzt Hollywood auf bombastische Action-Blockbuster und gefühlige Liebesfilme? Auch in anderen Medien schlagen Spektakel, Popcorn und Drama alles andere, wenn es darum geht, die Aufmerksamkeit des Publikums für sich zu gewinnen. Die Argumente der Wissenschaft erscheinen im Gegensatz zur anekdotischen Evidenz auf den ersten Blick nicht besonders sexy, zumal sie nicht immer so simpel und eindeutig sind, wie wir es gerne hätten – aber es sind die besten und aussagekräftigsten Argumente, die es gibt. In der Tat sind es sogar die *einzigen*, die wir haben. Wir verfügen nun mal über kein Organ zum spontanen Erkennen wirklicher Zusammenhänge, der »Wirklichkeit« hinter den Dingen.

Wenn wir nun also Zeuge einer Heilung werden – wenn Hämatome oder Herzrasen, Ohnmachtsanfälle oder Ödeme, wenn Schmerzen oder Depressionen sich bessern oder gar ganz verschwinden –, dann ist das ohne Zweifel ein Grund zur Freude. Es bleibt aber zunächst ein Einzelfall, der sich nicht ohne Weiteres auf andere übertragen lässt. Es könnte auch die sprichwörtliche Ausnahme von der Regel gewesen sein, weil es schlicht unmöglich ist, zu wissen, was passiert wäre, wenn wir nichts oder etwas anderes oder ein Placebo genommen hätten. Um eine verlässliche Aussage über die Wirksamkeit einer Therapie treffen zu können, reicht die Versuchsgröße n = 1 (das ist die wissenschaftliche Schreibweise für die Größe einer Versuchsgruppe) nicht aus, wir brauchen den Vergleich mit anderen Patient:innen, die unter den gleichen Beschwerden leiden oder gelitten haben. Wir brauchen, wenn man so will, sehr viele Einzelgeschichten mit vergleichbarer Ausgangslage. Doch eine große Anzahl allein reicht immer noch nicht. »Unser Arzneimittel ist tausendfach bewährt«, so oder so ähnlich heißt es in der Werbung immer wieder, und das sollte uns aufhorchen lassen. Angenommen, es gibt tausend Fälle, die diese Aussage tatsächlich stützen. Nehmen wir außerdem an, dieselbe Arznei hätte zehntausendfach keine Wirkung gezeigt und in zweitausend Fällen sogar Schäden verursacht – dann bleibt die erste Aussage zwar für sich richtig, verschleiert aber die Gefahr, die von der »tausendfach bewährten« Arznei in Wahrheit ausgeht. Es braucht also mehr, um den lauernden Denkfehlern und unserer oft eindimensionalen Wahrnehmung zu entkommen. Und um im Sinne des Verbraucher- und Patient:innenschutzes verlässliche Daten von bloßen Behauptungen unterscheiden zu können.

Das Zauberwort heißt: Studien. Im besten Fall sogar: doppelt verblindete, randomisierte, placebokontrollierte Studie, kurz RCT (Randomised Controlled Trial). So ein Wortungetüm kann natürlich abschrecken, in Wahrheit gilt es aber zu Recht als der Goldstandard, was Studien betrifft. Es ist das beste, verlässlichste, aussagekräftigste Instrument, das uns aktuell zur Verfügung steht. Statt einfach nur Big Data ist nämlich zunächst einmal Good Data gefragt – erst wenn die Qualität stimmt, fällt auch die Quantität ins Gewicht.

Was verbirgt sich nun also hinter RCTs? Zunächst einmal wird die Zahl der Studienteilnehmer auf mindestens zwei Gruppen aufgeteilt: Die erste Gruppe bekommt das infrage stehende Medikament beziehungsweise die zu prüfende Behandlung, die zweite Gruppe bekommt ein Scheinmedikament beziehungsweise eine Scheinbehandlung – schon ist die Studie placebokontrolliert. Eine dritte Gruppe könnte zum Beispiel weder das eine noch das andere erhalten, um den natürlichen Krankheitsverlauf zu vergleichen, soweit dies medizinethisch vertretbar ist. Die Teilnehmenden dürfen nicht selbst entscheiden, in welche Gruppe sie kommen, die Zuteilung erfolgt stattdessen zufällig (randomisiert), zum einen um individuelle Abweichungen so weit wie möglich auszugleichen (das funktioniert umso zuverlässiger, je größer die Zahl der Teilnehmenden ist), zum anderen um sicherzustellen, dass die Teilnehmenden nicht wissen, in welcher Gruppe sie sich befinden. Allein die Erwartungshaltung, ein womöglich wirksames Medikament oder eben ein Placebo zu bekommen, kann einen Unterschied machen, der das Studienergebnis verfälschen könnte. Um diesbezüglich ganz auf Nummer sicher zu gehen, sollten nicht einmal die Ärzt:innen über die Gruppenzuteilung informiert sein. Wenn weder Behandelnde noch Teilnehmende wissen, wer in welcher Gruppe steckt, gilt die Studie als »doppelt verblindet«.

Erst mit einer derart sauberen Methodik, die jederzeit wiederholbar (reproduzierbar) und dadurch überprüfbar ist, kommt die Quantität der Studienteilnehmenden zum Tragen. Sie kann nun die Irrtumswahrscheinlichkeit der Studie so weit reduzieren, dass man ihr Ergebnis als verlässlich einstufen kann. Besser lässt sich unser natürliches Kontrollbedürfnis nicht bedienen. Auch RCTs können keine absoluten Sicherheiten liefern – so etwas existiert nicht –, aber sie treffen verlässliche Aussagen über die Ergebnisse, die für die große Mehrheit von uns mit der größten Wahrscheinlichkeit zu erwarten sind. Studien sind statistische Messinstrumente für Unterschiede, im Idealfall (Goldstandard) sehr feine und genau kalibrierte. Und sie zeigen uns oft genug etwas anderes als das, was uns spektakuläre Einzelfallgeschichten zu bieten haben, manchmal sogar das Gegenteil.

Nicht zuletzt deshalb setzen wir heute auf die evidenzbasierte Medizin, die konsequent fragt: Wo ist der Beweis dafür, dass es Patient:innen wirklich hilft? Man könnte meinen, das war schon immer so, doch tatsächlich hat sich das in der Medizin erst seit Anfang der neunziger Jahre durchgesetzt. Bis vor dreißig Jahren herrschten Wissenschaft und persönliche Erfahrung von Ärzt:innen noch mehr oder weniger gleichwertig neben- und miteinander, man sprach von der Dualität oder Pluralität des Wissens in der Medizin. Erfahrungswissen ist auch heute noch etwas sehr Wertvolles und wird es immer bleiben. Ohne die Ergänzung durch Evidenz, den systematischen Nachweis der Wirksamkeit der zur Verfügung stehenden Mittel und Methoden, ist es jedoch weitestgehend nutzlos. Wenn Erfahrungswissen allein die besseren Ergebnisse geliefert hätte, so wie es manche Alternativmediziner:innen behaupten, dann hätten ihre Erfolge die Welt schon vor Jahrhunderten von allem Leid und Elend befreien müssen. Die großen Fortschritte kamen aber erst mit der wissenschaftlichen Methode, dem Fragen nach den wirklichen Ursachen, und die evidenzbasierte Medizin ist es nun, die allgemeine Aussagen über Grundsätze und Prinzipien, über Wirkzusammenhänge und Effektivität allen Ärzt:innen zugänglich macht.

Nun blieb der neue Ansatz natürlich nicht ohne Folgen. Manche längst etablierten Behandlungsmethoden wurden nach evidenzkritischer Prüfung grundlegend geändert, weiterentwickelt oder ersetzt: Zum Beispiel werden Hüftfehlstellungen oder Bänderrisse heute wesentlich seltener operiert, Gelenkspülungen im Knie werden gar nicht mehr empfohlen, und für Krebspatient:innen gibt es mittlerweile nicht mehr nur Chemo-, sondern auch neue zielgerichtete Krebstherapien. Auch teils lang angewendete Medikamente, die ihren Nutzennachweis schuldig blieben oder bisher unbekannte Nebenwirkungen zeigten, wurden vom Markt genommen. Das missfiel nicht nur den jeweiligen Herstellern, sondern auch denjenigen Ärzt:innen, die sie quasi traditionell verschrieben hatten, obwohl sie ähnlich mau wirkten wie viele alternativmedizinische Mittel und Methoden. Sie verdankten ihre Fortexistenz, wie unter systematischer Forschung deutlich wurde, einem ganzen Konglomerat von Wahrnehmungsfehlern und Selbsttäuschungen auf Patient:innen- wie auf Therapeut:innenseite. Während in der normalen Medizin die Sinnhaftigkeit der evidenzbasierten Medizin mehr und mehr Konsens geworden ist, wehren sich viele Alternativmediziner:innen bis heute gegen eine solche Überprüfung mit strenger Methodik und die Konsequenzen, die diese nach sich ziehen müsste.

Die wichtige Botschaft lautet also: Anekdoten ersetzen keine Daten. Und eine einzelne Studie macht noch keine Wirksamkeit. Die besten Belege liefern sogenannte Überblicksarbeiten (auch Metaanalysen oder systematische Reviews genannt), die viele, viele Erfahrungen und Daten aus Studien auswerten und damit ein möglichst objektives Urteil zulassen.

»Es gibt doch Studien, die zeigen, dass es wirkt!«

Das stimmt zwar oft, beweist aber noch nichts. Bei der Menge an Studien, die bis heute durchgeführt wurden, ist zunächst einmal einfach zu erwarten, dass sich darunter auch bestätigende Ergebnisse finden lassen – je mehr Studien, desto mehr »falsch positive« sind darunter –, egal bei welcher Methode oder welchem Mittel. Ausreißerquoten gibt es immer, in der medizinischen Wissenschaft geht man durchweg von 5 Prozent falsch positiven Ergebnissen aus (man nennt das den Alpha-Fehler). Deshalb werden die Studien selbst auch noch einmal überprüft, und siehe da: Studie ist nicht gleich Studie, und Studien liefern nicht gleich einen Beleg. Nicht nur für medizinische Laien, auch für Ärzt:innen ist es oft nicht so einfach, die Aussagekraft von Studien, Versuchen und Untersuchungen richtig einzuordnen. Viele Studien, die etwa pro Homöopathie herangezogen werden, weisen schwere methodische Mängel auf und lassen daher keine allgemeinen Rückschlüsse zu. Generell stellt beim Studiendesign die Voreingenommenheit ein großes Problem dar – sie ist ein starkes Argument dafür, unabhängige Studien durchzuführen und Interessenkonflikte offenzulegen. Die Mittel und Methoden der »Alternativmedizin« stehen hier unter besonderem Verdacht. Warum? Weil sie nicht von der Hypothese zur gut belegten Theorie kommen will, sondern nach Belegen für vorgefasste Ansichten sucht: Sie betreibt reine Bestätigungsforschung. Rechnet man »Müll-Studien« heraus, also solche, die methodisch schlecht oder voreingenommen sind, so bewegt sich die Zahl der bestätigenden Studien für die Homöopathie im Bereich normaler Irrtumswahrscheinlichkeiten.

In breit angelegten Studienanalysen lässt sich zudem ein Phänomen erkennen, das unsere Wahrnehmung zusätzlich verzerrt: der *Publication bias*. Positive, bestätigende Studienergebnisse werden mit fast doppelt so hoher Wahrscheinlichkeit veröffentlicht wie negative oder uneindeutige Ergebnisse – kein Wunder, dann hat man ja auch mehr zu erzählen. Der Publication bias beschränkt sich natürlich nicht nur auf die Alternativmedizin.

In Kapitel 7 gehen wir auf die Grenzen der Wissenschaft ein, kehren an dieser Stelle aber noch einmal zur

Anfälligkeit unserer Wahrnehmung und dem scheinbaren Gewicht von persönlichen Anekdoten zurück. »Aber mir hat es doch geholfen« ist nicht der einzige Satz, der immer wieder zu hören ist. Oft wird versucht, den Einzelfall in eine Reihe von positiven Erlebnissen zu stellen. Dann heißt es: »Man hört aber so viele Erfolgsgeschichten.« Auch der Plural ändert jedoch nichts daran, dass es sich hierbei um ein Scheinargument handelt, solange es so unkonkret bleibt. Erst wenn sich diese Behauptung mit gut gemachten Studien bestätigt und nicht in Luft auflöst, kann man anfangen, von »Belegen« zu reden. Und dann wäre es auch vertretbar, diese gesicherten Ergebnisse mit der einen oder anderen Anekdote zu veranschaulichen – nicht zu »beweisen«.

»Wenn Homöopathie, Schüßler-Salze oder Bach-Blüten nicht wirken, wie kann es dann sein, dass so viele Menschen an sie glauben?«

Die Abstimmung mit den Füßen nach dem Motto »Was alle gut finden, muss ja gut sein« ist nicht die Art von Evidenz, die uns Patient:innenschutz und bestmögliche Behandlungen sichert. Nur weil viele Menschen etwas gut finden, muss es noch lange nicht gut für uns sein. Sonst könnten wir über die Wirksamkeit von Homöopathie & Co. oder die Folgen von Bewegungsmangel, Übergewicht und Rauchen auch einfach abstimmen.

»Wie kann es dann sein, dass sie seit über zwei Jahrhunderten praktiziert wird?« So bedeutend der Faktor Zeit in der Medizin auch ist – das Alter einer Methode trägt nichts zu ihrer Wirksamkeit bei. Der Aderlass und Brechkuren wurden auch viele Jahrhunderte lang in tiefer Überzeugung praktiziert, und es gibt noch viele andere »traditionelle« Methoden, die wir heute zu Recht als grausam bezeichnen würden und deshalb längst aus der Medizin verbannt haben. Alter zählt in dieser Hinsicht also genauso wenig wie Beliebtheit: gar nichts.

Spätestens jetzt merken wir, dass sich die Argumentation im Kreis zu drehen beginnt. Wenn Ablenkungsmanöver nicht verfangen, werden Studien abgelehnt oder angegriffen. »Ich brauche keine Studien, ich vertraue dem gesunden Menschenverstand.« Wie schnell und vielfältig sich dieser täuschen lässt, haben wir bereits gesehen. Das macht Homöopathie & Co. nun wirklich nicht plausibler.

Etwas mehr dran ist da schon an dem Satz: »Traue keiner Studie, die du nicht selbst gefälscht hast.« Es gibt nicht nur unabhängige RCTs da draußen, und Daten lassen sich manipulieren. Das braucht nicht einmal vorsätzlich zu geschehen, oft genug resultiert so etwas aus einer gar nicht wirklich bewussten voreingenommenen Haltung. Blindes Vertrauen ist wirklich kein guter Ratgeber. Der Einfluss von Pharmaunternehmen auf die Veröffentlichung von Studien, insbesondere im Rahmen der Zulassung neuer Medikamente, ist ein zu Recht kritisierter Punkt. Auch kam und kommt es in der Wissenschaft immer wieder zu Irrtümern. Eine der großen Stärken der evidenzbasierten Medizin ist es nun aber gerade, dass sie immer weitermacht. Sie gibt sich nie zufrieden, sie will sich permanent verbessern, auch indem sie aussortiert, was nicht wirkt und funktioniert. Sie hält an nichts fest, nur weil es schon immer so gemacht wurde, sie »glaubt« nicht, sie wirft aber auch nicht gleich alles über Bord, wenn eine persönliche Anekdote ihr widerspricht. Diese Wandelbarkeit macht sie gegenüber starren Konzepten – und auch den Interessen Einzelner – überlegen. Doch auch die evidenzbasierte Medizin ist nicht perfekt – das würde ja auch ihrer Idee widersprechen. Deshalb möchte ich einen Punkt noch einmal unterstreichen.

Die Zehntausenden von Studien, die jährlich durchgeführt werden, sollen ärztliche Erfahrung nicht ersetzen, sondern ergänzen. Man geht davon aus, dass sich allein der Umfang des Wissens in der Medizin etwa alle fünf bis sieben Jahre verdoppelt, neue Inhalte kommen ständig hinzu. Es ist ein Ding der Unmöglichkeit für Ärzt:innen, sämtliche aktuellen Daten zu kennen. Deshalb gibt es für jedes Fachgebiet in der Medizin sogenannte Leitlinien. Die Leitlinien der Wissenschaftlichen Medizinischen Fachgesellschaften sind »systematisch entwickelte Hilfen für Ärzte zur Entscheidungsfindung in spezifischen Situationen. Sie beruhen auf aktuellen wissenschaftlichen Erkenntnissen und in der Praxis bewährten Verfahren und sorgen für mehr Sicherheit in der Medizin, sollen aber auch ökonomische Aspekte berücksichtigen.« Die Leitlinien, die auf all diesen wissenschaftlichen Erkenntnissen beruhen, stellen also eine Unterstützung bei der Entscheidungsfindung dar. Dabei, die jeweils beste Behandlungsmöglichkeit anbieten zu können. Das heißt nicht, dass jede/r Patient:in immer exakt gleich und ausschließlich nach Vorschrift behandelt werden muss. Eine individuelle Nutzen-Risiko-Abwägung durch den behandelnden Arzt/ die Ärztin wird durch die Leitlinien ebenso wenig abgeschafft wie die Beachtung der individuellen Bedürfnisse des jeweiligen Patienten/der Patientin. Evidenzbasierte Medizin macht einzelne Mediziner:innen also nicht überflüssig. Deren Wissen, Erfahrung und Können bleiben weiterhin wertvoll und nicht selten entscheidend. Wichtig: Die berechtigten (mit dem Therapieziel zu vereinbarenden) Vorstellungen, Wünsche, Bedürfnisse und Erfahrungen von Patient:innen fließen in die Entscheidungsfindung mit ein. Das macht jedoch Bach-Blüten etc. nicht wirksamer oder legitimer. Anders herum: Dieser wichtige Aspekt des Patient:inneninteresses macht die evidenzbasierte Medizin nicht zu einer Wünsch-dir-was-Medizin.

Und noch etwas: Die erwähnten Leitlinien werden veröffentlicht, das heißt, es handelt sich dabei nicht um ein obskures Geheimwissen, das hinter verschlossenen Türen entsteht. Für etliche Krankheitsbilder gibt es bereits Fassungen speziell für die Bedürfnisse von Patient:innen. Diese Transparenz trägt ganz wesentlich dazu bei, dass durch die fortschreitende Aktualisierung nicht nur der Wissensstand, sondern auch die Sicherheit und Verlässlichkeit in der Medizin steigen.

Homöopath:innen in der Praxis betrachten in der Regel keine doppelt verblindeten, randomisierten, placebokontrollierten Patient:innengruppen. Sie ziehen ihre Schlüsse allein aus dem, was von Patient:innen berichtet wird und was im Einzelfall geschieht, all das bewertet nach Wirkprinzipien, die zwar zweihundert Jahre alt, aber eben auch unhaltbar sind. Wie schwer es dennoch ist, diese Mauern zu durchbrechen, habe ich selbst erfahren. Erst als ich mich intensiv mit der evidenzbasierten Medizin auseinandergesetzt habe, erst als ich auch von der Homöopathie und allen anderen angeblichen Alternativen eine ehrliche Antwort auf die Frage »Wo ist der Beweis für die Wirksamkeit?« eingefordert habe, ist bei mir der Groschen gefallen, dass subjektive Erfahrungen zwar unbestritten wichtig, aber noch lange kein Beweis sind. Bis es so weit war, hieß es auch bei mir: »Aber mir hat es doch geholfen ...«

4. »Homöopathie ist viel mehr als nur Placebo«

Was man von Zuwendung und
Zucker erwarten kann und was nicht

Er ist uns bereits ein paarmal kurz begegnet, der Placebo-effekt. Und er wird uns weiterhin begleiten, denn er ist eine der wenigen (überwiegend) begrüßenswerten Größen, die Medizin und Alternativmedizin gemein haben. Um gleich zum Einstieg mit einem weit verbreiteten Missverständnis aufzuräumen: Der Placeboeffekt tritt nicht nur beim Einsatz von Scheinmedikamenten auf, sondern auch bei echten Medikamenten. Genau deshalb dient er uns auch als Abgrenzungskriterium zwischen Mitteln und Methoden, die spezifisch, aus sich heraus »über den Placeboeffekt hinaus« wirken, und denen, die dies eben nicht tun. Aber der Reihe nach.

Zunächst einmal zur Einordnung: Wir befassen uns in den nächsten beiden Kapiteln mit zwei elementaren Aspekten der Selbstheilungsfähigkeit unseres Körpers – und mit ihren Grenzen. Während sich unser Immunsystem in erster Linie darum kümmert, Krankheitserreger abzuwehren, die von außen in uns eindringen, werden als Placeboeffekte jene positiven Veränderungen unseres Gesundheitszustands bezeichnet, die durch die symbolische Bedeutung einer Behandlung hervorgerufen und durch psychosoziale Wirkmechanismen erklärt werden können. Diese Verbesserungen können sowohl unser subjektives Befinden betreffen als auch objektiv messbare Körperfunktionen, und sie können nicht nur bei der Gabe von pharmakologisch wirkungslosen Mitteln auftreten, sondern auch bei Scheinoperationen oder zum Beispiel bei Scheinakupunktur. Placeboeffekte sind also ein unglaublich vielseitiges Phänomen, doch gezielt hervorrufbar oder gar steuerbar sind sie nicht. Placebo auf Knopfdruck? So einfach ist es leider nicht.

Das ist zwar schade, allerdings auch wenig verwunderlich, wenn wir uns einmal ansehen, was alles bei der Entstehung von Placeboeffekten eine Rolle spielen kann. Beginnend bei der Art und Weise, wie uns Ärzt:innen oder Therapeut:innen das Medikament oder die Behandlung erklären und empfehlen, mit welcher Überzeugung und Sicherheit sie es verschreiben, über unsere persönliche Erwartungshaltung, insbesondere aufgrund von vorherigen positiven wie negativen Erfahrungen, bis hin zur Atmosphäre, in der Beratung, Diagnose und Behandlung stattfinden. Dazu zählt auch, wie gut wir uns verstanden fühlen, ob uns zum Beispiel Gehör geschenkt, im Bedarfsfall auch Trost und Beistand gespendet wird, ob ein Vertrauensverhältnis entsteht und vieles mehr. Es bedarf für all diese möglichen Gesichtspunkte keiner tiefgreifenden Analyse, oft erfassen wir sie ganz intuitiv in wenigen Sekundenbruchteilen, ohne dass wir sie bewusst wahrnehmen würden. Wörtlich aus dem Lateinischen übersetzt, bedeutet *placebo* »ich werde gefallen«, und dieser Name ist gut gewählt, denn all die Einflussgrößen lassen sich vereinfachend wie folgt zusammenfassen: Ausschlaggebend ist, wie sehr uns die Behandlung *gefällt* und was wir von ihr erwarten. Eine *Wirkung* im eigentlichen Sinne liegt nicht vor, aber ein Placebo kann einen *Effekt* haben, weil der Körper gelernt hat, dass eine Tablette Symptome reduziert (klassische Konditionierung), weil wir erwarten (gehört oder gelesen haben), dass Symptome zurückgehen, eventuell auch, weil wir es schon bei anderen gesehen und erlebt haben (soziales Lernen).

Genau das scheint mit dem Setting der Homöopathie besonders gut erreichbar zu sein. Im Nachhinein kommt es mir so vor, dass man meine Praxis wie ein großes Placebo-Experiment hätte betrachten können – gewissermaßen doppelt verblindet, denn ich hatte ja lange selbst keine Vorstellung davon, dass ich über den Placeboeffekt hinaus nichts zu bieten hatte, zumindest keine wirksamen Arzneimittel und schon gar keine unerklärbare, aber heilsame »Energie«. Die einzige »Information«, mit der ich arbeitete, war nicht in Tropfen oder Globuli zu finden, ich gab sie an meine Patient:innen weiter in langen, empathischen Gesprächen, dem Kern der homöopathischen Therapie. Und das kann zu einer positiven Erwartungshaltung und darüber zu Veränderungen beitragen.

Die Prinzipien der Homöopathie finden Sie weiter hinten im Buch genau dargestellt, an dieser Stelle sei nur so viel gesagt: Von den Ursprungssubstanzen ist schon sehr rasch – und nicht erst bei den sogenannten Hochpotenzen – nichts mehr enthalten, was physiologisch wirken könnte. Nicht nur wenig enthalten, sondern wirklich nichts. Es handelt sich damit per definitionem meist um wirkstofffreie Mittel, also Placebos. Außer Zucker und dem guten Glauben kann und wird hier nichts mehr wirken, auch weil weder eine »Information« noch eine »Energie« bei der Potenzierung entstehen. Und dennoch: Sehr viele Menschen glauben an die Homöopathie und versprechen sich viel von ihr. Sie erleben positive Veränderungen unter homöopathischer (Selbst-)Behandlung und schwören regelrecht darauf. Wie kann das sein?

»Placebo – ich bilde mir das doch nicht ein!«

Wir wissen inzwischen: Der fehlende Wirknachweis und selbst die Widersprüche zu Naturgesetzen schließen keineswegs aus, dass Placeboeffekte eintreten können. Dabei ist nicht der pharmakologische Inhaltsstoff oder die Validität der Methode das Ausschlaggebende, sondern die Bedeutung, die der Behandlung, der Tablette, den Tropfen, der Salbe etc. zugeschrieben wird. Vor allem was die psychosozialen Komponenten betrifft, scheinen Homöopath:innen im Vergleich zu normalen Ärzt:innen besonders gute Wegbereiter:innen für Placeboeffekte zu sein – auch wenn ihnen das nicht bewusst sein sollte oder sie es nie so nennen würden. In meiner Praxis habe ich immer besonderen Wert auf Rituale, Vertrauen und Empathie gelegt. Schon die Einrichtung meiner Praxis war klar, ruhig und »gehoben«. Einmal kam eine Passantin herein und fragte: »Ich möchte gar nicht behandelt werden, aber hier ist so eine tolle Atmosphäre im Vorraum – wo haben Sie diese Lampen her?« Ich konnte mir für ein Erstgespräch bis zu drei Stunden Zeit nehmen, keine anderen Patient:innen oder hereinkommende Arzthelfer:innen störten mit berechtigten Anliegen den ruhigen Fluss. Ich musste auch nicht in einen Computer starren, konnte mich meinen Patient:innen zuwenden und sie ausreden lassen. Dabei notierte ich alles im Wortlaut und stellte ermunternde Nachfragen, wenn der Redefluss ins Stocken kam. Es gab warmen Tee, kühles Wasser, schöne Fotografien an den Wänden, und eine Brise aus Aromaölen durchzog die hellen Räume – eine »ganzheitliche« Erfahrung. Natürlich hat all das einen Effekt. Sie ahnen es schon – den Placeboeffekt.

Hinzu kommt eine Verstärkung durch positive Erfahrungen. Auch meine Patient:innen sagten mir immer wieder: »Das hat beim letzten Mal super geholfen bei mir.« Viele Homöopath:innen verbinden ihre Verordnung zudem – bewusst oder unbewusst – mit starker Suggestion, wenn sie ihren Patient:innen vermitteln: »Dieses Mittel ist für SIE persönlich und für IHRE Beschwerden (oder: IHRE Konstitution) ausgewählt. Es wird Ihnen helfen.« Durch all das wird eine Erwartungshaltung aufgebaut. Wir werden konditioniert und erwarten beim nächsten Mal wieder Hilfe.

Das macht Placebo aber keinesfalls zu einer »Medizin für Dumme«, wie man den spontanen Reaktionen entnehmen könnte, die es so oft auf den Placeboeffekt gibt: »Ich bilde mir das doch nicht nur ein«, heißt es dann. Oder: »Ich bin doch nicht so doof und lasse mich beeinflussen!« Mit Intelligenz haben Placeboeffekte nichts zu tun, auch nicht damit, wie viel oder wie wenig man über sie weiß. Trotzdem hält sich das Gerücht, dass sie nur bei leicht beeinflussbaren, labilen Personen auftreten würden, bei Menschen, die sich nicht nur die Heilung, sondern vorher auch schon die Erkrankung eingebildet hätten. Die Wahrheit ist: Placebos können grundsätzlich bei uns allen wirken, wenn auch unterschiedlich stark und nicht gezielt hervorrufbar. Und vor allem meist ohne dass wir es merken. Dass Placeboeffekte fast immer unbewusst ablaufen, hindert sie aber nicht daran, physiologisch zu wirken. Schätzungsweise helfen sie im klinischen Alltag etwa jedem/r zweiten Patient:in, wobei die Streuung groß sein kann. Trotzdem: Mit der Behauptung »Placebos wirken bei mir nicht« wäre ich extrem vorsichtig. Bedenken Sie: Die schon vorgestellten doppelt verblindeten Studien von Medikamenten könnten beispielsweise ohne den Placeboeffekt gar nicht durchgeführt werden. Sie gehen ja davon aus, dass – über die große Kontrollgruppe verteilt, ziemlich gleichmäßig – der Placeboeffekt immer auftritt. Deshalb wird der Wirkeffekt des zu prüfenden Mittels dadurch ermittelt, dass man den Placeboeffekt sozusagen bei beiden Gruppen abzieht oder herauskürzt. Bleibt in der Gruppe des Prüfmedikaments ein hinreichend klarer Effekt übrig, hat es den Test auf eine spezifische Wirkung bestanden.

Placeboeffekte sind zudem nicht nur auf die Medizin beschränkt. Das Setting eines Restaurantbesuchs beeinflusst, wie uns das Essen schmeckt, das Setting eines Waldspaziergangs beeinflusst, wie erholsam wir ihn wahrnehmen – das wird in der Gastronomie ebenso genutzt (oder auch nicht) wie beim Waldbaden-Trend (für den es tatsächlich wissenschaftliche Erklärungen und Belege gibt). Wer um dieses natürliche Phänomen weiß, erkennt es ohne Probleme auch in dem Trostpflaster, das Eltern sorgsam auf eine Schramme am Knie ihres Kindes kleben, oder im behutsamen Wegpusten eines »Aua«. Da wirkt auch nichts direkt, aber es hilft.

»Bei Kindern und Tieren gibt es den Placeboeffekt doch gar nicht«

Weil sie nicht wüssten, was Homöopathie überhaupt ist, ja noch nicht einmal wissen könnten, dass sie gerade behandelt werden, könnte es bei Kleinkindern und Haustieren auch keinen Placeboeffekt geben, wird gerne argumentiert. Und trotzdem hilft die Homöopathie auch bei ihnen, ist das kein Beweis?

Nein, das ist ein erneuter Trugschluss. Denn Placeboeffekte werden uns nicht eingeredet, sie setzen keine bewusste Erwartungshaltung voraus, sie entstehen bei den Kleinsten und Haustieren nicht einmal zwangsläufig durch die direkte Zuwendung. Sie können durchaus auch über einen Umweg, eine Rückspiegelung entstehen: über Mama und Papa, über Herrchen und Frauchen, über irgendeine nahestehende Bezugsperson. Es sind zwar die Globuli, die Akupunkturnadeln oder das »Heile, heile Segen«, die mit der symbolischen Bedeutung »Ich werde dir helfen« aufgeladen sind, aber dafür braucht es kein rationales Erfassen, es braucht noch nicht einmal Worte. Placeboeffekte verlangen keine verbale Kommunikation. Gerade Tiere, Kinder und auch schon Babys spüren intuitiv die kleinsten Verhaltensänderungen ihrer nächsten Bezugspersonen, was nicht nur zahllose Eltern berichten, sondern auch Studien belegen. Wenn nun Tierhalter:innen die Bedeutung transportieren, wenn Eltern die Überzeugung ausstrahlen, dass ihrem Kind geholfen wird, dass es nicht alleingelassen wird mit seinen Beschwerden, dann entstehen Placeboeffekte auch über solche Vermittelnden (daher auch der englische Fachbegriff *placebo by proxy*). Das tut übrigens beiden gut, dem Kind wie den Eltern. Nicht nur auf emotionaler Ebene eine echte Win-win-Situation, für die es kein rationales Bewusstsein und keine großen Worte braucht. Dieser Vorgang ist gut erforscht.

Der Einwand, den Placeboeffekt könne es bei Kindern oder Tieren gar nicht geben, entpuppt sich sogar als echtes Eigentor. Denn gerade da, wo es bei einer Zuwendung keine verbale Interaktion gibt, erweisen sich Placeboeffekte als besonders stark. Weil sich die Sensorik, was das Aufnehmen und Beurteilen von Stimmungen betrifft, bei Säuglingen und Kleinkindern noch nicht den Platz mit sprachlichen Fähigkeiten teilen muss und für das Überleben besonders wichtig ist, können Placeboeffekte intensiver auftreten – was bei Eltern dann wiederum den Eindruck von »Wunderheilungen« wecken kann.

Anstatt ihn abzustreiten, könnten Alternativmediziner:innen also gerade bei Kindern und Tieren offen mit

Placeboeffekten in ihrer ritualhaften Zuwendung werben. Stattdessen suchen sie nach weiteren Gründen, weshalb ihre Methoden mit Placeboeffekten nichts zu tun hätten. Überzeugte Homöopath:innen wollen wohl nicht mit dem Placeboeffekt »verteidigt« werden!

»Homöopathie kann nicht auf dem Placeboeffekt beruhen, weil das erste Mittel ja oft nicht wirkt«

Auch diese »Logik« führt in eine Sackgasse, die uns mittlerweile vertraut vorkommt. Wir wissen um typische Krankheitsverläufe, den Faktor Zeit und unsere täuschungsanfällige Wahrnehmung. Wenn wir nun also erst das zweite, dritte oder achte Homöopathikum für eine einsetzende Verbesserung unseres Gesundheitszustands verantwortlich machen, dann kann das viele Gründe haben – die pharmakologische Wirksamkeit des zuletzt eingesetzten Homöopathikums ist es nicht. Doch auch Placeboeffekte gibt es nicht mit Garantie; sie können ausbleiben, in unterschiedlicher Stärke und zu ganz verschiedenen Zeitpunkten auftreten. Zwar steigt mit jedem ausprobierten Homöopathikum auch der Erwartungsdruck, doch diese geänderte Erwartungshaltung kann allenfalls Scheinerfolge vortäuschen (bei Patient:innen *und* Homöopath:innen). Homöopath:innen wissen aber selbst ausbleibende Verbesserungen als Erfolg zu werten, indem sie zum Beispiel von den bereits erwähnten Erstverschlimmerungen reden. Die sind aber kein Beweis für, sondern gegen die Wirksamkeit der Homöopathie.

Es gibt noch viele weitere Widersprüche innerhalb der Homöopathie, die Homöopath:innen unter sich klären mögen (was sie aber nicht tun, nebenbei bemerkt). Eine plausible Erklärung für die Nichtexistenz von Placeboeffekten in der Homöopathie sind sie allesamt jedenfalls nicht. Und dass man angeblich wirklich wirksame Homöopathika über Versuch und Irrtum erst finden müsse, sorgt nur dafür, dass wichtige Behandlungsmaßnahmen hinausgezögert oder verhindert werden.

»Placeboeffekte sind doch gar nicht richtig erforscht«

Wir wissen längst noch nicht alles über Placeboeffekte, aber die moderne Placeboforschung hat bereits die erstaunlichsten Erkenntnisse zutage gefördert. Es gibt nicht nur den einen Placeboeffekt – er hat viele überraschende Gesichter: Zum Beispiel wirken teure Placebos besser als billige, rote Pillen besser als grüne oder blaue, vier Tabletten besser als zwei und größere besser als kleinere. Und: je exakter und komplizierter die Behandlungsvorschrift, desto größer der Effekt. Das können Homöopathen besonders gut, da heißt es dann zum Beispiel: »Verrühren Sie mit einem Holz- oder Plastiklöffel drei Globuli im Uhrzeigersinn in einem halb vollen Glas Leitungswasser und nehmen Sie von dieser Lösung alle zwei Stunden einen Löffel voll zu sich. Jeden zweiten Tag lassen Sie alle vier Stunden zwei Globuli direkt auf Ihrer Zunge zergehen, immer so weiter im täglichen Wechsel. Meiden Sie starke Einflüsse wie Kaffee oder Minze und sorgen Sie für ausreichend Schlaf.«

Die Placeboforschung beschränkt sich aber nicht auf psychologische Aspekte, sie schaut auch, was in unserem Gehirn passiert oder welche Erklärungen in der Genetik zu finden sind. Am besten sind bisher die neuronalen Wirkmechanismen bei Schmerzen erforscht, und auch hier zeigt sich die Vielseitigkeit der Placeboeffekte. Von den Schmerzsignalen in unserem Körper über die Weiterleitung im Rückenmark bis hin zur Interpretation in unserem Gehirn nutzen sie die unterschiedlichsten physiologischen Möglichkeiten, lassen zum Beispiel schon frühzeitig nur noch abgeschwächte Reize ankommen, indem sie die Ausschüttung von körpereigenen Schmerzmitteln (endogenen Opioiden) auslösen oder das Belohnungssystem in unserem Gehirn aktivieren. Letzteres beeinflusst unsere emotionale Bewertung der Schmerzen, und das könnte auch eine Erklärung dafür sein, weshalb Placebos bei Depressionen erfolgreich eingesetzt werden können. Bei Antidepressiva geht man sogar davon aus, dass Placeboeffekte bis zu 50 Prozent der Gesamtwirkung ausmachen. Bei Parkinsonpatient:innen wiederum kann mittels einer Placebotherapie der wichtige Botenstoff Dopamin vermehrt ausgeschüttet werden, unter dessen Mangel die Betroffenen ansonsten leiden. Auch Botenstoffe, die unsere Wundheilung verbessern, können dank Placebos aktiviert werden. Es geht also bei Weitem nicht nur um Bagatellen, bei denen Placeboeffekte auftreten und zu nachweisbaren Veränderungen führen können, wenn auch »die Liste der Zustände, die nicht placebo-sensitiv sind, nahezu endlos ist« (F. Benedetti, Placeboforscher an der Medizinischen Hochschule Turin). Wundert es bei alledem, dass die »Erfolge« alternativmedizinischer Methoden sich zumeist bei solchen Krankheitsbildern zeigen, die außerordentlich stark auf Placeboeffekte und suggestive Beeinflussung ansprechen, allen voran unspezifische Schmerzzustände?

Als besonders spektakulär gelten chirurgische Scheineingriffe. So lassen sich zum Beispiel chronische Knieschmerzen häufig schon durch fingierte Operationen verbessern oder auch Beschwerden durch Verwachsungen im Bauchraum, indem bei dem Eingriff lediglich die Bauchdecke kurz geöffnet, nicht jedoch die Verwachsung gelöst wird. Eine Mischung aus Zuwendung, Versprechen und Erwartung kann unsere Biologie verändern – was wie Magie klingt, basiert jedoch auf wissenschaftlich nachweisbaren Fakten. Und sogar eine genetische Komponente für das Ansprechen auf Placebos wird mittlerweile in Fachkreisen diskutiert – so weit reicht die Forschung.

Noch ein bisschen krasser wird es bei den sogenannten offenen Placebos. Dabei wird Patient:innen vor der Behandlung offengelegt, dass es sich um eine Placebotherapie handelt. Doch anstatt dadurch den Effekt zu zerstören, lässt er sich, zum Beispiel bei Reizdarmbeschwerden, weiterhin nachweisen, wenn Patient:innen darüber informiert wurden, dass der Placeboeffekt auch anderen geholfen hätte. Es handelt sich eben *nicht* um einen Zaubertrick, der seine Magie verliert, sobald man ihn kennt. Einer der Ersten, der unter anderem die Wirksamkeit von offenen Placebos beschrieben hat, ist Professor Ted Kaptchuk von der Harvard Medical School. In den siebziger Jahren begann er nach einem Abschluss in Traditioneller Chinesischer Medizin (TCM) mit einer eigenen Praxis für Akupunktur in Boston, später forschte und lehrte er TCM und war im Westen schließlich eine der großen Instanzen auf diesem Gebiet, als ich selbst noch TCM lernte. Heute zählt er zu den absoluten Aushängeschildern der Placeboforschung. Was im ersten Moment wie ein großer Bruch in der Karriere klingt, stellt sich nach allem, was heute über Placeboeffekte bekannt ist, als eine logische Fortführung heraus: Schließlich beruht auch die Akupunktur weitgehend auf Placeboeffekten. Diese Erkenntnis hatte Kaptchuk an einem bestimmten Punkt – was seine Hinwendung zur Placeboforschung auslöste.

»Und wenn es nur der Placeboeffekt ist, was soll's?«

Die Behauptung, dass Placeboeffekte nicht richtig erforscht würden, ist also alles andere als wahr. Doch so begrüßenswert die positiven Effekte auch sind, sie sind nicht alles, was die Forschung über Placebos herausgefunden hat. Placebos haben Grenzen, sie senken zum Beispiel kein Cholesterin und stoppen auch keine Tumore. Und unsere Selbstheilungsmechanismen müssen bei Herzinfarkten, Schlaganfällen oder schweren Knochenbrüchen genauso kapitulieren wie bei Blinddarmentzündungen oder Diabetes. Placebos sind keine Allheilmittel; der Placeboeffekt ist und ersetzt keine spezifische Wirkung. Problematisch wird es schon dann, wenn Verbesserungen aufgrund von Placeboeffekten falsch gedeutet, nämlich alternativmedizinischen Therapien zugeschrieben werden (danach, nicht deswegen). Wenn uns scheinbare Erfolge nur noch weiter in die falsche Richtung konditionieren (Bestätigungsfehler). Oder wenn objektive Befunde unserem subjektiven Befinden eindeutig widersprechen (selektive oder unbewusste Wahrnehmung). Eine Studie fand heraus, dass Eltern von Kindern mit Asthma den Zustand ihrer Kinder auch als besser beurteilten, nachdem sie nur eine Placebotherapie erhalten hatten. Objektiv waren die gemessenen Lungenwerte aber schlechter geworden! Wir dürfen nicht vergessen: Placebos – und somit auch das eigentliche Angebot der Alternativmedizin – lassen uns gesundheitliche Beschwerden mitunter leichter ertragen, mit einer Heilung der Grunderkrankung haben sie aber nichts zu tun. Ted Kaptchuk, der »Placebo-Papst«, weist zu Recht darauf hin, dass »Placebos dazu führen mögen, dass Sie sich besser fühlen – sie werden Sie aber nicht heilen«. Insbesondere bei schweren Erkrankungen ist es daher unverantwortlich, allein auf Placeboeffekte zu vertrauen.

Das gilt für Placebo by Proxy umso mehr. Und, um Missverständnissen vorzubeugen: Das ist kein Freifahrtschein für Antibiotika beim kleinsten Huster, sondern ein Appell an den verantwortungsvollen Umgang mit der Gesundheit, ob der unserer Kinder oder unserer eigenen.

Dieser Appell richtet sich nicht zuletzt an die Heilpraktiker:innen und Homöopath:innen, die mir immer wieder versichern, sie könnten zwischen reinen Placeboeffekten und der spezifischen Wirkung homöopathischer Mittel auch ohne Studien, nämlich persönlich und intuitiv unterscheiden. So etwas ist unmöglich – darin, dass es keine spezifische Wirkung der Homöopathie gibt, liegt ja gerade das Dilemma! – und daher als Versprechen mehr als bedenklich.

Auch wenn Therapeut:innen subjektiv von der Wirkung ihrer Mittel überzeugt sein mögen, befreit dies Scheinmedikamente, -operationen und -therapien, die vorab nicht eindeutig als solche kommuniziert werden, die also keine offenen Placebos darstellen, nicht vom Makel ethischer Bedenklichkeit. Auch wenn die positiven Effekte belegt sind, bleibt es dabei, dass Patient:innen etwas vorgegaukelt wird, um diese Effekte herbeizurufen. Deshalb wird in der Placeboforschung auch immer diskutiert, was zu rechtfertigen ist und was nicht. Nicht jeder Zweck heiligt auch jedes Mittel. Die Latte der medizinischen Ethik nach den heutigen Übereinkünften liegt dabei sehr hoch. Patient:innen beschummeln geht nicht. Bei Therapeut:innen, die Homöopathie oder Akupunktur bei Krebs einsetzen wollen, werden jegliche Grenzen, die Placeboeffekte mit sich bringen, ohnehin gesprengt.

Es gibt übrigens auch das negative Gegenstück zum positiven Placeboeffekt: den Noceboeffekt. Eine negative Erwartungshaltung (»Das wird mir bestimmt schaden«) und eine negative Konditionierung (»Ich vertrage Medikamente immer so schlecht«) können negative Effekte hervorrufen, die sich nicht mit tatsächlich enthaltenen Wirkstoffen und auch nicht mit fehlenden erklären lassen. Sie können die nützliche Wirkung von Arzneimitteln abschwächen oder auch ganz aufheben. Das Gemeine an Noceboeffekten ist: Weil wir dazu neigen, uns mehr Gedanken über Negatives zu machen – ganz gleich, ob unsere Befürchtungen, Ängste und Sorgen einen reellen Hintergrund haben oder nicht –, lassen sie sich sogar leichter hervorrufen als Placeboeffekte. Deswegen empfehlen manche Ärzt:innen, den Beipackzettel von Medikamenten besser nicht zu lesen. Wir neigen dazu, das Schlimmste »herauszupicken« und die Hauptsache zu vergessen: dass uns das Medikament aus einem guten Grund und zur Hilfe empfohlen wurde. Da uns zudem Statistik intuitiv nicht liegt, neigen wir dazu, die darin genannten Risiken falsch einzuschätzen.

Es gibt sogar den *nocebo by proxy*: Wenn Eltern befürchten, ihr Kind könne unter einer anstehenden Behandlung besonders schlimm leiden, dann überträgt sich diese Erwartungshaltung und Angst auch nonverbal – und sie neigen dazu, jede Veränderung nun negativ zu interpretieren. Alternativmediziner:innen sind nicht nur besonders gut darin, Placeboeffekte für ihre Methode zu nutzen – und sich damit die Erfolge unserer Selbstheilungsmechanismen auf die eigenen Fahnen zu schreiben –, viele beherrschen auch die Kunst, mit ihrer negativen Haltung gegenüber der normalen Medizin bewusst oder unbewusst Noceboeffekte in uns zu wecken. Zum Beispiel, indem sie Medikamente als »unnatürlich« oder »chemisch« abzuwerten versuchen. Eine Methode, die uns später auch noch einmal bei Impfgegnern begegnen wird.

Der einzige Weg, all diese Probleme zu vermeiden, bestünde darin, Placebos in der Praxis nur noch offen zu verwenden. Das hätte – konsequent betrieben – zur Folge, dass auch auf Homöopathika der deutlich sichtbare Hinweis stehen müsste, dass keine nachweisbare Wirkung mit ihnen verbunden ist. Um den Verbraucherschutz zu stärken, wurde 2016 genau das in den USA von der Verbraucherschutzbehörde FTC gefordert; bei uns ist man noch weit davon entfernt, Placebo dort draufzuschreiben, wo auch nur Placebo drinsteckt. Natürlich müssen wir uns und unsere Kinder nicht vor Placeboeffekten schützen, sondern vor falschen Versprechen, die weit darüber hinausgehen. Und auch vor unterlassenen Warnungen. Ich wäre schon froh, wenn Homöopath:innen offen zugeben würden, dass sie eine gut belegte Placebotherapie anbieten.

5. »Das Immunsystem muss aktiviert werden«

Wenn sich pauschale Antworten gegen einen wenden

Es ist ja nicht so, dass leere Versprechen einfach nur leer sind. Auch sie haben Konsequenzen – nur eben nicht die angekündigten. Wenn eine nicht nachweisbare Lebensenergie zum Beispiel mit Akupunkturnadeln oder Reiki wieder in einen nicht näher bestimmten »Fluss« gebracht werden soll oder »verstimmte geistartige Lebenskräfte« durch die Gabe von Globuli geheilt werden sollen, dann können dadurch allenfalls Placeboeffekte hervorgerufen werden. Sehr viel wissenschaftlicher hört sich da schon das bei Alternativmediziner:innen beliebte Pauschalargument an, man müsse das Immunsystem stimulieren. Schließlich ist das Immunsystem unsere körpereigene Abwehr, wie könnte es also falsch sein, es im Krankheitsfall ein bisschen auf Trab zu bringen?

Sie ahnen es wahrscheinlich schon: So einfach ist das nicht. Hier wird uns suggeriert, dass man einfach nur etwas anregen müsse, ein bisschen pushen, und unsere Biologie würde den Rest dann schon von allein regeln. Dabei stellt sich die Frage: Was soll da eigentlich aktiviert werden? Kann das überhaupt funktionieren und wenn ja, kann es eine Lösung für unsere aktuellen gesundheitlichen Beschwerden sein?

Wenn ich bisher nicht müde geworden bin zu betonen, dass unsere Gesundheit etwas sehr Komplexes ist, gilt das auf besondere Weise für unser Immunsystem. Hier sind unter anderem Antikörper, Granulozyten, Makrophagen,

Lymphozyten und viele weitere winzige Abwehrspezialisten am Werk, die ein faszinierendes, in aller Regel perfekt abgestimmtes Orchester bilden. Sie müssen sich nicht jeden einzelnen Begriff in diesem Kapitel einprägen – dennoch lohnt es sich, die grundsätzlichen Möglichkeiten und Grenzen unseres Immunsystems zu kennen. Begleiten wir es doch einfach einmal im Zeitraffer durch unser Leben.

Wenn wir auf die Welt kommen, ist unser Immunsystem weder völlig ausgebildet, noch startet es bei null. Zum einen bekommen wir von unserer Mutter den sogenannten Nestschutz mit, was man sich wie einen kleinen Erste-Hilfe-Koffer voller Abwehrstoffe vorstellen kann. Der wird später allerdings nicht mehr aufgefüllt, weshalb der Vorrat innerhalb der ersten Lebenswochen bis -monate langsam schwindet. Zum anderen verfügen wir beim Start ins Leben über eine angeborene Immunabwehr, sozusagen eine Grundausstattung, die wir auch bis an unser Lebensende behalten. Sie ist in der Lage, einen Großteil aller Infektionen erfolgreich zu bekämpfen. Das ist super, würde uns aber nicht ausreichend schützen, weil der angeborene Schutz nicht vollständig ist und auch nicht veränderbar und damit lernfähig – im Gegensatz zu den typischen Krankheitserregern: Bakterien und Viren, die teilweise höchst wandlungsfähig sind und einiges an Tricks auf Lager haben, um das Immunsystem zu überlisten. Auch Pilze und Parasiten wie Bandwürmer, Zecken oder Moskitos können (als Überträger) Krankheiten auslösen, darauf werde ich hier jedoch nicht weiter eingehen.

Bakterien sind winzig kleine, aber selbstständige organische Lebewesen, die wir prinzipiell mit Antibiotika am Wachstum hindern oder ganz abtöten können. Sie brauchen ein Milieu, in dem sie sich vermehren können; das kann auch außerhalb des menschlichen Körpers sein – in

Pfützen, Tieren oder schmuddeligen Hinterhofküchen zum Beispiel –, nach einer Infektion aber eben auch innerhalb des Körpers. Dann werden durch die Vermehrung und die dabei frei werdenden Stoffe und die darauf folgende Antwort des Immunsystems die jeweiligen Krankheitssymptome ausgelöst.

Viren wiederum sind keine eigentlichen Lebewesen, sie sind noch kleinere organische Strukturen, die nicht aus einer kompletten Zelle bestehen. Anders als die angebliche Information in Homöopathika sind Viren ein reales, nachweisbares Stück biologischer Information, das in der Regel nur ein Ziel verfolgt: sich so weit wie nur irgend möglich auszubreiten. Weil sie sich aber nicht selbstständig vermehren können, sind Viren auf die Körperzellen ihres Wirts angewiesen. Sie können sich deshalb auch nicht gemütlich irgendwo auf Hühnereiern oder einer schlecht geputzten Softeismaschine niederlassen und darauf warten, dass jemand vorbeikommt und sich mit ihnen infiziert, wie es Salmonellen und andere Bakterien können. Die allermeisten Viren sind auf eine fast lückenlose Übertragung von Wirt zu Wirt angewiesen, wobei manche Viren, etwa Grippe- oder Masernviren, die Lücke schon mit einem kleinen Huster überbrücken können: per Tröpfcheninfektion. Und vom Corona-Virus kennen wir das mit den Aerosolen. Während eine bakterielle Infektion eher einer Vergiftung ähnelt, stellt ein viraler Infekt eine Art Geiselnahme fremder Körperzellen dar: Sie zwingen unseren Körperzellen ihre eigene Erbinformation gewissermaßen auf und können sie teilweise sogar verändern. Infizierte Körperzellen werden dann vom eigenen Immunsystem angegriffen und zerstört. Eine ursächliche Behandlungsmethode wie Antibiotika bei Bakterien existiert nur bei wenigen Viren, dafür gibt es die Möglichkeit der Prophylaxe durch Impfungen.

Aber bleiben wir zunächst noch bei den Möglichkeiten unserer natürlichen Abwehr und kommen zum zweiten Arm des Immunsystems: Neben der angeborenen verfügen wir nämlich noch über eine erworbene Immunabwehr, die im Laufe der Zeit immer weiter dazulernt, auch nachdem uns der mütterliche Nestschutz längst verlassen hat. Beide Arme unseres Immunsystems verfügen über ein Arsenal von Kundschaftern, Adjutanten und Soldaten, die sich wiederum in zwei Gruppen einteilen lassen: in zelluläre und humorale (also in Lymph- und anderen Körperflüssigkeiten gelöste) Bestandteile.

Zu den zellulären Bestandteilen zählen vor allem Granulozyten, Makrophagen, dendritische Zellen, natürliche Killerzellen, T- und B-Lymphozyten. Unsere angeborene Immunabwehr besteht überwiegend aus Granulozyten, die beim Erwachsenen wiederum bis zu drei Viertel unserer weißen Blutkörperchen (Leukozyten) ausmachen. Granulozyten verfügen in ihrem Zellplasma über aggressive Stoffe, mit denen sie Krankheitserreger effektiv bekämpfen können. Sie sind im Gegensatz zu den roten Blutkörperchen, deren Hauptaufgabe es ist, Sauerstoff zu transportieren, in der Lage, die Blutbahn zu verlassen und in angegriffenes Gewebe vorzudringen. An ihrer Seite kämpfen Makrophagen. Das sind vergleichsweise riesige Fresszellen, die schädliche Angreifer gleich im Ganzen verspeisen können. Außerdem senden sie Botenstoffe aus, die wiederum dendritischen Zellen und weiteren Granulozyten den Weg an die Abwehrfront weisen. Die dendritischen Zellen zerlegen die Eindringlinge und transportieren dabei entdeckte fremde Proteine in die Lymphknoten, wo diese analysiert werden. So ein gemeinsam geführter Kampf dieser ersten Abwehrlinie äußert sich für uns dann zum Beispiel in einer Entzündung im Hals. Was wir als »die Krankheit« an sich wahrnehmen, ist also oft gar nicht direkt vom Erreger verursacht, sondern die Folge unserer eigenen Immunantwort, die mit geweiteten Gefäßen einen schnelleren Nachschub an Abwehrzellen gewährleisten will. Eine Nebenwirkung, wenn man so möchte, die wir in Kauf nehmen müssen, um Schlimmeres zu verhindern.

Zu den humoralen Bestandteilen unseres Immunsystems zählen Interleukine (körpereigene Botenstoffe), das Komplementsystem (eine Gruppe von Plasmaproteinen der angeborenen Immunabwehr mit ganz unterschiedlichen Funktionen) und vor allem die berühmten Antikörper. Letztere stehen sinnbildlich für die große Stärke unseres erworbenen Immunsystems. Vorsichtigere Schätzungen gehen heute davon aus, dass es etwa zehn Milliarden Bakterienarten gibt. Längst nicht jede davon ist gefährlich für unseren Organismus, aber auch das muss erst einmal von unserem Immunsystem festgestellt werden. Wenn die erste Abwehrlinie auf Patrouille geht, stellt sie allem, was ihr begegnet, zwei entscheidende Fragen. Erstens: Gehörst du zu uns? Körpereigene Zellen können sich durch dem Immunsystem bekannte molekulare Muster als solche ausweisen, während Bakterien, Viren, Tumorzellen, Würmer, Pilze, Giftstoffe und andere körperfremde Partikel an der molekularen Ausweiskontrolle scheitern. Fehlt das geforderte Erkennungszeichen, folgt die zweite Frage: Machst du Ärger? Wenn es sich um etwas Harmloses wie unser Frühstücksmüsli handelt, passiert weiter nichts, beziehungsweise es wird fleißig weiterverdaut. Bestätigt sich aber der Verdacht auf Ärger, wird eine Abwehrreaktion ausgelöst. Allein diese Identitätskontrolle ist angesichts der unvorstellbar großen Zahl von Bakterien und Viren schon eine unglaubliche Leistung, aber das ist erst die halbe Geschichte.

Bei größeren Infektionen schlagen Granulozyten und

Makrophagen Alarm und lösen über ihre Botenstoffe eine allgemeine Entzündungsreaktion und Fieber aus. Das ist das Zeichen für eine Aktivierung der zweiten Abwehrreihe, die auf zellulärer Ebene im Wesentlichen aus T- und B-Lymphozyten besteht. T steht für Thymus, B steht für Knochenmark (engl. *bone marrow*), den jeweiligen Ort ihrer Ausreifung. Nach dem Verlassen der Thymusdrüse sind die T-Zellen, die über unterschiedlichste Rezeptoren zur Verständigung mit anderen Zellen und zur Signalisierung verfügen, in die sogenannten sekundären Lymphorgane gewandert, dazu gehören zum Beispiel unsere Lymphknoten, die Rachenmandeln oder die Milz. Dort warten sie mit Abermillionen von Kollegen auf ihren Einsatz. Sobald nun dendritische Zellen mit verdächtigen Proteinschnipseln in den Lymphknoten auftauchen, werden aus der riesigen Auswahl genau die T-Zellen mit den passenden Rezeptoren aktiviert. Sie beginnen sich unter Hochdruck zu vermehren und über direkten Kontakt und Botenstoffe die B-Zellen mit ebenfalls passenden Rezeptoren zu informieren, die sich im selben Lymphknoten aufhalten. Diese B-Zellen können ihre Rezeptoren im Zusammenspiel mit dendritischen Zellen und T-Zellen noch besser an die Proteinschnipsel anpassen, bevor sie in Plasmazellen ausreifen, die große Mengen an diesen Rezeptoren produzieren und als Antikörper in den Blutkreislauf ausschütten. Diese haargenau auf die gefundenen Erreger passenden Antikörper werden über das Blut Richtung Entzündung befördert, wo sie direkt an die Eindringlinge andocken und helfen, diese unschädlich zu machen.

Im Hintergrund beginnt nun ein echtes Wettrüsten, wobei die Antikörperproduktion in der Regel etwa drei Tage benötigt, bis sie auf volle Touren kommt – das ist auch der Grund, weshalb wir uns bei Infektionskrankheiten oft ab dem dritten Tag zum ersten Mal etwas besser fühlen (das liegt natürlich auch daran, dass das Bereitstellen der Immunabwehr uns erst mal Energie kostet). Nach sechs bis acht Tagen erreicht die Schlagkraft der T-Zellen ihren Höhepunkt, dann sind die meisten Krankheiten für uns im Prinzip überwunden, und die Symptome klingen langsam wieder ab.

Von den erfolgreichen T-Zellen sterben die meisten nach getaner Arbeit schnell wieder ab, ein Teil von ihnen bleibt uns jedoch als sogenannte Gedächtniszellen erhalten. Sie würden den besiegten Eindringling sofort wiedererkennen, falls er – zum Beispiel in der nächsten Krankheitssaison – ein weiteres Mal auftauchen sollte. Gleiches gilt für einen Teil der B-Zellen, der auf der Stelle wieder mit der Produktion der passenden Antikörper loslegen könnte. Zusammen mit einer Art von B-Zellen, die dauerhaft Antikörper ins Blut ausschütten und uns damit vor Erkrankungen schützen, bilden diese Gedächtniszellen eine Art lebendiges Archiv, das unsere Abwehr rasant beschleunigen und uns gegen viele Krankheitserreger immun machen kann.

»Jede durchgestandene Krankheit stärkt das Immunsystem«

Kann sein, gilt aber nicht pauschal – und ist manchmal sogar komplett falsch. Den erworbenen Teil unseres Immunsystems bekommen wir, wie gesagt, nicht fix und fertig mitgeliefert, er muss sich erst entwickeln. Die grundsätzliche Fähigkeit, es mit einer gigantischen Überzahl von potenziellen Krankheitserregern aufnehmen zu können, erwerben wir schon im Mutterleib, doch wenn wir auf die Welt kommen, ist das Immunsystem noch etwas träge und unerfahren. Das macht uns ja gerade in den ersten Jahren so anfällig für alle möglichen Infekte. Die harmloseren sind tatsächlich eine Art Trainingscamp für unser Immunsystem, allerdings darf man sich das nicht wie ein leichtes Übungsprogramm vorstellen: nicht als lockeren Jogginglauf von zwanzig Minuten, sondern eher als Marathon in kompletter Skimontur mit Gewichten an den Füßen. Während der Krankheit sind wir platt, danach ist es unser Immunsystem. Besonders schwere Infektionskrankheiten können es so stark beeinträchtigen, dass es Jahre benötigt, um sich vollständig zu regenerieren, so sehr kann es sich dabei auspowern.

Wie so oft ist es eine Frage der Risikoabwägung, wann und wie wir versuchen sollten, unterstützend einzugreifen oder es bewusst bleiben zu lassen, um unser Immunsystem ungestört seine Arbeit machen zu lassen. Dabei hilft es, zu verstehen, was zum Beispiel bei einem grippalen Infekt passiert. Oft beginnt es mit einem Kratzen im Hals, mit Schluckbeschwerden oder mit Heiserkeit. Auslöser der Beschwerden sind, wie bereits erwähnt, nicht direkt die Erkältungsviren, es handelt sich stattdessen um Folgen der Entzündungsreaktion unseres Körpers. Die Schleimhäute werden stärker durchblutet, röten sich und schwellen an. Der Druck auf die umliegenden Nerven erhöht sich, was wir wiederum als Halsschmerzen wahrnehmen. Gleichzeitig wird die Schleimproduktion angeregt, um die Krankheitserreger abtransportieren zu können, unterstützt von einem einsetzenden Husten, der ungebetene Gäste hinausschleudern soll. Bei einem stärkeren grippalen Infekt kann unser Immunsystem zudem durch bestimmte Botenstoffe Fieber auslösen. Das erleichtert den gemeinsamen Kampf, denn viele Erreger vertragen hohe Körpertemperaturen ebenso schlecht wie wir. Das Fieber sollte deshalb nicht vorschnell gesenkt werden, wir helfen uns damit quasi selbst, die Krankheitserreger zu erledigen. Anhaltendes oder zu hohes Fieber kann aber auch sehr schlapp und müde machen und den Kreislauf belasten. Kinder trinken dabei häufig schlechter, weshalb es im Verlauf sinnvoll sein kann, das Fieber zu senken – gemäß Faustregel: ab 39° C. (Ein Satz zu den berühmt-berüchtigten Fieberkrämpfen: Die kommen bei Kindern relativ häufig vor, jedoch nicht, wie oft gedacht, bei zu hohem Fieber, sondern meist beim ersten raschen Anstieg der Temperatur und können deshalb durch Fiebersenker oft nicht verhindert werden.)

Auch Übelkeit und Erbrechen sind wichtige Schutzmechanismen, falls in unserem Magen-Darm-Trakt Krankheitserreger, unverträgliche oder gar giftige Stoffe entlarvt werden. Rezeptoren testen ohne Unterlass die Nahrung, die in den Magen gelangt, untersuchen das Blut, verarbeiten Sinneswahrnehmungen und messen unseren Stresspegel. Über unzählige Nerven werden die Informationen dieser Rezeptoren an unser Gehirn weitergeleitet. Schlägt unsere Schaltzentrale Alarm, verspüren wir sofort Übelkeit. Das Blut wandert zur Körpermitte, der Blutdruck sinkt, der Herzschlag verlangsamt sich – und wir werden kreidebleich. Kurz darauf sammelt sich reichlich Speichel im Mund, um Zähne und Schleimhäute vor der aggressiven Magensäure zu schützen. Während sich Magen und die Öffnung der Speiseröhre entspannen, ziehen sich Zwerchfell und Bauchmuskulatur ruckartig zusammen und, schwups, übergeben wir uns.

Bei einer Magen-Darm-Grippe oder einer Lebensmittelvergiftung wird der Brechreiz von Durchfall begleitet. Besiedeln schädliche Viren und Bakterien den Darm, sondert die Darmwand vermehrt Wasser, Salze und Schleim ab, um die Erreger so schnell wie möglich auszuspülen. Zu Durchfall kommt es aber auch, wenn die Darmbewegung zu schnell abläuft und die Verdauung nur unzureichend funktioniert. Oder wenn die Darmschleimhaut entzündet ist. Eine geschwächte Darmflora, das Fehlen von bestimmten Enzymen oder der Verzehr von viel Wasserhaltigem führen ebenso zu dünnem Stuhl. Manchmal sind also gar keine bösen Krankheitserreger an typischen Krankheitssymptomen schuld, sondern zu viele Scheiben der leckeren Wassermelone.

All diese Infektionen lassen unser Immunsystem lernen, es reagiert dann beim nächsten Mal möglicherweise schneller und gezielter. Doch das tut unser Körper ganz von allein und völlig selbstständig – »aktivieren« können wir ihn dabei nicht mit irgendwelchen Mittelchen. Und manche Infektionen überfordern und schwächen den Körper so sehr, dass wir ihn lieber davor schützen. Dazu kommen wir noch. Auch wegen Corona.

»Dein Immunsystem braucht einen Booster!«

Es gibt gute Gründe, unserem Immunsystem zu vertrauen: Es ist unglaublich flexibel, lernfähig und verfügt über schlagkräftige Waffen. Trotzdem fällt es uns oft wahnsinnig schwer, dieses Vertrauen zu gewähren und einfach mal abzuwarten. Vor allem junge Eltern möchten rasch etwas tun, um ihren kranken Kindern zu helfen. Das kann bei kleineren Infekten, Prellungen oder Schürfwunden gerne auch ein Placebo sein, es sollten dabei auch nicht voreilig Antibiotika und andere schwerere Geschütze aufgefahren werden, weil die dem Immunsystem nicht nur helfen, sondern es auch ins Schleudern bringen können. Ganz zu schweigen von der wachsenden Gefahr durch Antibiotikaresistenzen, denn auch die Krankheitserreger lernen permanent dazu. Und das mitunter in einem höllischen Tempo, das sie das Prinzip der

Evolution aus Mutation und Selektion im Schnelldurchgang vollziehen lässt.

Unser Immunsystem beginnt mit unserer äußeren Schutzhülle. Ab dem Moment unserer Geburt bildet unsere Haut eine erste Barriere gegen alle möglichen Keime, und nicht selten sind es äußere Signale, die uns auf Erkrankungen hinweisen: Hautausschläge, Rötungen, Schwellungen, glasige Augen. Wie wir gesehen haben, spielen die unterschiedlichsten Abwehrzellen und Organe unseres körperweiten Abwehrnetzwerks eine Rolle, weshalb das Immunsystem ein bisschen überall und nirgends zu verorten ist. Dennoch lässt sich eine Art Zentrum ausmachen: unser Darm. Hier finden sich gut 70 Prozent aller unserer Abwehrzellen. Seine Besiedlung beginnt mit unserer Geburt. Unser Immunsystem ist so individuell wie unser Fingerabdruck. Ein weiterer Grund, weshalb Pauschalaussagen oft danebenliegen.

Um auf die Stimulierung des Immunsystems zurückzukommen, den legendären Immunbooster: Den gibt es so nicht. Klar würden wir uns das wünschen, denn manchmal dauert das natürliche Hochfahren der Antikörperproduktion zu lange, um eine Infektion frühzeitig einzudämmen und Schaden abwehren zu können, etwa bei vielen der sogenannten Kinderkrankheiten oder eben bei bislang dem Immunsystem gänzlich unbekannten, aber schlagkräftigen Krankheitserregern – siehe Corona. Zum Glück gibt es aber für die meisten dieser Fälle eine sichere und wirksame Möglichkeit der Prophylaxe: Impfungen sind eine der wenigen Formen der Stimulierung unseres Immunsystems, die tatsächlich sinnvoll sind und auch funktionieren. Hier ist der Vergleich mit dem Trainingscamp sehr viel passender, weil dabei heutzutage alles weitestgehend kontrolliert und sehr sicher abläuft. Ansonsten ist es generell kaum möglich, ein normales gesundes Immunsystem zu stimulieren. Wenn Vitamine, Mineralstoffe, Kräuterextrakte oder Ähnliches als »Immunstimulanzien« angepriesen werden, dann haben wir es mal wieder mit Etikettenschwindel zu tun. Maximal kann vielleicht ein Vitamin- oder Mineralstoffmangel behoben werden, aber so ein Mangel liegt an sich schon selten vor, sehr viel seltener, als von vielen Menschen befürchtet – und er würde sich auch recht deutlich bemerkbar machen. Das Versprechen der Immunstimulation mit diesen Präparaten ist dagegen nicht haltbar. Und um dem Ganzen die Krone aufzusetzen: Das ist auch gut so, denn eine Stimulation ist nur in sehr seltenen Ausnahmen überhaupt sinnvoll, und wenn, dann sollte sie unter klinischer Beobachtung und nicht im Selbstversuch stattfinden. Die moderne Forschung kennt inzwischen die eine oder andere Möglichkeit der »Modulation« des Immunsystems, was aber für den Alltag von uns allen und auch für die heutige klinische Praxis noch nicht von Bedeutung ist.

Viel öfter ist das Gegenteil vonnöten, nämlich ein Einbremsen und Abschwächen der natürlichen Immunreaktion. Denn die verfügt nicht nur über gefährliche Waffen, sie liegt leider auch manchmal falsch bei ihrer Einschätzung von Freund und Feind – was angesichts der Mammutaufgabe vorkommen, zum Teil aber heftige, schmerzhafte, ja lebensbedrohliche Konsequenzen haben kann. Manchmal reagiert unser Immunsystem auf eigentlich ungefährliche Eindringlinge, in seltenen Fällen attackiert es sogar den eigenen Organismus, weil es ihn nicht als solchen erkennt. Zu den harmlosen Eindringlingen können einzelne Nahrungsmittel oder auch Pollen zählen, die dann eine Allergie auslösen. Allein schon am weitverbreiteten Heuschnupfen, der etwa jede/n fünfte/n Deutsche/n betrifft, lässt sich erkennen, wie schwierig es ist, ein fehlgeleitetes Immunsystem wieder in die richtige Bahn zu bringen. Eine pauschal wirksame Therapie gibt es nicht. Noch gravierender kann es werden, wenn sich unsere Immunantwort gegen den eigenen Körper richtet und sogenannte Autoimmunkrankheiten auslöst, zu denen zum Beispiel Schuppenflechte, Rheuma, Morbus Basedow oder Multiple Sklerose gehören. Eine ursächliche Behandlung dieser chronischen Entzündungen ist bislang kaum möglich, weil das komplexe Zusammenspiel unseres Immunsystems noch zu wenig entschlüsselt ist. Aber fest steht, dass die Symptome gelindert werden können, wenn eine immundämpfende (»immunsuppressive«) und entzündungshemmende Therapie angewandt wird, was dem Gegenteil einer Stimulation entspricht. Weil eine Unterdrückung des Immunsystems aber nicht punktgenau steuerbar ist, sind unerwünschte Nebenwirkungen häufig unvermeidlich, zum Beispiel kann eine eingeschränkte Immunabwehr eine gesteigerte Anfälligkeit für Krankheitserreger zur Folge haben. Ein hoher Preis und eine schwierige Abwägung im Einzelfall. Im Grunde kann man also froh sein, dass all die Mittelchen, die zur »Stärkung des Immunsystems« verkauft und geschluckt werden, keine Wirkung haben.

Aus Angst vor schweren Nebenwirkungen (siehe Kapitel 2) und aufgrund der ungewissen medizinischen Ausgangslage wenden sich Autoimmunpatient:innen immer wieder an Heilpraktiker:innen und Homöopath:innen. Das kann bei schwereren Erkrankungen eine fatale Entscheidung sein. Zwar können Placeboeffekte auch auf das Immunsystem wirken, aber dessen Grenzen sind zum Beispiel bei Rheuma, Morbus Crohn, der Hashimoto-Krankheit oder Multipler Sklerose überschritten. Ein betreutes Zuwarten mit wirkstofffreien Homöopathika ist dann eindeutig zu wenig und kann sogar lebensgefährlich werden.

So schlimm diese schwerwiegenden Autoimmunerkrankungen im Einzelfall auch sind, jede Einzelne von ihnen kommt zum Glück nur selten vor. Das ist für die jeweiligen Betroffenen natürlich kein Trost, zeigt aber, dass wir unserem Immunsystem im Normalfall vertrauen können – und auch vertrauen sollten. Wenn wir uns vor Augen führen, dass allein schon 200 verschiedene Viren für einen gewöhnlichen Schnupfen als Auslöser infrage kommen, dann wird seine gigantische Mannschaftsleistung ein bisschen anschaulicher. Vor allem an unseren Kindern lässt sich die enorme Regenerationsfähigkeit unseres Körpers gut beobachten. Wir sehen das zum Beispiel, wenn kleine Wunden schnell verheilen (Eiter ist übrigens auch noch so eine »Nebenwirkung« unseres Immunsystems und besteht aus den Überresten des Abwehrkampfes zwischen weißen Blutkörperchen und Bakterien sowie verletztem Gewebe). Fast schon wie ein Wunder kommt es vielen Eltern vor, wenn über Nacht blaue Flecken verschwinden oder selbst hohes Fieber innerhalb weniger Stunden sinkt und ihr Kind wieder gesund herumspringt.

Die Flexibilität und Aktivität unseres Immunsystems ist zu Beginn unseres Lebens schon sehr hoch, schließlich muss der erworbene Teil eine Menge lernen, um seine Infekt-Kompetenz auszubilden. Kleinkinder haben daher im Schnitt sechs bis acht Erkältungsinfekte pro Jahr, spätestens ab der Kita, wo der Kontakt mit allen möglichen Infektionserregern unausweichlich wird. Seinen Höhepunkt hinsichtlich der Leistungsfähigkeit erreicht unser Immunsystem im Laufe der Pubertät, also im jugendlichen Erwachsenenalter. Ab diesem Zeitpunkt bildet sich auch die Thymusdrüse langsam zurück, bis sich im Erwachsenenalter irgendwann ihre Funktion nach und nach vermindert und unser Immunsystem mit ihr an Anpassungsfähigkeit und Schlagkraft einbüßt. Zum Glück kann es dann bereits auf einen reichen Fundus an Gedächtniszellen zurückgreifen – im Normalfall. Hier wird auch einsichtig, weshalb ältere Menschen durch das neue SARS-CoV-2 so viel gefährdeter sind als die junge Generation: Zwar haben beide zu dem Virus keine Gedächtniszellen zur Verfügung, aber die Anpassungsfähigkeit des längst nachlassenden Immunsystems ist eben bei den Älteren sehr viel geringer.

Stimuliert und geboostet werden muss und sollte bis auf sehr seltene Ausnahmefälle jedenfalls nichts – und man kann es mit den angepriesenen Präparaten und Methoden auch gar nicht. Was uns dagegen helfen kann, klingt vielleicht weniger spektakulär, weniger natürlich und schon gar nicht *superhealthy*, hat aber den Vorteil, dass es wirklich wirkt. Die Rede ist von frühzeitigem Vorbeugen und rechtzeitiger Hilfe von außen, kurz: Prävention und Medizin.

Warum habe ich Ihnen das alles so genau aufgeschrieben? Das detaillierte Wissen über unseren Körper hilft zu verstehen, was wir schon alles wissen und warum wir mit großer Sicherheit sagen können, dass manche Behauptungen der Alternativmedizin nicht stimmen – und auch gar nicht stimmen können.

6. »Das Wunder der Natur«

Selbstheilung, Ganzheitlichkeit und
der gute Ruf von Mutter Natur

Trotz aller Grenzen und Schwächen vollbringen unsere
Selbstheilungsfähigkeiten jeden Tag unvorstellbare Leis-
tungen. Permanent repariert sich unser Körper selbst, zum
Beispiel indem Zellen erneuert werden. Allein unsere
Haut tauscht jeden Tag etwa eine Milliarde alte Zellen gegen neue aus, und in unserem Dünndarm wird die innere
Schleimhaut alle drei Tage komplett erneuert, um unsere
Gesundheit zu erhalten. Leber und Nieren filtern ohne
Unterlass nicht verwertbare Stoffe aus unserem Körperin-
neren, genauso wie unsere Lunge nicht nur jeden Tag den
lebensnotwendigen Sauerstoff aus mehr als 10 000 Litern
Luft herausholt, sondern dabei auch jede Menge Fremd-
körper und Krankheitserreger frühzeitig aussortiert –
ganz natürliches Detox. Die Schutz- und Reparaturme-
chanismen reichen bis »hinunter« in unsere Erbsubstanz
(DNA), die durch bestimmte Enzyme von Defekten und
unerwünschten Mutationen befreit wird. Greifen all diese
Arbeiten harmonisch ineinander, bleiben wir gesund –
ohne es uns bewusst zu machen, welch großartiges Team-
work uns pausenlos unterstützt.

Gegen Infekte, Magenverstimmungen, Hämatome und
andere Bagatellerkrankungen ist unsere Selbstheilungsfähigkeit gut gewappnet. Anders sieht es allerdings aus, wenn
wir es zum Beispiel mit einem komplizierten Beinbruch zu
tun haben. Oder mit einem eitrigen Blinddarmdurch-
bruch. Oder einem Herzinfarkt. Auch die vergleichsweise

einfach anmutende Aufgabe, ein Blutgerinnsel rasch wieder aufzulösen, stellt unsere Selbstheilungsfähigkeiten vor ein unlösbares Problem und kann für uns in einer Thrombose, einer Lungenembolie oder einem Schlaganfall enden. Im Alter steigt zudem die Gefahr chronischer Erkrankungen wie Bluthochdruck oder Typ-II-Diabetes, die unser Körper zwar relativ lange aushalten, aber niemals vollständig beheben kann. Von den oft noch schwerwiegenderen Folgeerkrankungen ganz zu schweigen. Wie sollten uns bei derartigen Gesundheitsproblemen Therapien helfen können, die nicht mehr zu bieten haben als den Placeboeffekt, der ja nur einen Bruchteil unserer Selbstheilungschancen ausmacht?

Wenn wir uns so konkret die Grenzen der Selbstheilung vor Augen führen, dann sehen wir auch genau, wo Medizin beginnt, oder besser: beginnen sollte. Weil alternativmedizinische Angebote die Anforderungen der Medizin an Wirksamkeit, Transparenz und Evidenz nicht erfüllen (können), bleibt für sie im Grunde nur die Möglichkeit, Wirkungseffekte zu behaupten, die in Wahrheit unserer Selbstheilungsfähigkeit zuzuschreiben sind. Um diese Vereinnahmung zu verhindern, sollten wir uns alle als »Anwält:innen der Selbstheilungsfähigkeit« sehen. Wir brauchen keine falschen Versprechen wie »Aktivierung von Selbstheilungskräften durch XY« und untaugliche Therapien, mit denen wir um unser Geld (und schlimmstenfalls um unsere Gesundheit) gebracht werden.

»Heilung gelingt nur ganzheitlich«

So einleuchtend es klingt, den Menschen als Ganzes zu sehen und zu behandeln – in der Praxis entpuppt sich Ganzheitlichkeit meist als Worthülse. Das liegt allein schon daran, dass eine einheitliche Definition, was genau sich dahinter verbergen soll, nicht existiert. Doch gerade weil sich jeder etwas Eigenes darunter vorstellen kann, ist der Begriff so beliebt. Ganzheitlichkeit ist wie geschaffen für Marketingzwecke von Therapeut:innen, die sich damit von der wissenschaftlichen Medizin abgrenzen wollen, die angeblich nur Symptome behandelt und sich um die jeweils betroffenen Körperteile kümmert, ohne »den Menschen im Patienten« zu achten. Wer nicht ganzheitlich arbeitet, arbeite unvollkommen, so die gängige Argumentation, und wer nur Stückwerk bietet, der könne ja wohl kaum richtig heilen. Damit wird zwar zu Recht ein wunder Punkt der modernen Medizin getroffen, doch es wäre eine unzulässige Schlussfolgerung, daraus die Überlegenheit einer Methode abzuleiten.

In der Homöopathie wird besonders gerne von Ganzheitlichkeit gesprochen, und ja, wenn es um den Umfang der Anamnese geht, um die Ausführlichkeit, mit der Patient:innen befragt werden, dann scheint die in der Tat ganzheitlicher zu sein als in der Medizin. Gerade weil sich Homöopath:innen mehr Zeit nehmen können, um auch Fragen zur persönlichen und sozialen Situation zu stellen, die nichts mit den aktuell vorliegenden Beschwerden zu tun haben, fühlen sich viele Patient:innen so gut aufgehoben. Es ist psychologisch natürlich ein Pluspunkt, wenn Therapeut:innen besser auf individuelle Besonderheiten eingehen und damit ein besonderes Vertrauensverhältnis aufbauen. Und sicher kann das auch dazu beitragen, dass Placeboeffekte auftreten, die Heilungsprozesse unterstützen. Ein Ersatz für eine wirklich wirksame Therapie kann die Suggestion eines ganzheitlichen Erfassens von Patient:innen aber nicht sein. Im Gegenteil, es steigt sogar die Gefahr von Fehl- oder Uminterpretationen von nur scheinbaren Krankheitsursachen. Wenn bei einer bakteriellen Infektion plötzlich die Eheprobleme oder die Sorgen um den Arbeitsplatz für das Krankheitsgefühl verantwortlich gemacht werden, dann kann die angebliche Ganzheitlichkeit schnell nach hinten losgehen.

Einige Alternativtherapeut:innen arbeiten gar mit einer abstrusen »ganzheitlichen« Krankheitssymbolik und mit küchenpsychologischen Assoziationen wie »Da hat Ihnen aber was auf den Magen geschlagen«, »Sie haben sich das zu Herzen genommen« oder »Es ist Ihnen an die Nieren gegangen«, was aufgrund unserer sehr menschlichen Assoziationsliebe leider immer noch erstaunlich gut ankommt. Was noch viel mehr verwundert, ist die Tatsache, dass sich ausgerechnet diejenigen Methoden, die mit ihrer Ganzheitlichkeit werben, bei ihrer Diagnostik überwiegend auf die persönlichen Berichte ihrer Patient:innen und die eigene Intuition verlassen. Ist es nicht verwunderlich, dass zum Beispiel Blutwerte, Elektrokardiogramme (EKG) oder Computertomographien (CT) dabei meist überhaupt keine Rolle spielen? Von Tumormarkern oder genetischen Veranlagungen ganz zu schweigen. Eine bakterielle Mittelohrentzündung, die nach einem langen »ganzheitlichen« Gespräch mit Bach-Blüten und nicht etwa mit einem Antibiotikum behandelt wird, ist schlicht *nicht* behandelt. Wenn wir also nur ein kleines bisschen genauer nachsehen, was sich hinter dem Nebelwort Ganzheitlichkeit verbirgt, dann stellen wir fest, dass echte Ganzheitlichkeit am ehesten in der evidenzbasierten Medizin zu finden ist. Die fokussiert sich nämlich entgegen ihrem – nicht zuletzt von Alternativmediziner:innen gepflegten – Ruf schon lange nicht mehr auf einzelne Symptome oder auf rein biomedizinische Werte. Neben den unterschiedlichsten Analyseverfahren werden auch psychosoziale Aspekte und Zusammenhänge berücksichtigt. Dass es an der Umsetzung in der Praxis oft noch hapert, offenbart einerseits eine der großen Baustellen in unserer aktuellen Gesundheitspolitik, andererseits unterstreicht es die Bedeutung, die uns als Patient:innen zukommt: nämlich kritisch nachzufragen, was da wirklich wirkt, und sich nicht mit wohlklingenden Phrasen abspeisen zu lassen.

»Zweitausend Jahre altes Heilwissen ist bewährt und berechtigt«

Ja, das gibt es tatsächlich: seit Generationen bewahrte Ideen und Methoden, die wir allein schon deshalb nicht mehr hinterfragen, weil es sie eben schon so lange gibt. Doch bewahrt ist nicht gleich bewährt. Es gibt vergleichsweise harmlose Beispiele, etwa die berühmten Hausmittel bei Erkältungen. Die einen schwören auf Omas Rezept für Hühnersuppe oder Zwiebelsud, andere bestehen auf Ingwer, weil der schon immer in der TCM eingesetzt wurde, und wieder andere lassen nichts über das Gurgeln mit Salbeitee kommen, um die einsetzenden Halsschmerzen zu bekämpfen. All das schadet sicher nicht, aber eine ursächliche Heilwirkung ist für keines der Beispiele nachgewiesen – und falls das in Zukunft doch einmal gelingen sollte, dann hat der Nachweis garantiert nichts mit dem Alter der Methode zu tun.

Dinge nur zu tun, weil man sie schon immer getan hat, ist kein Argument. Schließlich gab es aus »guter« alter Tradition bei uns auch lange Zeit Hexenverbrennungen, und hinsichtlich der »Heilkunst« war man nur unwesentlich weiter. Schaut man allerdings auf die letzten 150 Jahre zurück, hat sich in Deutschland die Lebenserwartung von knapp 40 auf über 80 Jahre verdoppelt (Männer liegen aktuell bei etwa 80, Frauen bei etwa 84 Jahren, Tendenz weiter steigend), und auch neuere Entwicklungen sind enorm: Menschen, die noch vor 20 Jahren keine Chance mehr gehabt hätten, können heute dank moderner Notfall- und Intensivmedizin gerettet werden. Das alles wäre mit »altem Wissen« schlicht unmöglich, macht aber Erfahrungswissen keineswegs nutz- und wertlos. Im Grunde spiegelt die evidenzbasierte Medizin immer den jeweils aktuellen Stand des nachweisbaren Erfahrungswissens wider. Der ist aber nun mal veränderlich, sonst würden wir heute immer noch auf den Aderlass als Allheilmethode schwören, oder wir würden Rauchen wie einstmals für gesundheitsfördernd halten. Und anstatt einen Sud aus Weidenrinde zu kochen und zu verabreichen, verschreiben wir heute Schmerzmittel wie Aspirin, die auf demselben Wirkstoff beruhen, der Acetylsalicylsäure, sich aber viel kontrollierter dosieren und damit sinnvoller einsetzen lassen.

Mit dem alten Wissen suchen wir nach etwas, dem wir voll und ganz vertrauen können. Das ist ein zutiefst menschliches Bedürfnis, doch die große Mehrheit der Dinge aus dem Erfahrungsschatz des »alten Wissens« haben sich als unwirksam und veraltet erwiesen. Ganz im Gegensatz zu unserer ewig jungen Frage: »Was wirkt wirklich?«

»Homöopathie ist natürlich, und natürlich ist gut«

Der absolute *crowd pleaser* im Marketing für Medikamente ist heute Mutter Natur. Während Gesundheitstrends kommen und gehen, thront sie unantastbar über allem wie eine Schutzheilige aller Gesunden, Geheilten und Unversehrten. Zugegeben, ich übertreibe etwas – aber nicht annähernd so sehr wie diejenigen, die »natürlich« automatisch mit »gut«, »gesund« oder »richtig« gleichsetzen. Ein Trick, der besonders gut bei Anhänger:innen der Homöopathie zu funktionieren scheint und der zur Folge hat, dass viele Menschen Homöopathie sogar für einen Teil der Naturheilkunde halten. Für einen besonders sanften natürlich.

Diese Vorstellung hält sich hartnäckig, und ihre Verfechter:innen tun auch einiges dafür. Schließlich verdienen sie ihren Lebensunterhalt damit, und ein Label wie »Natürlichkeit« lässt sich hervorragend versilbern. Zumindest so lange keine kritischen Fragen gestellt werden. Im Fall der Homöopathie müssten die gar nicht allzu kritisch sein, sondern sich nur auf die von der Homöopathie selbst postulierten Wirkprinzipien berufen. Sie haben bestimmt schon von der »geistartigen Lebenskraft« und der »Information« in den Homöopathika gehört, die sich durch Schütteln und Verdünnen »potenzieren« lassen. Allein schon diese Grundlagen, auf denen die Homöopathie beruht, lassen sich explizit *nicht* als natürlich, ja nicht einmal als den Naturgesetzen gehorchend definieren. Sie haben eindeutig mehr mit Esoterik als mit Natur zu tun, und wie sollten da auch, wie es gerne heißt, »Kräfte der Natur« im Spiel sein? Dann wäre es ja ein Kinderspiel, ihre Existenz nachzuweisen. Homöopathie ist daher keine besonders sanfte, sondern gar keine Naturheilkunde.

Leider ist das in der Praxis für uns als Patient:innen kaum zu erkennen. Wenn beispielsweise das bekannte Erkältungsmittel Meditonsin, das in Form von Tropfen und Globuli erhältlich ist, mit dem Slogan »Weil's wirkt. Natürlich« beworben wird, geht der Normalverbraucher davon aus, dass es sich dabei um ein natürliches und nicht um ein homöopathisches Produkt handelt. Wohl um das zu verschleiern, ist von einem »natürlichen Tri-Komplex« die Rede, der aus drei natürlichen Wirkstoffen und deren Synergieeffekten entstehen soll – wobei weder das eine noch das andere näher benannt oder erklärt wird, genauso wenig wie die Verdünnung. Doch wer liest schon so weit und gerät dabei ins Stutzen, wenn da überall »natürlich« draufsteht? Auch die angeführte Studienlage auf der Meditonsin-Homepage sieht für Laien wie ein eindeutiger Beweis der Natürlichkeit und Wirksamkeit aus. Dabei wird dort die *Zufriedenheit* der Anwender:innen hinsichtlich Verträglichkeit und Wirksamkeit abgefragt, was für die Standards der evidenzbasierten Medizin in keiner Weise ausreicht. Wir wissen aus dem Vorhergehenden inzwischen sehr genau, dass so etwas von einem wissenschaftlichen Wirkungsnachweis Lichtjahre entfernt ist.

Samuel Hahnemann, der Begründer der Homöopathie, sprach selbst übrigens nicht davon, dass es sich bei seiner Lehre um Naturheilkunde handelt. Er vertrat sie ausdrücklich als eine Arzneimittellehre. Mit der Fehlannahme ihrer Patient:innen scheinen heutige Homöopath:innen jedoch kein Problem zu haben. Auch Akupunktur, Bach-Blüten, Anthroposophie, Spagyrik und Aromatherapie werden von vielen Menschen für Naturheilkunde gehalten, obwohl auch die Hypothesen dieser Methoden nicht auf nachweisbaren natürlichen Wirkmechanismen beruhen, sondern allenfalls auf geschicktem Marketing. Einzelne Therapien mögen uns guttun und entspannen und dadurch vielleicht auch Krankheitsverläufe leichter ertragen lassen, aber Wellness ist keine Medizin. Auch dann nicht, wenn sie gerade den Zeitgeist trifft und vorgibt, auch für Kinder geeignet zu sein.

In den Präparaten der Naturheilkunde ist dagegen etwas drin, das wirkt: reale Dinge der realen Welt. Die Naturmedizin nutzt zum Beispiel die Wirkung von Sonne, Luft, Wasser, körperlicher Bewegung, Wärme / Kälte, Ernährungsumstellungen oder Pflanzenauszügen. Diese Wirkungen sind in Qualität und Quantität beschreibbar und damit potenziell wirksam und auch Gegenstand wissenschaftlicher Untersuchungen. In vielen Fällen ist der physiologische Wirkprozess auch bekannt. Um ein ganz einfaches Beispiel zu nennen: Ein angemessener Aufenthalt im Sonnenlicht stößt unsere körpereigene Vitamin-D-Produktion an, während wenige Sekunden Sonne gar nichts nützen und ein zu langer Aufenthalt zu Sonnenbrand und Hitzschlag führt und das Hautkrebsrisiko erhöht. Insbesondere zu pflanzenheilkundlichen Präparaten gibt es zahlreiche Studien, die zeigen, welche Naturheilprodukte wirken und welche nicht. Viele Patient:innen gehen allerdings davon aus, ihrer Gesundheit mit natürlicher Heilkraft immer etwas Gutes zu tun, was natürlich zum Problem werden kann.

Oft wird davon ausgegangen, dass pflanzliche Mittel in jeder Hinsicht unbedenklich sind, weswegen behandelnde Ärzt:innen nicht informiert werden, wenn neben normalen Medikamenten auch noch Phytotherapeutika eingenommen werden. Das läuft unter der Rubrik »Hausmittelchen«. Im Gegensatz zu Homöopathika sind hier aber, je nach Präparat, sehr wohl Neben- und Wechselwirkungen möglich. Johanniskraut zum Beispiel zeigt mit vielen Medikamenten Interaktionen. Das kann etwa bei blutgerinnungshemmenden Mitteln, die eine Thrombose verhindern sollen, die Bildung eines Blutgerinnsels zur Folge haben – und das wiederum kann tödlich sein. Auch die Wirkung der Pille kann gestört werden, außerdem macht es in hoher Dosierung die Haut lichtempfindlicher, vor allem in Kombination mit anderen fotosensibilisierenden Arzneimitteln (u. a. verschiedenen Psychopharmaka).

Nicht alle Wechselwirkungen sind so drastisch, aber sie kommen vor und wären leicht zu vermeiden. Einerseits sollten wir Ärzt:innen so etwas natürlich immer abfragen, andererseits sollten Sie es als Patient:innen uns gegenüber zu Ihrer eigenen Sicherheit auch erwähnen. Und wir alle sollten nicht dem Glauben anhängen, dass Mutter Natur es immer gut mit uns meint.

»Natürliche Medikamente nützen, chemische Medikamente schaden«

Natürlichkeit per se sagt weder etwas über Effektivität noch über Verträglichkeit noch über eine vermeintliche Nebenwirkungsfreiheit oder sonstige, medizinisch relevante Aspekte aus. Natürliche Medikamente können nützen, sind aber deshalb nicht automatisch auch zu empfehlen. Wir sollten uns endlich von dem Gedanken verabschieden, dass die Natur dafür da wäre, uns Menschen bei Gesundheitsproblemen ausschließlich zu helfen. Das ist eine Vorstellung, die vorherige Generationen der Menschheitsgeschichte mit unserer heutigen Wohlstandsgesellschaft nicht geteilt hätten. Krebs, Masern oder Pilzvergiftungen sind zwar auch natürliche Phänomene, und dennoch überwiegen, sobald es um unsere Gesundheit geht, ganz eindeutig die positiven Zuschreibungen an die Natur, während sich die Pharmazie mit einem wesentlich schlechteren Ruf begnügen muss.

Dass viele moderne Medikamente nichts anderes als Weiterentwicklungen natürlicher Wirkstoffe sind, siehe Aspirin oder Penicillin (dessen antibiotische Wirkung von einem bestimmten Schimmelpilz stammt, *Penicillium notatum*), ist für viele Patient:innen nicht mehr nachvollziehbar, wenn Spritzen gesetzt oder Pillen aus Kunststoffverpackungen gedrückt werden. Häufig kommt es zu der Vereinfachung: »Das ist alles pure Chemie, Chemie hat einen Haufen Nebenwirkungen, das schadet alles mehr, als es nützt.« Woher kommt dieser weitverbreitete Irrglaube?

Zum einen sicherlich daher, dass es große Skandale in

Pharmaunternehmen gab (zum Beispiel die Fehlbildungen bei Neugeborenen durch Contergan in den 1950er und -60er Jahren) und auch noch gibt (zum Beispiel die krebserregenden Verunreinigungen des Blutdrucksenkers Valsartan 2018). So etwas untergräbt das Vertrauen von Patient:innen, zumal sich Pharmakonzerne grundsätzlich auch nicht gerade durch Transparenz und Auskunftsfreudigkeit auszeichnen. Die tagtägliche massenhafte Produktion sicherer Medikamente macht im Gegensatz zu den Skandalen keine Schlagzeilen, dennoch sind solche Zwischenfälle ernst, und die Konzerne haben die volle Verantwortung zu übernehmen.

Dass sollte aber nicht zu der Vorstellung führen, dass Chemie Gift ist. Denn unser Körper, die Natur, das Leben, die ganze Welt – alles ist Chemie. Selbst unsere Gedanken und Gefühle sind chemische Prozesse, ausgelöst durch eine Mixtur chemischer Botenstoffe in unserem Gehirn. Kuchenbacken, Grillen, Kaffeerösten – auch das sind chemische Prozesse. Verunreinigte Medikamente und unerwünschte Nebenwirkungen schaden dem Ruf des chemisch Hergestellten, aber deshalb gleich alle künstlich hergestellten Medikamente zu verteufeln, ist genauso übertrieben wie die Annahme, dass alles Natürliche per se gut für uns Menschen wäre. Auch naturheilkundliche Medikamente wirken zudem chemisch, sie nutzen exakt dieselben Mechanismen unseres Körpers wie Pharmazeutika, weil der nicht zwischen natürlich und synthetisch unterscheidet, sondern zwischen wirksam und unwirksam. Bei synthetisch hergestellten Medikamenten wird lediglich versucht herauszufinden, welche Inhaltstoffe tatsächlich für die gewünschte Wirkung verantwortlich sind und welche Inhaltstoffe möglicherweise in die falsche Richtung wirken, um das Medikament wirksamer, sicherer und verträglicher zu machen als den Naturstoff.

7. »Es gibt mehr zwischen Himmel und Erde …«

Die Grenzen der Medizin und wie wir sie nicht überwinden

Der häufig gesagte Satz ist angelehnt an ein berühmtes Zitat aus Shakespeares »Hamlet«: »Es gibt mehr Ding' im Himmel und auf Erden, als Eure Schulweisheit sich träumt, Horatio.« Wer wollte da Einspruch erheben? Anders, als wir im ersten Moment meinen könnten, führt dieser Ausspruch jedoch gar nicht weg von der Wissenschaft. Und erst recht nicht sollte er herangezogen werden, um Alternativmedizin zu rechtfertigen.

Es ist nämlich ein großer Unterschied, ob man nur vage darauf hindeutet, dass es etwas geben könnte, das sich dem wissenschaftlichen Blick entzieht – oder ob man an Magie glaubt.

»Es gibt doch sicher Dinge, die die heutige Wissenschaft noch gar nicht verstehen kann.« Das ist unbestritten richtig und der Ansporn der Wissenschaft: Wissen zu schaffen, wo noch Unwissenheit herrscht. Der viel zitierte Satz ist also kein Argument gegen, sondern *für* die Wissenschaft, die mit ihrem kritischen Hinterfragen und dem Einfordern von Belegen und Wirksamkeitsnachweisen die bestehenden Grenzen *erneuert* und verschiebt. Wissenschaft findet immer an der Schwelle zum Unerklärlichen, zum Rätselhaften statt. Mal verharrt sie dort, mal gelingt ihr ein kleiner Schritt darüber hinaus, immer wieder auch mal ein größerer. Dass es aber hinter der aktuellen Schwelle – zwischen Himmel und Erde, wenn man so möchte – noch unglaublich viel zu entdecken gibt, das würde niemand weniger bezweifeln als die Forscherinnen und Wissenschaftler selbst.

Doch damit nicht genug. Hinter dem Hinweis darauf, dass die Wissenschaft Grenzen hat, verbirgt sich meist die Auffassung, dass Wissenschaft prinzipiell nicht in der Lage sei, die »ganze« Wirklichkeit zu erkennen. Auch mit diesem Vorwurf lässt sich umgehen. Nicht zulässig ist es allerdings, wenn gleichzeitig suggeriert wird, selbst die ganze Wahrheit gepachtet zu haben, und Patient:innen in dem Glauben gelassen werden, dass man etwas erkannt hat, was die Wissenschaft seit Jahrhunderten mit nachvollziehbaren Mitteln nicht erkennen konnte. Es wird dann an »altem Wissen« festgehalten. Letztlich drückt sich in der eingangs zitierten Wissenschaftsskepsis eine sehr konservative Haltung aus – man will an lieb gewonnenen Vorstellungen festhalten und kritische Nachfragen im Vorhinein unterbinden. Offenheit für Überraschendes, Neues, Unerwartetes ist gerade bei diesen Zweifler:innen an der wissenschaftlichen Methode nicht verbreitet. Man sträubt sich vielmehr gegen neue Belege, gegen die Studienlage, gegen die Forderung nach plausiblen Wirknachweisen. Kann es wirklich im Sinne der Patient:innen sein, unliebsame Fakten beiseitezuschieben und Hoffnungen zu wecken, die nicht einlösbar sind? Zugegeben, eine rhetorische Frage. Dennoch ist sie wichtig für Menschen, die kurz davorstehen, sich ganz von der Medizin abzuwenden, sogar potenziell überlebenswichtig.

Es ist gut möglich, dass die Wissenschaft so manche Tatsache nie vollständig wird erklären können, ja, dass es Dinge gibt, von deren Existenz wir nicht einmal erfahren werden. Ein Grund für Bescheidenheit, nicht für Überheblichkeit. Für alternativmedizinische Lehren gilt solche Bescheidenheit offensichtlich nicht, denn sie basieren auf selbst aufgestellten Prinzipien, bei denen wissenschaftliche Erkenntnisse keine Rolle zu spielen scheinen – oder ihnen gar komplett widersprechen. Wenn man die Hypothesen, die aus ihren Prinzipien abgeleitet werden, überprüft, haben sie meist nicht mehr zu bieten als Placeboeffekte und Suggestionen. Die Widersprüche vieler »alternativer« Methoden und Denkansätze gegenüber wirklich gesichertem und bewährtem Wissen sind einfach zu groß. Und weil wir dies heute schon sicher wissen, müssen wir auch nicht auf zukünftige Beweise warten und wenn sie noch so sehr herbeigewünscht werden. Zwischen Himmel und Erde leben wir in der Realität und nicht in Phantasien.

»Wenn die Wissenschaft immer wieder etwas anderes sagt, wie soll ich ihr dann vertrauen?«

Ein Einwand, den zu hinterfragen sich lohnt – der allerdings oft von einer überzogenen Grundannahme ausgeht. Richtig ist, wie wir gesehen haben, dass Wissenschaft zwar nach festen Regeln abläuft, aber alles andere als statisch ist. Fortschritt heißt Veränderung, keine Frage. In der Corona-Krise und während der Entwicklung der COVID-19-Impfstoffe konnten wir diesen Prozess quasi live mitverfolgen. Auch die Impfempfehlung wurde mehrfach angepasst – weil es neue Daten zu Sicherheit und Wirksamkeit gab, nicht etwa wegen Wankelmut oder nach Gutdünken. Doch das bedeutet auch nicht, dass mit jeder neuen Erkenntnis alles vorherige Wissen komplett auf den Kopf gestellt wird. Echte 180-Grad-Wenden wie bei Kopernikus oder Galilei sind die großen historischen Ausnahmen. Viel üblicher sind Weiterentwicklungen von Detailfragen, das Erforschen zusätzlicher Einsatzgebiete bekannter Wirkstoffe, eine Verbesserung der Verträglichkeit und Ähnliches. Die große Stärke der wissenschaftlichen Methode besteht weniger in den revolutionären Entdeckungen als im Aufspüren und Erkennen von Fehlern des bestehenden Wissens. Dieses Falsifizieren, das Forschen durch das Aufspüren von Schwachstellen durch Widerlegungsversuche, kann man sich wie eine Annäherung an die Wahrheit per Ausschlussverfahren vorstellen: Alles, was sich als unwirksam und unplausibel erweist, wird aussortiert, und alles, was übrig bleibt, wird noch genauer unter die Lupe genommen, Schritt für Schritt. Dass es dabei zu Korrekturen kommt, ist ein Beweis für das Funktionieren der wissenschaftlichen Methode. Auch an den mRNA-Impfstoffen bzw. der Technologie wird schon seit gut zwanzig Jahren geforscht – jetzt hat man endlich einen Weg gefunden, sie stabil einzusetzen. Es sollte daher auch nicht unser Vertrauen in die Medizin erschüttern, wenn sich Wissen verändert – wir sollten uns vielmehr bewusst machen, dass wir nur so den bestmöglichen Wissensstand erreichen. Als Patient:innen haben wir ein Recht auf die aktuell bestmögliche Therapie und nicht auf das beste Verfahren irgendeines vergangenen Jahrhunderts. Dieses mag sich zwar an den Grenzen des damaligen Wissens bewegt haben, doch welche vernünftigen, nachvollziehbaren und überprüfbaren Gründe sollte es dafür heute noch geben?

Natürlich macht auch die moderne Medizin noch immer Fehler. Das wird sich wahrscheinlich nie gänzlich verhindern lassen, so bedauernswert es auch sein mag – weil Methoden nicht perfekt sind und wir Menschen erst recht nicht. Kopernikus und Galilei hatten aber nicht nur persönliche Anekdoten oder Gerüchte vom Hörensagen zu bieten, sondern gute Gründe und nachprüfbare Belege für ihre neuen Theorien, und selbst Shakespeares Hamlet verzichtet nicht auf klare Beweise, bevor er handelt – er fordert sie sogar ein. Davon handelt im Grunde der ganze Rest von Shakespeares Drama: vom »Gewissheit Schaffen«! Weil Hamlet nicht verbohrt auf einem Eindruck, der auch »Täuschung sein kann« beharrt, sondern offen und neugierig ist, um nicht zu sagen: wiss(enschafts)begierig.

»Ich habe gespürt, dass da etwas in mir wirkt«

Warum in aller Welt gelingt es Alternativmediziner:innen dann immer noch, Patient:innen für sich und ihre Methoden zu gewinnen? Ein Teil der ehrlichen Antworten, die ich Ihnen mitgeben möchte, ist sicher, dass wir auch heute noch eine große Zahl von Erkrankungen haben, bei denen wir nicht genau wissen, worin ihre Ursache liegt. Es bleibt trotz gewaltiger Fortschritte und steigender Lebenserwartung im konkreten Einzelfall weiterhin unglaublich schwierig, festzustellen, was *ganz genau* bei welcher Krankheit nun entscheidend gewirkt hat. Gesundheit ist komplex, vieles läuft parallel beziehungsweise Hand in Hand, Selbstheilungsmechanismen, Immunsystem, Placeboeffekte, medizinische Behandlungen, Medikamente, Ernährung, Zuwendung, Bewegung, Entspannungsübungen, die vergehende Zeit und so weiter. Das macht absolute Aussagen schwierig.

Die wissenschaftliche Medizin nähert sich der Wahrheit an, das heißt, sie arbeitet mit Wahrscheinlichkeiten, mit Belegen, nicht mit Beweisen. Was Alternativmediziner:innen und insbesondere die dubiosen Vertreter:innen ihrer Zunft uns anbieten, sind vermeintliche Gewissheiten, in aller Regel obendrein äußerst einfache, an denen es scheinbar nichts misszuverstehen gibt. So etwas nennt man Dogmen – und Wissenschaft ist per Definition undogmatisch. Unser Gehirn liebt, wie gesagt, solche einfachen Erklärungen, und so neigen wir selbst bei komplexen Themen zu monokausalen Antworten. Es wäre ja auch schön, wenn es so einfach wäre. Vor allem diejenigen Patient:innen, die schon einen längeren Leidensweg hinter sich oder eine schwerwiegende neue Diagnose zu verkraften haben, interessieren sich (ab einem bestimmten Zeitpunkt) nicht mehr für Wahrscheinlichkeiten, auch wenn die noch so ehrlich sind. Fakten und Wissenschaftlichkeit rücken in den Hintergrund und werden von akuten Beschwerden überlagert – und von unlauteren Heilsversprechen gekapert. Alternativmediziner:innen haben nicht die besseren Argumente, sie haben aber oft die »besseren« Geschichten: spektakuläre Spontanheilungen, die Rettung angeblich austherapierter Krebspatient:innen, Kinder mit »Impfschäden«, das volle Programm. Ausgerechnet den Labilsten und Gefährdetsten – denjenigen, die in ihrer Verzweiflung eigentlich die bestmögliche Hilfe am nötigsten hätten – können solche Wölfe im Schafspelz zum Verhängnis werden.

Bis hierher haben wir ja bereits einige Denkfehler und Missverständnisse entlarvt, und man könnte meinen, viel schlimmer kann es nicht mehr kommen, aber zur Wahrheit gehört eben auch: Esoterik, Scharlatanerie und Humbug boomen. Es gibt Messen und Kongresse mit den krudesten Angeboten, und vor allem das Internet ist voll von Anbieter:innen, die von vorgegaukelter Wissenschaftlichkeit über Quantenmedizin bis hin zu Engels- und Geistheilung alles auffahren, was man sich nur ausdenken kann, um auch noch den letzten Zipfel Hoffnung zu erwischen. Ich werde Ihnen jetzt einige der Extrembeispiele vorstellen, obwohl ich mich ernsthaft gefragt habe, ob ich das tun soll, weil sicher noch nicht jede/r von diesen Scharlatanmethoden gehört hat und das eigentlich auch gut so ist. Doch um zu verstehen, wie fließend die Übergänge sind und wo sie enden können, erscheint es mir unumgänglich, dass wir uns auch damit beschäftigen.

»Meinem Heiler vertraue ich blind«

Eine Krebsdiagnose ist ein Schock für alle Angehörigen, vor allem aber natürlich für die Betroffenen selbst. Es ist die am meisten gefürchtete Krankheit der Deutschen, und das ist nicht ganz unbegründet: Einerseits werden wir im Durchschnitt immer älter, andererseits können wir Krebs zwar immer besser behandeln, aber verhindern können wir seine vielen Erscheinungsformen nicht. Und weil heute zum Beispiel nur noch halb so viele Menschen an Herzinfarkten oder Schlaganfällen sterben wie noch vor zwanzig, dreißig Jahren, steigt schon rein rechnerisch die Wahrscheinlichkeit, dass es irgendwann auch uns oder ein Familienmitglied erwischen wird. Bereinigt um den Alterungsfaktor, sinkt die Krebsquote jedoch, bei einigen Krebsarten sogar deutlich. Aber in unserer Angst beschäftigen wir uns nur selten damit, wie Statistiken richtig zu lesen sind. Auch ich hatte Krebspatient:innen in meiner homöopathischen Praxis vor mir sitzen, für die allein schon die Diagnose wie ein Todesurteil wirkte. Für nüchterne Fakten, Therapiemöglichkeiten und Heilungswahrscheinlichkeiten war da vor lauter Angst kaum noch Platz. Dass Patient:innen Unterstützung in der Homöopathie suchten – begleitend, wohlgemerkt, nicht als Ersatz –, war für mich damals nichts, was ich auch nur im Ansatz infrage gestellt hätte. Heute sehe ich das nicht mehr so unkritisch, vor allem dann nicht, wenn Homöopath:innen nicht auch Ärzt:innen, sondern Heilpraktiker:innen sind, die womöglich evidenzbasierter Medizin grundsätzlich skeptisch gegenüberstehen. Und erst recht natürlich, wenn er oder sie Medizin von Grund auf ablehnt. Das ist für Patient:innen jedoch oft nicht so leicht eindeutig zu erkennen, schon gar nicht in Notsituationen.

Etliche Scharlatane erwecken den Anschein der Wissenschaftlichkeit, indem sie entsprechendes Vokabular bemühen oder auf angebliche Studien und Forschungsergebnisse verweisen, die kein Laie einschätzen kann, sofern sie überhaupt wirklich existieren und nicht erfunden oder gefälscht wurden. Andere halten sich mit solch lästigen Dingen erst gar nicht auf und antworten auf Nachfrage mit simplen Sätzen wie: »Der Erfolg gibt uns recht.« Falls Ihnen das bekannt vorkommt: Obacht. Leider haben in der Lebenssituation von Patient:innen mit der Diagnose Krebs oder anderen schweren Erkrankungen Theorie und Praxis oft einfach nichts mehr miteinander zu tun. Plausible Begründungen werden erschreckend schnell nicht mehr eingefordert. Auf einmal ist da nur noch dieses verlockende Versprechen, das ihnen beispielsweise die MMS-»Therapie« macht.

Das Kürzel MMS steht für *Miracle Mineral Supplement*; da es inzwischen recht negativ besetzt ist, wird es neuerdings öfter durch »CDL« ersetzt. Dahinter verbirgt sich Natriumchlorit, eine Chemikalie, die in Deutschland im Gegensatz zum ähnlich klingenden Natriumchlorid, dem gewöhnlichen und ungefährlichen Kochsalz, legal nur als Reinigungsmittel angeboten werden darf. Dennoch soll dieses Natriumchlorit, innerlich angewendet, zunächst mit Wasser und einer schwachen Säure »aktiviert« werden, wodurch Chlordioxid entsteht, eine giftige, ätzende Chlorbleiche mit zellzerstörender Wirkung. Viel weiter entfernt von einem sinnvollen Medikament kann man damit kaum sein, doch das hält zum Beispiel den selbst ernannten Heiler Jim Humble nicht davon ab, MMS als das Wundermittel schlechthin bei unterschiedlichsten Krebsarten anzupreisen – und viele preisen es im Internet mit ihm. Angeblich soll es auch noch gegen AIDS, Malaria, Tuberkulose, Hepatitis A, B und C, Autismus, Alzheimer und viele weitere schwere Erkrankungen wirken, ein wahres Allheilmittel also. Dass diese Lösung für alles noch ein absoluter Geheimtipp ist, liege daran, dass die Pharmaindustrie die Wunderwirkung von Chlordioxid böswillig verheimliche, was man auch daran erkennen könne, dass MMS in Deutschland als Arzneimittel verboten ist. Humble selbst ist natürlich kein Mediziner, sondern Ingenieur, er war 25 Jahre lang Mitglied bei Scientology, bevor er seine eigene Sekte gründete, die »Genesis II, Church of Health & Healing«. Seither bezeichnet er sich auch als »Erzbischof James Vern Humble«. In den USA wurden mehrere Personen verurteilt, die das MMS als »Wundermitttel gegen Corona« angepriesen haben sollen (übrigens unter Berufung auf Donald Trump). In Argentinien hat die Staatsanwaltschaft Ermittlungen gegen einen bekannten Proponenten von MMS aufgenommen, nachdem es zu einem Todesfall bei einem fünfjährigen Jungen gekommen war.

Das alles ist so absurd, dass man darüber lachen müsste, hätten Humble & Co. nicht tatsächlich Anhänger:innen, die sich auch in Deutschland für MMS einsetzen, Vorträge halten, an esoterischen Messen teilnehmen oder gleich selbst kommerzielle Kongresse veranstalten wie den »Spirit of Health« – und damit ihre Kundschaft über den Tisch ziehen. Letztlich schlucken diese die giftige Chlorbleiche freiwillig, weshalb eine juristische Verfolgung oft schwierig ist, selbst dann, wenn Eltern ihren Kindern MMS verabreichen. Im Sommer 2019 gab es aber doch auch hier ein Urteil: Drei Jahre und zwei Monate kam ein Geschäftsmann in Haft, der mit seinem Bruder über Jahre MMS verkauft hatte – und Erlöse von 350 000 Euro erzielte. Dass es dadurch niemals zu einer der versprochenen Heilungen, sondern nur zu Durchfall und Erbrechen, zu Nierenversagen und schweren Darmschädigungen kommen kann, wissen die Opfer nicht – oder wollen es nicht wissen. Egal, ob überzeugte Anhänger:innen von Verschwörungstheorien oder verzweifelte Patient:innen auf der Suche nach Hilfe, bewegen sie sich erst einmal in diesen Kreisen, wird es umso schwieriger, harmlosen Humbug von schädlicher Scharlatanerie zu unterscheiden.

Auch der Erfinder der »Germanischen Neuen Medizin«, Ryke Geerd Hamer, war ein Verschwörungstheoretiker, der behauptete, die wissenschaftliche Medizin würde die wahren Zusammenhänge von Krankheit, Genesung und Gesundheit falsch verstehen oder leugnen. Seiner Ansicht nach entstehen Krebs und auch alle anderen Erkrankungen durch ein Schockerlebnis, einen »biologischen Konflikt«, den es zu lösen gilt. Abgesehen davon, dass er seinen Patient:innen damit eine direkte Mitverantwortung aufbürdet – einmal mehr eine verlockend einfache Erklärung für alles, die keinerlei Evidenz vorweisen kann.

Zum einen können auch neuere, wissenschaftlich gute Studien bisher keinen eindeutigen Zusammenhang zwischen psychologischen Faktoren (bestimmten Persönlichkeitsmerkmalen, Stress, Depressionen, Traumata etc.) und der Krebsentstehung nachweisen, zum anderen wissen wir, dass bei Krebs immer viele Faktoren zusammenspielen, zum Beispiel Rauchen, Alkohol, Übergewicht, schlechte Ernährung, Bewegungsmangel, Umweltgifte oder die genetische Veranlagung. So einfach und einleuchtend Hamers Grundannahme auch scheinen mag, sie entbehrt jeder Grundlage. Doch das störte diesen selbst dann nicht, als ihm 1986 die Approbation als Arzt entzogen wurde. Er machte als selbst ernannter Krebsheiler weiter und hinterließ mit seiner vollkommen unwirksamen Methode eine Spur des Schreckens: zahlreiche Todesfälle in seinen »Kliniken«, abgesessene Haftstrafen in Deutschland und Frankreich, weitere vorliegende Haftbefehle in Deutschland und Österreich, denen er sich durch Flucht nach Norwegen entzog. Bis zu seinem Tod 2017 praktizierte er und hat bis heute seine Anhänger:innen, vor allem in rechten und rechtsextremen Kreisen wie der Reichsbürgerbewegung, die sich von Hamers teils offen rassistischen und antisemitischen Thesen eher angezogen als abgeschreckt fühlen. Hamer schrieb beispielsweise 2003: »Die jüdische Religion teilt bekanntlich alles ein in gutartig u. bösartig, so auch in der jüdischen sog. Schulmedizin. Wir Nichtjuden werden gezwungen, weiterhin die jüdische Schulmedizin zu praktizieren. [...] 15 Millionen Eurer Mitbürger aus Eurem Volke sind in den letzten 20 Jahren (durch diese) umgebracht worden.« Klar antisemitisch, und dennoch hat auch hier die Corona-Krise für neuen Zulauf gesorgt.

Leider sind MMS und »Germanische Neue Medizin« längst nicht alles, was sich an hanebüchenen und zum Teil gefährlichen Angeboten zur angeblichen Krebsbehandlung und -heilung finden lässt. Der Markt ist für Laien kaum noch zu überschauen und reicht von Heilmusik (übrigens eine der Hamerschen »Methoden«) und Galvanotherapien (Gleichstromtherapien aus dem 19. Jahrhundert mit den unterschiedlichsten neuen Modenamen) über Kaffeeeinläufe und Krebsdiäten (zum Beispiel mit Aprikosenkernen oder »Vitamin B17«-Therapien mit einem ebenfalls verheimlichten angeblichen Wunderheilmittel, dem Bittermandelstoff Amygdalin) bis hin zu Dunkelfeldmikroskopie des Blutes nach Enderlein oder »schwarzer Salbe«, mit der sich Krebstumoren durch die Haut aus dem Körper herausziehen lassen sollen. Auf Messen und

Kongressen wie dem Patienten-Arzt-Kongress der Gesellschaft für Biologische Krebsabwehr e. V. werden auch »Chakren-Harmonisierungen«, »Avatar-Übungen« oder »Biografisches Heilen mit Mistel-Blütenessenzen« angeboten. Und und und.

Das mag von außen betrachtet niemandem wehtun, für Kranke kann es trotzdem schon dann lebensgefährlich werden, wenn eine eigentlich sinnvolle Therapie unterbleibt. Dafür braucht es keinen offensichtlichen Schaden wie im Fall von MMS. Doch die Grenzen sind nicht immer so eindeutig, und man darf nicht vergessen: Die Deutschen geben mehrere Milliarden Euro im Jahr für Alternativmedizin aus, einen großen Teil davon für besagte »Antikrebsmittel«. Das kann so tragisch enden wie bei dem eingangs erwähnten Heilpraktiker in Brüggen-Bracht, nach dessen Behandlung mit einem nicht zugelassenen Mittel drei Krebspatient:innen starben.

Sind dies wirklich nur »Einzelfälle«, wie es reflexhaft aus der Heilpraktiker:innenszene heißt? Wo beginnt der Einstieg in Schlimmeres? Das ist heute, wo das Internet voll ist mit Fake-Informationen, schwieriger denn je zu beurteilen, nicht nur für Laien. Dennoch gibt es einige eindeutige Anzeichen, bei denen Ihr Alarm sofort anspringen sollte. Zum Beispiel wenn jemand ganz einfache Antworten auch für schwere Erkrankungen anbietet. Wenn er sich sogar zu Allheilversprechen hinreißen lässt, ist er sogar ziemlich sicher ein Scharlatan. Wenn Exklusivität versprochen wird oder irgendeine Form von »Geheimwissen«. Wenn ausschließlich emotionale Aspekte betont werden und nachweisbare Fakten fehlen. Wenn eine Therapie sehr teuer ist und womöglich nur Bargeld akzeptiert wird. Im Kapitel »Was wirklich wirkt« finden Sie eine Checkliste, anhand der Sie gefährliche Anzeichen erkennen können. Übersehen wir nur eines dieser Anzeichen, kann uns das teuer zu stehen kommen: Für zufällige Erfolge übernehmen die selbst ernannten Heiler:innen natürlich gerne die Verantwortung, für ausbleibende Erfolge, Schäden oder gar Todesfolgen übernehmen sie sie nicht. Wenn Patient:innen erst einmal eingewilligt haben, haften sie allein.

Weil selbst eindeutige Alarmsignale manchmal nicht wahrgenommen werden, wie die Fälle von Humble, Hamer & Co. zeigen, ist hier zweifellos der Gesetzgeber gefragt, das Problem zumindest einzudämmen. Denn auch zwischen Heilpraktiker:innen und ihren Patient:innen herrscht nach aktueller Gesetzeslage letztlich eine rein private Rechtsbeziehung, die per Unterschrift eine Haftung der Heilpraktiker:innen für Behandlungsschäden ausschließt. Zudem hält der Gesetzgeber eine regelmäßige Kontrolle und Überwachung der praktizierten Methoden von Heilpraktiker:innen nicht für notwendig, es wird nicht einmal überprüft, was genau Heilpraktiker:innen anbieten.

Leider hat es das Bundesministerium für Gesundheit bislang versäumt, wirklich zu prüfen, ob der Heilpraktiker:innen-Beruf in seiner jetzigen Form überhaupt noch tragbar ist. Zumindest mit einer Verpflichtung zu geregelter Ausbildung wäre immerhin ein wichtiger Schritt in Richtung Patient:innenschutz getan. Ein neues Rechtsgutachten zum deutschen Heilpraktikerwesen aus dem Frühjahr 2021 hat hier nach meiner Einschätzung keine Perspektive für eine Besserung der Situation eröffnet – und ist im Wahlkampfgetümmel komplett untergegangen. Zuständige Gesundheitsämter werden (wenn überhaupt) erst tätig, wenn sich Patient:innen aus konkretem Anlass beschweren. Wenn es also schon zu spät ist.

Auf diese Gesetzeslücke kommen wir später noch einmal zurück, wenn wir den aktuellen Medizinbetrieb unter die Lupe nehmen. Dabei kommen die Mängel der wissenschaftlichen Medizin genauso zur Sprache. Vorher machen wir jedoch erst noch einen größeren Exkurs zu einem immer wieder und auch aktuell heiß diskutierten Gesundheitsthema, bei dem es ebenfalls nicht an Mythen, Verschwörungstheorien und regelrechter Desinformation mangelt. Auch im nächsten Kapitel wird hoffentlich deutlich, wie wichtig es ist, dass wir niemals aufhören, zu hinterfragen, nachzuhaken und nachvollziehbare Belege einzufordern. Nur so lassen sich die Grenzen der Medizin auch weiterhin von himmlischen Sphären Stück für Stück in Richtung Erde verschieben – und wir selbst laufen weniger Gefahr, unsere Gesundheit am Ende einem Quacksalber anzuvertrauen.

8. »Ungeimpfte Kinder sind gesünder als geimpfte«

Was Impfungen wirklich machen und wo dabei Gefahren für uns und unsere Kinder lauern

Es gibt wohl kaum ein Gesundheitsthema, bei dem die Diskussionen annähernd so emotional geführt werden, obwohl die Fakten eine eindeutige Sprache sprechen, als das Impfen. Das haben wir alle in den letzten Monaten so deutlich wie nie erleben müssen. Das Thema erhitzt nicht nur die Gemüter der Impfgegner:innen, die hochkochenden Emotionen verunsichern auch die ratsuchende restliche Bevölkerung, gerade auch junge Eltern. Das daraus resultierende Impfzögern, also das Aufschieben der eigenen Impfentscheidung, ist ein großes Problem, wie wir noch sehen werden. Denn die Zahl der überzeugten Impfgegner:innen ist sehr viel geringer, als es in der öffentlichen Diskussion den Anschein erweckt. Ihr Anteil an der Gesamtbevölkerung wird in Deutschland gerade einmal mit 2 bis 4 Prozent veranschlagt. Auch in der Corona-Krise waren Impfgegner:innen lauter, als sie zahlreich waren, wobei es sicherlich einen größeren Anteil an Verunsicherten gab als sonst.

Es hat mehrere Gründe, weshalb es den knallharten Impfgegner:innen trotz ihrer geringen Zahl gelingt, die Debatte immer wieder aufs Neue zu entfachen. Sie sind zum einen sehr gut vernetzt und organisiert, was sie insbesondere in den Sozialen Medien größer erscheinen lässt, als sie tatsächlich sind. Zum anderen verstehen sie es, viele der psychologischen Effekte, die wir bereits bei den alternativmedizinischen Angeboten kennengelernt haben, geschickt für ihre Argumentation zu nutzen. Darüber hinaus profitieren sie in der öffentlichen Wahrnehmung davon, dass Pro und Contra in den Medien gleichwertiger präsentiert werden, als es das argumentative Gewichtsverhältnis hergibt. Hinzu kommen impfkritische Bestseller auf dem Buchmarkt (»Impfen Pro und Contra«) oder auch der harmlos daherkommende Film »Eingeimpft« (2018) des erfolgreichen Dokumentarfilmers David Sieveking. Ihm gelang es – geradezu im Sinne eines Paradebeispiels – nicht, sich in der Welt der Impfmythen zurechtzufinden, und er verhob sich an der Komplexität des Themas, was er auf doppelt fatale und vor allem auf emotionale Weise jedoch filmisch ansprechend umsetzte. Und die Entwicklung ging weiter: In der Corona-Krise wurden YouTube-Videos zu einem der wichtigsten Medien für die beständige Präsenz und Propaganda von Impfskepsis und Impfgegnerschaft.

Versuchen wir einmal, die Emotionen außen vor zu lassen – so schwierig das ist –, und konzentrieren uns auf die Fakten rund ums Impfen. Wie funktionieren Impfungen? Wie steht es um die Verträglichkeit, vor allem bei kleinen Kindern? Wie sicher sind sie, und welche Interessen stehen dahinter? In den Zeiten von Corona bekommen all diese Fragen eine noch viel größere Bedeutung.

Ich habe die sinnfreie Bewahrung alten Wissens weiter vorn im Buch kritisiert. Wenn man so möchte, sind Impfungen eines der wenigen Beispiele für altes Wissen, das auch heute noch etwas taugt. Das gilt natürlich für das Prinzip des Impfens, nicht jedoch für die ursprünglich verwendeten Impfstoffe und das Procedere; da gab es zum Glück gewaltige Fortschritte, den letzten erleben wir gerade mit der Verwendung der mRNA-Impfstoffe gegen COVID-19. Als Edward Jenner, der als der Urvater der Pockenschutzimpfung gilt, seine bahnbrechenden Entdeckungen machte, herrschten auf dem Feld der Variolation oder Inokulation, wie die frühen Versuche genannt wurden, noch ziemlich raue Sitten. Man entnahm Pockenerkrankten, die die Pocken (»Variola«, daher der Begriff) überstanden hatten, aus ihren Pusteln Viren und brachte sie bei Gesunden ein, die dann Immunität entwickeln konnten (»Beimpfung« oder »Inokulation«). Doch die Sterblichkeit war dabei hoch, andere Krankheitserreger konnten mitübertragen werden oder ganze Epidemien daraus entstehen. Sehr riskant, heute in dieser Form unvorstellbar, aber immerhin führten diese ersten Versuche nach ihrer Weiterentwicklung zur Ausrottung der Pocken und zu einer neuen Ära der Krankheitsprophylaxe.

Doch von vorn: Jenner war Jahrgang 1749 und damit nur sechs Jahre älter als Samuel Hahnemann. Er war nicht der Erste, der das Impfprinzip entdeckte – vermutlich wurden Variolationen zuerst in China oder Indien praktiziert, womöglich schon im 10. Jahrhundert –, aber Jenner entwickelte die Variolation entscheidend weiter. Die ist nämlich noch kein gutes Beispiel für eine Impfung, wie wir sie heute kennen, die durch eine Verabreichung von *abgeschwächten oder abgetöteten* Erregern definiert ist – mRNA-Impfstoffe begnügen sich gar mit einem einzelnen RNA-Abschnitt des Erregervirus als Information für das Immunsystem (sie werden als Totimpfstoffe entsprechend kategorisiert). Die Variolation war die Gabe einer geringeren Dosis *echter* Viren, die meist zu einer milden Erkrankung und damit zur Immunität führte. Über die Erreger und ihre Eigenschaften konnte man nichts Genaueres wissen, weil die Existenz von Viren und Bakterien noch gar nicht bekannt war.

Jenner war nun aufgefallen, dass Menschen, die mit pockenkranken Kühen in Kontakt kamen (was damals keine Seltenheit war), infolge der für Menschen ungefährlichen

Kuhpockeninfektion auch vor den echten Pocken geschützt waren. Das englische Wort für Impfung (vaccination) weist seither auf diese Entdeckung zurück (lat. *vacca*, die Kuh). Genau genommen war das auch schon mehreren anderen Personen aufgefallen, Edward Jenner war nur der Erste, der diese Entdeckung so richtig akribisch dokumentierte, die richtigen Schlüsse daraus zog und sie publizierte – nachdem er einen ethisch heute nicht mehr zulässigen Versuch mit dem achtjährigen Sohn seines Gärtners, einem Jungen namens James Phipps, unternommen hatte, den er nach der Impfung mit Kuhpocken trotz ungewissen Ausgangs echten Pockenviren aussetzte. Heute würde man ihm dafür ein lebenslanges Berufsverbot erteilen. Zum Glück war das Ergebnis in der Tat sensationell – und so verdankt sich eine der bedeutendsten Innovationen der Medizingeschichte der Leidensgeschichte eines Gärtnersjungen, der immerhin das damals überdurchschnittliche Alter von 65 Jahren erreichte.

Wir erinnern uns kurz an die Funktionsweise unseres Immunsystems: Gelingt es unserer zellulären Abwehr, die Produktion von passenden Antikörpern in Gang zu setzen und auf Touren zu bringen, dann bleiben nach dem erfolgreichen Bekämpfen der unerwünschten Eindringlinge einige der ursprünglichen B- und T-Lymphozyten als Gedächtniszellen im Körper erhalten. Nun gibt es leider auch Infektionen, bei denen die Antikörperproduktion zu lange dauern würde, um Schäden durch die sich vermehrenden Krankheitserreger zu vermeiden. Die Pocken waren nur eine von vielen Krankheiten, für die es keine effektiven Therapiemöglichkeiten gab. Dank der Kuhpocken als Trainingspartner konnte sich das Immunsystem für den Fall einer echten Pockeninfektion wappnen. Anstatt nur unzureichend zu therapieren, konnte man vorbeugen – es gelang also erstmals, unserem Immunsystem auf eine unschädliche Weise einen Zeitvorteil zu verschaffen, der zahllose Leben retten und unvorstellbares Leid verhindern konnte. Es dauerte dann noch bis 1980, bis die Pocken durch die Weltgesundheitsorganisation (WHO) für ausgestorben erklärt wurden.

Ohne Zweifel zählt der weltweite Sieg über die Pocken zu den größten Erfolgen der Medizin. Und mit der vorbeugenden Methode des Impfens wäre es möglich, etliche andere hochansteckende und potenziell tödliche Infektionskrankheiten, wie beispielsweise die Masern, endgültig zu besiegen. Doch das ist der Menschheit bisher leider noch kein zweites Mal gelungen.

»Die Masern hatte ich früher auch mal, was soll daran so schlimm sein?«

Bis in die siebziger Jahre war es tatsächlich nichts Ungewöhnliches, dass einen die Masern erwischten, insofern ist es nicht verwunderlich, wenn viele Erwachsene die Frage nach der Ernsthaftigkeit der Erkrankung stellen. Die Masern sind jedoch keine harmlose Kinderkrankheit mit kleinen roten Flecken und ein bisschen Fieber, selbst wenn einige sich so erinnern. Es handelt sich um eine Infektionskrankheit, ausgelöst durch das hochansteckende Masernvirus, das via Tröpfcheninfektion ausschließlich von Mensch zu Mensch übertragen werden kann und unserem Immunsystem schwer zu schaffen macht. So schwer, dass die Masern eine potenziell tödliche Krankheit sind. Dass sich viele Menschen fast schon mit einem Lächeln an die eigene Masernerkrankung erinnern, liegt zum einen daran, dass sie nicht zwangsläufig tödlich verlaufen muss, was aber bei einem von tausend Masernkranken der Fall sein kann, also bei 0,1 Prozent. Immerhin bei 20 bis 30 Prozent aller Masernerkrankungen treten jedoch Komplikationen auf, die neben den typischen roten Flecken und dem ebenfalls typischen Fieber von Durchfall, schmerzhaften Mittelohr- und Kehlkopfentzündungen bis hin zu schweren Lungen- und Gehirnentzündungen reichen. Und diese können nicht nur akut einen lebensbedrohlichen Verlauf nehmen, sondern auch zu Schäden führen, die einen ein Leben lang begleiten. Wir wissen heute auch, dass gerade die Masern (nicht jedoch die Impfung dagegen) das Immungedächtnis »löschen« und eine Art Amnesie gegenüber Krankheitserregern verursachen können, gegen die wir eigentlich schon immun waren.

Und es kommt eine weitere Gefahr hinzu, die vielen nicht bewusst ist. Auch nach einer erfolgreich überstandenen Masernerkrankung kann es, durchschnittlich 6–8 Jahre nach der Infektion, zu einer subakuten sklerosierenden Panenzephalitis (SSPE) kommen. Die genauen Ursachen dafür sind noch nicht bekannt, man nimmt jedoch an, dass leicht veränderte Masernviren in Zellen des Gehirns mehrere Jahre »schlafend« überleben und dann erneut das zentrale Nervensystem attackieren. SSPE führt über eine unaufhaltsame Entzündung des Gehirns zu einer fortschreitenden Behinderung (beginnend mit psychischen Störungen und Demenz über Muskelkrämpfe und epileptische Anfälle bis hin zu starken Schädigungen der Gehirnfunktion) und endet in der Regel nach ein bis drei Jahren mit dem Tod. Im Frühjahr 2019 lernte ich in einer TV-Sendung eine verzweifelte Mutter kennen, die ihren Sohn an eine SSPE verloren hatte. Er hatte sich als Säugling bei einem älteren ungeimpften und an Masern erkrankten Kind angesteckt. Mit fünf Jahren begannen die Symptome: Er wurde ungeschickt, gereizt, stolperte viel und hörte mitten im Satz auf zu sprechen. »Innerhalb von zwei Monaten verlernte Micha alles: sprechen, laufen, schlucken«, erzählte die Mutter unter Tränen. Mit nur 14 Jahren – und nach langer Pflegezeit – starb Micha an der Krankheit.

Die Häufigkeit der SSPE wird laut Robert Koch-Institut (RKI) mit »durchschnittlich 4–11 Fällen pro 100 000 Masernerkrankungen angegeben. Kinder haben ein deutlich höheres Risiko. So wurde das Risiko, eine SSPE zu entwickeln, für Kinder, die im Alter von <5 Jahren an Masern erkranken, auf 30–60 von 100 000 Masernfällen, für Kinder, die im ersten Lebensjahr erkranken, sogar auf rund 170 von 100 000 Masernfällen geschätzt. – Hoch ist das Risiko also vor allem in dem Zeitraum, in dem noch nicht geimpft werden kann. Abgesehen von den ersten zwölf Monaten, in denen der einzige Schutz darin besteht, den Kontakt mit Maserninfizierten zu meiden, kann man sich aber auf einen größtmöglichen Schutz verlassen, der überhaupt nur denkbar ist: Impfen.

Dass vor der Corona-Krise immer wieder Masernherde auftauchten, hat auch damit zu tun, dass die Masern über Jahrzehnte hinweg im Alltag kaum noch sichtbar waren. Über die Erinnerung hinaus, dass die eigenen Masern doch harmlos verliefen, hat sich der Eindruck eingeschlichen, dass die schweren Infektionskrankheiten, die noch eine Generation früher Angst und Schrecken verbreiteten, heute kein ernsthaftes Problem mehr darstellen. Man nennt dieses nicht nur auf die Masern beschränkte Phänomen den *Survivorship bias*, die verzerrte Wahrnehmung der heute scheinbar nicht mehr Betroffenen. Doch wie oben schon gesagt, sterben auch ohne SSPE kleine Kinder an Masern und ihren Komplikationen. Deshalb ist jedes Kind, das nicht durch eine Impfung geschützt wurde – vor dem Tod, einer Behinderung oder einer über Monate geschwächten Immunabwehr und dem damit verbundenen Leid –, eines zu viel. Ich spreche deshalb gerne von »Schutzimpfungen«, um klarzumachen, worum es beim Impfgedanken geht. Ich hatte auch immer gehofft, dass dieser Schutzgedanke durch die doch erlösende Verfügbarkeit der COVID-Impfstoffe noch verständlicher wird – doch leider ist das noch längst nicht bei allen der Fall.

Schon vor Jahren hätten die Masern in Europa eigentlich ausgerottet sein sollen, so lautete zumindest das gesundheitspolitische Ziel der WHO. Dass es sie immer noch gibt und sich im ersten Halbjahr 2019 weltweit so viele Menschen mit Masern infizierten wie seit mehr als zehn Jahren nicht, liegt auch am Misstrauen gegenüber Impfungen ganz allgemein. Unter Corona sind auch die Masernfälle zurückgegangen, aber selbst so betrachtet, verraten sie recht viel über uns alle. Man könnte sagen, sie sind – wie der Umgang mit COVID-19 – ein Symptom für das Dilemma der heutigen Medizin: für die Verunsicherung einzelner Patient:innen und Eltern durch die kursierenden Fehlinformationen und Mythen, die das Vertrauen in die tatsächlich vorhandenen Möglichkeiten der Medizin untergraben, zum Teil aber auch ein Symptom für die berechtigten Zweifel an unserem Gesundheitssystem und die Konsequenzen für unsere Gesellschaft als Ganzes.

»Kinder werden viel zu früh mit viel zu vielen Impfstoffen konfrontiert«

Wenn man ein Neugeborenes sieht – besonders natürlich das eigene –, ist es mehr als verständlich, dass man sich große Sorgen um dieses kleine, empfindliche und völlig wehrlose Menschlein macht. Das ist von der Natur auch so gewollt, sprich, hat sich evolutionär als sinnvoll erwiesen: wir kümmern uns besser, wenn wir *attached* sind. Die Vorstellung jedoch, beim Impfen würde »mit Kanonen auf Spatzen« geschossen, entbehrt jeder Grundlage. Unser Immunsystem kommt mit der Menge an Impf-Antigenen schon früh sehr gut zurecht, das ist millionenfach belegt. Auf einem Impfsymposium, das ich im Sommer 2019 besuchte, beantwortete der Kinderarzt Prof. Fred Zepp die besorgte Frage aus dem Publikum, ob frühes Impfen kleinen Babys nicht doch schade, sehr klar: »Im ersten Schluck Muttermilch sind mehr Antigene als in allen Mehrfachimpfungen zusammen.« Insofern: Entwarnung.

Zur Erinnerung: Wenn wir auf die Welt kommen, sind wir zum einen mit dem angeborenen Immunsystem ausgestattet, zum anderen hat uns unsere Mutter den sogenannten Nestschutz mitgegeben, der in gewissem Maße eine Überbrückungsfunktion hat, bis der erworbene, lernfähige Teil des Immunsystems mehr und mehr dazugelernt hat und übernehmen kann. Doch dieser Nestschutz hält im besten Fall nur einige Monate. (Übrigens: Nur geimpfte Mütter geben ihren Kindern gegen Tetanus einen Nestschutz mit, nicht aber erkrankte. Nur das Impfen beugt Neugeborenentetanus, neonatalem Tetanus, vor. Im Jahr 2015 starben laut WHO daran rund 34 000 Neugeborene weltweit, und er ist vor allem in Entwicklungsländern bei schlechten Geburtsbedingungen und fehlenden Impfprogrammen eine der Hauptursachen für die noch immer zu hohe Säuglingssterblichkeit.) Besonders Frühgeborene sind in ihren ersten Lebensmonaten auch deshalb verletzlich, weil Antikörper erst in den letzten sechs Wochen der Schwangerschaft übertragen werden. Je früher Babys geboren werden, umso mehr bedürfen sie deshalb des Schutzes »von außen«.

Sowohl der Nestschutz als auch das erworbene Immunsystem mit seinen selbst herausgebildeten Immunzellen und Antikörpern bieten einen guten, allerdings eben keinen vollständigen Schutz vor Infektionen. Mit einem zeitlich gut abgestimmten Trainingsprogramm, wie es die offiziellen Impfpläne vorschlagen, können die Lücken im Schutz bestmöglich minimiert werden.

Bei einigen Krankheiten, wie zum Beispiel Masern, Mumps oder Röteln, ist eine Schutzimpfung in den ersten neun bis zwölf Monaten noch nicht empfohlen, gegen Rotaviren wiederum kann und sollte laut Ständiger Impfkommission (STIKO) bereits ab sechster Woche geimpft werden. Grundsätzlich gilt es, den frühestmöglichen Zeitpunkt wahrzunehmen, denn je eher das Immunsystem lernen kann, desto früher ist der Gesamtschutz verfügbar.

Der Schutz vor Infektionen durch Masern, Mumps, Röteln und Windpocken, die unter dem harmlos klingenden Label »Kinderkrankheiten« firmieren, wird heutzutage meist in einer Dreifachimpfung (MMR) oder Vierfachimpfung (MMRV) in einem vermittelt. Was in Wahrheit eine enorme Erleichterung darstellt – weil man weniger Termine wahrnehmen und auch weniger unangenehme Pikse erdulden muss –, wird von Impfgegner:innen als eine unzumutbare Überforderung dargestellt, gerade für Kleinkinder. Natürlich passiert mit jeder Impfung etwas in uns, unser Immunsystem reagiert auf die Eindringlinge (es unterscheidet ja nicht zwischen Trainingspartnern und echten Angreifern) und setzt sich zur Wehr. Das ist ja auch der Sinn der Übung. Es kann daher zu Schmerzen, Rötungen und Schwellung an der Einstichstelle sowie zu Fieber und einem leichten Krankheitsgefühl kommen; die »Impfreaktionen« sind Ihnen nach Corona ja sicher ein Begriff geworden. Das sind aber in aller Regel geringe und harmlose Reaktionen, die sich in einem überschaubaren Rahmen halten – vor allem im Vergleich zur echten Infektion.

Zum Schutz vor Polio (auch bekannt als Kinderlähmung), Tetanus (Wundstarrkrampf), Pertussis (Keuchhusten), Diphtherie, Haemophilus influenzae Typ b (Hib) und Hepatitis B wird heute in der Regel eine Sechsfachimpfung verwendet – und nicht einmal das ist ein Problem. Unser Immunsystem möchte lernen und zeigen, was es draufhat. Hepatitis B ist eine der weltweit vorkommenden Virusinfektionen, die eine Entzündung der Leber zur Folge haben. Bei immungesunden Erwachsenen kann sie in 5 bis 10 Prozent der Fälle in eine chronische Infektion übergehen, welche dann zum Untergang des gesunden Lebergewebes (Leberzirrhose) und Leberkrebs führen kann. Dank der Impfung – die somit auch einen Schutz vor Leberkrebs bietet – ist diese Erkrankung bei uns sehr viel seltener als in Asien und Afrika. Insbesondere bei kleinen Kindern sind chronische Verläufe häufiger, weshalb ein Test auf Hepatitis B auch zur regulären Schwangerschaftsvorsorge gehört. Hib ist ein bakterieller Krankheitserreger von teils sehr schweren Infektionen, der Mittelohr-, Nasennebenhöhlen- und Lungenentzündungen bis hin zu Kehldeckelentzündungen mit Erstickungsanfällen und Hirnhautentzündungen mit bleibenden Schäden oder Tod auslösen kann. Eine Krankheit wie Diphtherie, die die oberen Atemwege befällt und im Volksmund nicht umsonst auch »Würgeengel der Kinder« genannt wurde, würde sich ohne Impfungen wahrscheinlich rasch wieder ausbreiten, da sie weiterhin in vielen Ländern auf der Welt regelmäßig vorkommt. Auch Poliomyelitis gilt zwar in Europa als ausgestorben, weltweit aber noch nicht ganz und könnte ohne fortgeführten Impfschutz auch bei uns wieder zu Erkrankungen führen. Wichtig zu verstehen ist, dass Polio nur bei einer Person von 200 klinisch manifest wird (»ausbricht«). Sollte es also zu einer Wiedereinschleppung kommen und wir auf einmal fünf Fälle zu sehen bekommen, bedeutet dies, dass es mindestens 1000 Erkrankte gibt, die die Infektion in der Bevölkerung verbreiten können, falls die Impfquoten nicht entsprechend hoch sind. Eine Reaktion wäre dann also erst sehr spät möglich.

Krankheiten wie Diphtherie und Polio waren bei uns noch in den fünfziger Jahren weit verbreitet, praktisch jeder kannte ein Kind, dessen Motoneuronen zur Steuerung der Muskulatur von Polioviren attackiert und geschädigt worden waren. Die Folge waren Wachstumsstörungen und Lähmungen, die tödlich enden konnten, wenn sie die Atemmuskulatur betrafen. In einer Sechsfachimpfung von heute sind deutlich weniger Virusbestandteile vorhanden als früher in einer Einmaldosis. Die wissenschaftliche Medizin hat – quasi analog zu unserem Immunsystem – immer weiter dazugelernt und die Verträglichkeit der modernen Impfstoffe enorm verbessert.

Was dem vermeintlichen Argument der Überforderung des kindlichen Immunsystems durch Mehrfachimpfungen gänzlich den Wind aus den Segeln nimmt, ist die Tatsache, dass sich unser Immunsystem aufgrund der breit aufgestellten Immunzellen gegen viele Antigene zur Wehr setzen kann, auch gleichzeitig. Bereits in sehr kleinen Blutmengen sind unfassbar viele Immunzellen vorhanden. Zudem ist unser Körper konstant sehr großen Antigenmengen ausgesetzt, da wir über die Umwelt mit vielen Erregern in Kontakt kommen und auch viele Erreger auf und in uns tragen – im Darm befindet sich etwa die gleiche Anzahl Erreger, wie wir Zellen im Körper haben. Setzt man diese körpereigene Armada in Relation zu den Antigenen in einer heute üblichen Impfdosis, dann würde das Immunsystem wohl auch tausend Impfungen gleichzeitig verkraften. Mit einer Sechsfachimpfung bringt man es jedenfalls noch nicht einmal in die Nähe seiner Belastungsgrenze, spart sich aber so manchen Gang zum Arzt/zur Ärztin und behält obendrein leichter den Überblick über die Liste der Impfempfehlungen. Wenn man bedenkt, dass

Kinder gerade in der Winterzeit öfter auch mal krank sind, also nicht geimpft werden können, gelingt es mit weniger Impfterminen viel besser, den für das Kind bestmöglichen Schutz zu erlangen. Noch mal ganz kurz: Impfungen bringen uns und unseren Kindern Krankheiten (und ihre Überwindung) sozusagen sanft bei und schützen vor deren schlimmen Komplikationen.

Auf der Liste der schon erwähnten und uns durch Corona allen bekannt gewordenen STIKO, wie die Expert:innengruppe der Ständigen Impfkommission beim Robert Koch-Institut genannt wird, stehen neben den vier »Kinderkrankheiten« und den Krankheitserregern der Sechsfachimpfung noch fünf weitere Kandidaten: die früh impfbaren Rotaviren (sehr häufige Durchfallerreger, die vor allem Säuglinge befallen), dazu noch Pneumokokken, Meningokokken C, Humane Papillomviren (HPV) und Grippeviren. Auf die Impfungen gegen HPV und Grippe kommen wir im nächsten Kapitel noch ein bisschen ausführlicher zu sprechen. Was bei den »Kinderkrankheiten« und den Infektionen durch Hib oder Pneumokokken als schwerwiegende Komplikation gefürchtet wird, ist bei den Meningokokken C das Hauptprogramm: die Hirnhautentzündung (Meningitis). Ich verzichte an dieser Stelle bewusst auf detaillierte Beschreibungen einzelner Krankheitsverläufe, denn ich denke, es wird auch so klar, dass es sich bei jedem einzelnen Fall, der mit einer Impfung vermieden werden kann, um einen Gewinn handelt, nicht nur für die jeweilige Person, auch für die Gesellschaft. Das kann ich guten Gewissens so formulieren, auch wenn natürlich längst noch nicht jeder existierende Krankheitserreger komplett verstanden ist und für manche auch ein für alle (und nicht nur für Risikogruppen) sinnvoller Impfstoff fehlt, wie beispielsweise aktuell noch gegen Meningokokken. Auch die Impfforschung ist nie endgültig am Ziel – wir sind ja immer noch live dabei beim Kampf gegen Corona.

Aber eines steht längst fest, dass ungeimpfte Kinder nachweislich nicht gesünder sind als geimpfte, im Gegenteil: Hundertmillionenfach hat sich in der Praxis und in einwandfrei durchgeführten Studien gezeigt, dass geimpfte Kinder signifikant weniger die Krankheiten bekommen, gegen die sie geimpft sind. Umso erstaunlicher, dass sich selbst angesichts dieses beispiellosen medizinischen Triumphs auch hier wieder der naturalistische Fehlschluss meldet und behauptet, Masern, Mumps & Co. wären eine natürliche und damit gute Veranstaltung.

»Kinderkrankheiten sind ein natürlicher Reifeschub fürs Immunsystem«

Manche Impfgegner:innen (und Anthroposoph:innen) glauben sogar, es wäre gesundheitsförderlich für unsere Kinder, wenn sie Krankheiten durchlitten, an denen Kinder früherer Generationen gleich reihenweise gestorben sind.

Ich kann es nur noch einmal betonen: Die Krankheiten selbst sind natürlich, das Durchstehen-Müssen ist es nicht – sondern vielmehr zynisch, wenn einem doch eine so sichere, bewährte und effektive Vorbeugemaßnahme wie das Impfen zur Verfügung steht. Kinder, die unter Keuchhusten, Windpocken oder Diphtherie leiden, gehen teilweise durch die Hölle, und deshalb ist es mir unverständlich, wie man Infektionen durch potenziell tödliche Krankheitserreger befürwortet. Selbst wenn diese Krankheiten glimpflich verlaufen und keine Narben oder sonstige Schäden hinterlassen, kann das Immunsystem über Wochen und Monate, ja über mehrere Jahre angeschlagen bleiben. Während eine Impfung einen minimal notwendigen Reiz zum frühestmöglichen Zeitpunkt setzt, um unser Immunsystem zur Bildung von Gedächtniszellen zu veranlassen, laugt zum Beispiel das volle Krankheitsbild der Masern unser Immunsystem so aus, dass es jahrelang in seiner Funktion beeinträchtigt sein kann. Darüber darf man sich nicht hinwegtäuschen lassen, wenn das Kind rasch wieder einen quietschfidelen Eindruck macht und die Erleichterung verständlicherweise groß ist. Bis sich das Immunsystem vollständig regeneriert hat, bleiben Kinder auch für normalerweise harmlosere Erreger anfälliger – weshalb Impfverweigernde ihren Kindern gleich doppelt schaden. Dann verläuft nach den durchlittenen Masern womöglich die nächste (Keuch-)Husteninfektion noch heftiger als nötig, und die angebliche Natürlichkeit stellt sich als das genaue Gegenteil von Vernunft, Empathie und Kindesliebe heraus. Nicht umsonst riskieren Ärzt:innen, die Eltern zu sogenannten Masernpartys raten, auf denen Kinder sich »ganz natürlich« anstecken sollen, ihre Approbation. Und Eltern, die ihre Kinder daran teilnehmen lassen oder selbst einen solchen Infektionsevent veranstalten, machen sich nach deutschem Recht strafbar: wegen (versuchter) gefährlicher Körperverletzung und im Extremfall wegen fahrlässiger Tötung.

Natürlich geht es einem Kind nach einer schweren Krankheit wieder besser, es holt in seiner Entwicklung auf und ist wieder fröhlich, agil und wissbegierig. Das ist der ganz natürliche Verlauf des »Großwerdens« und mitnichten die Folge des Krankseins. Sie kennen den Danach-aber-nicht-deswegen-Fehlschluss ja nun schon zur Genüge.

Zur COVID-19-Impfung für Kinder äußere ich mich hier bewusst nicht, denn zu dem Zeitpunkt, da ich dieses Buch überarbeite, gibt es noch keine Impfempfehlung für

Kinder. Klar ist, auch Kinder können an COVID-19 erkranken, meist jedoch weitaus weniger schwer als Erwachsene. Das ist zwar auch natürlich, aber noch lange nicht gut, und ich bin froh, dass die Wissenschaft uns auch hier (bald) Antworten liefern wird.

9. »Impfungen wollen uns vergiften«

Wieso Verschwörungsideologien noch schwerer auszurotten sind als die Masern

Wir wissen so viel über Impfungen wie über kaum eine zweite medizinische Errungenschaft, und wir wissen nicht nur viel, die Fakten sprechen auch noch eine eindeutige Sprache: Impfen schützt. Dass sich dennoch eine nicht zu unterschätzende Impfskepsis, ja bisweilen eine regelrechte Impfpanik in Teilen der Bevölkerung hält, kann also kaum an einem Wissensdefizit liegen. Gerade in Zeiten von Corona nicht, da COVID-19 ja *das* Thema allerorten ist. Sind wir Menschen aber erst einmal verunsichert, kommt man mit Fakten und Informationen allzu oft nicht weiter. Dann übernehmen wieder einmal unsere Gefühle das Steuer, schließlich verspüren viele Impfzögernde vor allem eines: Angst vor Nebenwirkungen. Bei Impfungen ist die oft sogar noch diffuser, weil es sich, anders als bei einem Medikament oder einer Operation, um eine präventive Maßnahme an einem gesunden Menschen handelt: Die eigentliche Bedrohung ist – außerhalb einer Pandemie und selbst manchmal inmitten einer solchen – schlecht vorzustellen, weit weg und wenig greifbar. Wo sich derart unbestimmbare Ängste breitmachen, sind auch Verschwörungstheorien nicht weit.

Wenn das böse Märchen vom »natürlichen Reifeschub durch Kinderkrankheiten«, von dem wir im vorigen Kapitel gehört haben, nicht verfängt, dann ziehen die harten Impfgegner:innen die üblichen faktenfernen Register, um Angst vor Nebenwirkungen oder gar Impfschäden zu schü-

ren: schockierende Geschichten von schädlichen Zusatzstoffen, die uns erst richtig krank machen, Unfruchtbarkeit (sogar von »vererbter Unfruchtbarkeit« las ich, was
schwer vorstellbar ist, wenn man es durchdenkt), Genma-
nipulation, Kinderexperimente; wenn es sein muss, dann
werden auch längst widerlegte Lügen wieder und wieder
aufgewärmt. Hauptsache Verunsicherung. Denn solange
Menschen verunsichert sind und sich nicht entscheiden
wollen, warten sie – und das läuft für die Impfgegner:innen
auf dasselbe hinaus.

An dieser Stelle wird ein Aspekt besonders gut sichtbar,
den ich noch einmal betonen möchte, weil er für jeden einzelnen in diesem Buch aufgeführten Mythos gilt: Das Problem ist nicht, dass wir zu dumm wären, die Wahrheit zu
erkennen – mit Intelligenz hat das alles nur in den aller-
seltensten Fällen zu tun. Menschen mit einem höheren IQ
sind häufig sogar besonders gefährdet, etwa dem Bestätigungsfehler auf den Leim zu gehen, weil sie eher Gefahr
laufen, von ihrem eigenen Wissen stärker überzeugt zu
sein, als es angebracht wäre. Je fester die eigenen Überzeugungen, desto enger das Sichtfeld. Wirklich gravierende
Wissenslücken lassen sich dagegen meist leicht schließen.
Wir müssen weder hinsichtlich Homöopathie & Co. noch
des Impfens über absolutes Expert:innenwissen verfügen,
solange wir uns auf den neuesten Stand der evidenzbasierten Medizin verlassen können. Das befreit uns aber nicht
vom Mitdenken, sonst werden wir schnell Opfer gezielter
Desinformation oder tappen in eine der lauernden Denkfallen.

Wie bei alternativmedizinischen Angeboten sind auch
beim Thema Impfen die Übergänge vom Fünkchen Wahrheit zur gefährlichen Lüge fließend. Gerade wer sich als
mündige/r und informierte/r Patient/in wähnt und eigen-
ständig Rat bei Dr. Google sucht, wird schnell von einem

Sog gezielter Desinformation erfasst. Die Grenze zwischen Faktenwissen und halb garen Informationen aus einem aufklärerisch daherkommenden YouTube-Video, das sich vielleicht auch eines wissenschaftlichen Duktus bedient, ist schwer zu ziehen. Und schon befinden Sie sich in einem Bestätigungsfehler in Endlosschleife. Impfgegner:innen scheinen besonders prädestiniert dafür zu sein, persönlichen Anekdoten – um nicht zu sagen: Horrorstorys – einen hohen Vertrauensbonus zu schenken. Wenn die Horror-Absendenden dann auch noch einen Doktor- oder sogar Professorentitel zu bieten haben – wer wollte da zweifeln? (Was dann schon hinüberführt zum sogenannten Autoritätsargument, das mangelnde Belege durch bewusst präsentierte persönliche oder institutionelle Autorität ersetzen will, die natürlich gefälligst hinterfragt bleiben möge – was in der Wissenschaft ein Fall für die rote Karte wäre.)

Eine weltweite Studie hat übrigens ergeben, dass nicht etwa unintelligente Menschen, sondern Populist:innen und ihre Anhänger:innen mit einer deutlich größeren Wahrscheinlichkeit auf Verschwörungsideologien hereinfallen, ob nun zum Thema Klimawandel, zu 9/11 oder zum Impfen. Beim Impfen scheinen diese besonders schwer auszurotten zu sein.

»Impfstoffe stecken voller schädlicher Zusatzstoffe: Aluminium, Formaldehyd, Quecksilber sind pures Gift«

Das Fünkchen Wahrheit ist schnell geklärt: Es ist richtig, dass bei manchen Impfungen Zusatzstoffe verwendet werden, sogenannte Adjuvantien. Dass diese schädlich seien, ist aber schon keine zulässige Vereinfachung mehr und erst recht kein Argument, mit dem der wichtige Aspekt der

Impfsicherheit infrage gestellt werden könnte. Im Gegenteil: Die Zusatzstoffe ermöglichen es, die Konzentration der Impfbestandteile auf ein Minimum zu reduzieren, indem sie die natürliche Immunantwort verstärken und damit die Verträglichkeit erhöhen. Bevor wir hier einsteigen, noch ein kleiner wichtiger Wissensbonus: Die modernen mRNA-Impfstoffe gegen COVID-19 enthalten fast keine Zusatzstoffe. Außer einer kleinen Fetthülle (Lipid-Nanopartikel; nicht mit sonstigen Nanopartikeln zu verwechseln) um die mRNA, Zucker und ein paar Salzen (darunter banales Kochsalz) ist so wenig drin wie in kaum einem anderen Impfstoff, insbesondere auch keine Konservierungsstoffe. Impfen auf den Kern der Sache reduziert – was für ein Fortschritt! Man muss ihn nur mal richtig zur Kenntnis nehmen. Es gibt aber in anderen Impfstoffen Zusatzstoffe, die als Konservierungsmittel eingesetzt werden (so wie in vielen Medikamenten in flüssiger Darreichungsform), aber egal zu welchem Zweck, sie kommen immer nur in äußerst geringer Konzentration vor. Zum Vergleich: Das Formaldehyd, das unser Körper jeden Tag selbst produziert, übersteigt die verwendete Menge in einer Impfdosis um das Zehnfache. Was wir heute über unsere Ernährung an Quecksilber zu uns nehmen, zum Beispiel beim Verzehr von Fisch, liegt ebenfalls weit über dem, was theoretisch in einer Impfung hätte stecken können. Ich schreibe »hätte«, weil Quecksilber heute in keinem Impfstoff mehr verwendet wird, und »theoretisch«, weil in der Praxis auch früher nie reines Quecksilber, sondern immer nur abbaubare Quecksilberverbindungen zum Einsatz kamen (»Thiomersal«). Ein »Ausleiten« von Quecksilber, wie es so manche/r Heilpraktiker/in für gutes Geld anbietet, ist – nehmen wir einmal an, es gäbe dafür tatsächlich eine sanfte Methode, die funktioniert – also nicht nötig, schon gar nicht wegen der Impfstoffe.

Genauso wurde auch nie metallisches Aluminium in Totimpfstoffen verwendet, sondern Aluminiumhydroxid, ein Salz, das sich komplett anders verhält, vom Körper in der geringen Menge gut toleriert wird und mithilft, die Zahl der für den Schutz notwendigen Einzelimpfungen zu reduzieren.

Weil allein schon der schlechte Ruf vom angeblich »schädlichen Alu aus der Spritze« Menschen zu Impfzögerern werden lässt, wird mittlerweile sogar nach Adjuvantien gesucht, die diesen psychologischen Knopf nicht drücken und zudem noch besser wirken und leichter herzustellen sind. Der Mythos von den giftigen Zusatzstoffen, die vor allem für kleine Kinder einer unverantwortlichen Körperverletzung gleichkämen, ist zwar veraltet *und* falsch, also völlig irrational, hält sich aber auch wegen der weit verbreiteten »Chemie-Angst« bis heute hartnäckig. Auch in dieser Hinsicht sollte uns die mRNA-Technologie erleichtern.

Falls Sie in der Aufzählung von »Zusatzstoffen« die Mikrochips vermisst haben: Die gibt es in keinem Impfstoff. Gleiches gilt für metallische Bestandteile und anderen Quatsch. Lassen Sie sich von solchen Lügen nicht verunsichern; ein Faktencheck kann hier beruhigen.

»Glücksspiel Grippeimpfung –
Impfungen machen krank«

Falls Sie bisher den Eindruck gewonnen haben sollten, ich wollte dem Impfen einen Freifahrtschein ausstellen und es zur allein glücklich machenden medizinischen Methode erheben, dann wird es Zeit, das Bild zurechtzurücken. Zwar ist das Risiko im Vergleich zum Nichtimpfen in den meisten Fällen äußerst gering, aber natürlich ist auch das Impfen nicht vollkommen risikofrei. Ein gutes Beispiel für die aktuell bestehenden Grenzen ist – neben der aktiv geführten Diskussion um die Impfempfehlung der COVID-19-Impfstoffe – die jährlich wiederkehrende Grippesaison.

Zunächst einmal müssen wir unterscheiden. Wenn das Wort »Grippe« fällt, setzen das viele Menschen immer noch mit einem grippalen Infekt gleich, einfach weil es so ähnlich klingt. Epidemiolog:innen oder Infektiolog:innen denken wahrscheinlich eher an die mindestens 25 Millionen Toten, die vor hundert Jahren der Spanischen Grippe zum Opfer fielen. Andere Schätzungen gehen sogar von 50 Millionen oder noch mehr Todesfällen aus; viel deutlicher kann man die Gefahr von echter Grippe (Influenza) im Vergleich zu einer gewöhnlichen Erkältung wohl kaum aufzeigen.

Sowohl die echte Grippe als auch grippale Infekte werden von Viren ausgelöst, allerdings von ganz unterschiedlichen. Viren und auch andere Keime haben im Laufe der Evolution gelernt, unser Immunsystem auf verschiedene Weise hinters Licht zu führen. Das Influenzavirus ist ein Meister des schnellen Identitätswechsels, das heißt, es verändert sich so schnell, dass es von unserem Immunsystem nicht wiedererkannt wird. Fast jedes Jahr gelingt es ihm (und seinen Subtypen), sein Erscheinungsbild per Mutation so stark zu verändern, dass sich der Zeitvorteil, den unsere Gedächtniszellen und ihre Kollegen aus dem Vorjahr noch hatten, in Luft auflöst. Und dieses Tempo ist auch ein Problem für die Herstellung von Impfstoffen.

Es ist nicht so, dass bei der Impfstoffherstellung schnell ein paar Inhaltsstoffe zusammengerührt und an Krankenhäuser und Praxen verschickt werden können. Gerade bei Influenza ist das ein langwieriger und aufwendiger Prozess, bei dem spezielle Hühnereier mit einem sogenannten Saatvirus bebrütet, die vermehrten Viren weiterverarbeitet und getestet werden müssen. Dafür braucht es Zeit, die man eigentlich nicht hat. Die WHO muss bereits im Februar festlegen, wie die Zusammensetzung des jeweiligen Impfstoffs aussehen soll, der ab Oktober geimpft wird. Die Grippesaison beginnt bei uns in der Regel um den Jahreswechsel, da es aber gut zwei Wochen dauert, bis der Grippeschutz voll ausgebildet ist, ist eine Impfung ab Oktober oder November sinnvoll.

Die Festlegung des Impfstoffs muss also ein halbes Jahr vor dem Erstkontakt mit dem tatsächlichen Erreger feststehen. Und weil das Influenzavirus so häufig mutiert, erscheint das Ganze wie ein Glücksspiel, das man nicht gewinnen kann. Doch ganz so ohnmächtig sind die Expert:innen auch wieder nicht. Sie können mittlerweile auf gewaltige Datensätze aus den Vorjahren und aus anderen Ländern, in denen die Grippesaison früher beginnt, zurückgreifen und mittels statistischer Wahrscheinlichkeiten und Risikoabwägungen ihre Prognoseentscheidung treffen. Eine Garantie kann es – wie bei jeder medizinischen Maßnahme – natürlich nicht geben, und so gelingt die Kombination der wahrscheinlichsten Mutationstypen manchmal besser, manchmal schlechter. Wenn sie gelingt, fällt es uns fast gar nicht auf – wenn die Experten danebenliegen, ist die Empörung groß. Und schon macht der nächste Vorwurf die Runde.

Da in der Winterzeit neben den Grippeviren aber auch unzählige Viren herumfliegen, die einen grippalen Infekt auslösen können, ist die Wahrscheinlichkeit, dass man nach einer Grippeimpfung krank wird, recht hoch. Das muss aber mitnichten eine Folge der Grippeimpfung sein (und für diese Folge gibt es auch keine Belege), sondern ist der Tatsache geschuldet, dass wir den Danach-aber-nicht-deswegen-Denkfehler begehen. Als Reaktion auf eine Impfung kann auch einmal ein bisschen Fieber und Abgeschlagenheit auftreten, ebenso wie bei einer Erkältung. Viele Menschen werfen das aber in einen Topf und denken fortan: Die Grippeimpfung hat mich krank gemacht. Es reicht auch, dass die beste Freundin von jemandem gehört hat, dem es so ergangen ist. Sogar medizinisches Fachpersonal fällt diesem Irrglauben, dass Grippeimpfungen krank machen, anheim. Und zwar so sehr, dass der Gesundheitsminister 2019 unter anderem auf eine Impfpflicht für medizinisches Personal drängte. Denn immerhin kommen gerade sie in Kontakt mit vielen Erregern – und können diese auf bereits aus anderen Gründen geschwächte Patienten übertragen. Bei der echten Grippe kann dies lebensbedrohlich sein.

Behalten Sie also in der nächsten Grippesaison im Hinterkopf: Der Grippeimpfstoff wird bestmöglich gegen die aktuell grassierenden Virentypen gerichtet, und eine leichte Krankheit nach dem Schutzpiks bedeutet nicht, dass Impfen krank macht. Allerdings sorgen die Corona-Maßnahmen für ein besonderes Phänomen: Bekanntlich sind die Grippewellen in den Jahren 2020 und 2021 weitgehend ausgeblieben. Es sah zumindest im Herbst 2021 danach aus, dass deswegen einige Viruslinien schlicht ausgestorben sind – weniger Ansteckungen bedeutet weniger Wirte und weniger »Überleben« für die Viren. Wie wir damit umgehen, muss einmal mehr die Wissenschaft klären. Was sich aber auch zeigt: Nehmen wir einem Virus die Möglichkeit zur Zirkulation, begrenzt das auch seine Fähigkeiten zur Mutation. Allein deshalb ist bei einer vorhandenen Impfmöglichkeit ein »Erst einmal abwarten« ein Geschenk an das Virus – auch an das Coronavirus.

»Bei Impfstoffen wird absichtlich gepfuscht, das sah man ja an der Schweinegrippe«

Es gibt Jahre, da passen die Impfstoffe nicht optimal zu den tatsächlich kursierenden Influenzaviren. 2017 war zum Beispiel so ein Jahr. Aber erstens steigert unser Immunsystem auch dann seine Abwehrkraft, wenn kein Volltreffer vorliegt. Solange der Impfstoff nicht völlig danebenliegt, kann er zumindest den Krankheitsverlauf abmildern, und in jedem Fall erweitert er das körpereigene Antikörper-Arsenal – vielleicht ja schon für die nächste Grippesaison. Jede jährliche Grippeschutzimpfung erhöht somit die Chancen unseres Immunsystems, der trickreichen Influenza beim nächsten Angriff zuvorzukommen.

Und zweitens, wer sollte denn ein Interesse daran haben, Impfstoffe *absichtlich* unwirksam zu machen? Impfstoffhersteller würden auf Dauer Aufträge verlieren, die WHO das Vertrauen der Bürger:innen und Steuerzahler:innen, vom Bruch gesetzlicher Verpflichtungen einmal ganz abgesehen. Im Grunde bleiben nur feindselige Aliens als Tatverdächtige – doch halt, ganz so lapidar sollte man diesen Verschwörungsmythos nicht abtun. Denn tatsächlich gab es immer wieder Pannen, Schlampereien und regelrechte Impfskandale in der Geschichte, etwa das »Lübecker Impfunglück« von 1930, bei dem 77 Kinder wegen eines kontaminierten Impfstoffs an Tuberkulose starben. Der Direktor des Krankenhauses und auch der Leiter des Gesundheitsamtes, die diese Katastrophe zu verantworten hatten, wurden zu Gefängnisstrafen wegen fahrlässiger Körperverletzung und fahrlässiger Tötung verurteilt, außerdem wurden schärfere Kontrollen Pflicht. Die Impfmedizin hat aus den Fehlern der Vergangenheit gelernt und eine engmaschige Überwachung der Herstellung, der Wirksamkeit und aller Verdachtsfälle von Impfkomplikationen und Impfschäden im Paul-Ehrlich-Institut (PEI) installiert. Wir alle konnten in den letzten Monaten das PEI live bei seiner Arbeit beobachten und können auch deren Sicherheitsberichte zu den COVID-19-Impfstoffen jederzeit einsehen.

Doch in der Vergangenheit kam es zu Pfusch und Fehlern, selten zwar und nie wieder so gravierend wie damals in Lübeck, doch jeder einzelne Fall war Wasser auf die Mühlen der verbissenen Impfgegner:innen. Zuletzt ging 2009 im Zuge der grassierenden Schweinegrippe so einiges schief.

Das Schweinegrippe-Virus gehörte zum selben Subtyp, der auch für die Spanische Grippe verantwortlich war: H1N1. Dieses neue H1N1-Virus war bislang weder bei Tieren noch beim Menschen jemals isoliert worden, so dass ein Großteil der weltweiten Bevölkerung – vor allem junge Leute – keinen (Teil-)Schutz gegen diesen Erreger aufwiesen und eine rasche Verbreitung mit zahlreichen Erkrankten befürchtet werden musste. Wenig verwunderlich, dass die WHO die höchste Alarmstufe ausrief. Wie immer bei Influenzaviren war Eile geboten, bevor absolute Klarheit über das mögliche Ausmaß der Pandemie herrschte. Aus heutiger Perspektive steht allerdings fest, dass es zwar zu üblen Krankheitsverläufen kam, die Grippewelle insgesamt aber lange nicht so große Ausmaße annahm wie befürchtet. Zum Glück, könnte man meinen, doch es gab trotzdem ein böses Erwachen. Dass die deutschen Gesundheitsbehörden zig Millionen Impfdosen zu viel für ihr impfmisstrauisches Volk geordert hatten, war ein Kostenrisiko, das man eingehen musste – denn was hätte man der Bevölkerung sagen sollen, wenn die Grippewelle tatsächlich voll eingeschlagen hätte? Das viel größere Problem hieß Pandemrix.

Aus Skandinavien, wo wesentlich mehr Menschen dem WHO-Aufruf folgten und sich impfen ließen, kamen die ersten Verdachtsfälle, die den Impfstoff des Herstellers GlaxoSmithKline mit Narkolepsie (»Schlafkrankheit«) in Verbindung brachten. Es ist bis heute nicht eindeutig geklärt, ob Pandemrix, das Grippevirus selbst, einsetzendes Fieber oder auch genetische Veranlagungen für die Fälle von Narkolepsie verantwortlich waren, die weltweit nach Pandemrix-Impfungen registriert wurden. In einem meiner wissenschaftlichen Lieblingsblogs heißt es dazu: »Der Fall zeigt, dass ein Virus (H1N1) eine ganz spezielle lebenslange Folgeerkrankung auslösen kann (Narkolepsie). Unter mehreren Impfungen gegen das Virus gab es eine, die (sehr selten) diese Folgeerkrankung ebenfalls ausgelöst hat (Pandemrix). Man kann also nicht prinzipiell ausschließen, dass ein neuer Impfstoff solche Nebenwirkungen haben könnte.« Was es jedoch nicht heißt: dass diese *seltene Nebenwirkung* eine *Langzeitfolge* der Impfung war. Sie war nur so selten, dass man sie erst außerhalb der Zulassungsstudien entdeckte. Aufgetreten war sie jedoch meist relativ bald nach der Impfung. Das sollte uns in Bezug auf die oft beschworenen, aber nicht wahrscheinlichen Langzeitfolgen der COVID-Impfstoffe durchaus beruhigen.

Doch zurück zu Pandemrix: Der Impfstoff wird in Deutschland seither nicht mehr verwendet. Das sieht das Infektionsschutzgesetz vor, und Patient:innenschutz sollte natürlich unter allen Umständen so groß wie möglich geschrieben werden. Gleichzeitig müssen wir aufpassen, dass Impfgegner:innen derartige Entscheidungen nicht zu offiziellen Beweisen für die Schädlichkeit von Impfungen im Allgemeinen umdeuten, was ja unter Corona wiederholt versucht wurde, sei es aus Unkenntnis oder Absicht, und damit die grundsätzliche Impfbereitschaft in der Bevölkerung untergraben.

Als sich 2018 zeigte, dass GlaxoSmithKline und auch europäische Gesundheitsbehörden frühe Warnzeichen hinsichtlich der Impfstoffsicherheit offenbar nicht wirklich ernst genommen oder gar verschwiegen hatten, war das ein weiterer Schuss ins Knie. Man könnte aber auch sagen, dass trotz der vielen Unklarheiten über den Zusammenhang Narkolepsie/Pandemrix das System funktioniert und eine sehr seltene und nur in gewissen Populationen vorkommende Nebenwirkung aufgedeckt hat. Dennoch darf man das eine nicht so einfach mit dem anderen aufrechnen. »Die außergewöhnlich starke Grippewelle 2017/18 hat nach Schätzungen rund 25 100 Menschen in Deutschland das Leben gekostet«, heißt es im Deutschen Ärzteblatt. Das hat natürlich erst einmal nichts mit mangelnder Impfbereitschaft zu tun, zeigt aber eindrucksvoll, dass wir uns weiterhin mehr vor den Influenzaviren als vor den Impfstoffen fürchten müssen. Ein guter Grippeschutz, insbesondere auch für Schwangere, Menschen mit chronischen Erkrankungen und ältere Personen, ist nur mit rechtzeitigen Schutzimpfungen zu haben.

»Impfungen verursachen Autismus«

Wir kommen zum absoluten Zombie unter den Verschwörungstheorien über das Impfen. Eine Geschichte, die leider immer noch für Verunsicherung und Angst bei vielen Eltern sorgt, obwohl sie längst mehrfach und eindeutig als Lüge enttarnt wurde: die Wakefield-Affäre.

Der damalige Kinderarzt Andrew Wakefield veröffentlichte 1998 im international renommierten Wissenschaftsmagazin *The Lancet* eine »Studie«, die aus verschiedenen Gründen niemals hätte erscheinen dürfen. Wakefield behauptete, einen Zusammenhang zwischen MMR-Impfungen (die Dreifachimpfung gegen Masern, Mumps und Röteln) und dem Entstehen von Autismus entdeckt zu haben – verständlicherweise eine Horrorvorstellung für viele Eltern. Die Nachricht war natürlich ein gefundenes Fressen für alle Impfgegner:innen und verbreitete sich auch weit über den Kreis der überzeugten Anti-Vaxxer hinaus wie ein Lauffeuer. Die Impfakzeptanz und die Impfquoten sanken, während unabhängige Forscher:innen vergeblich versuchten, Wakefields Ergebnisse zu reproduzieren. Schließlich wurde aufgedeckt, dass seine »Studie« auf gefälschten Daten beruhte und die Schlussfolgerungen in keiner Weise zulässig waren. Wakefield hatte Geld von Anwält:innen erhalten, die seine Fake-Studie für einen Prozess gegen Impfmittelhersteller brauchten. Und obendrein besaß Wakefield ein Patent für einen Einzelimpfstoff, das durch die Dreifachimpfung wertlos geworden wäre (und auch wurde). Alles schrie zum Himmel, *The Lancet* zog den Artikel zurück und verschärfte die eigenen Maßstäbe zur Beurteilung eingereichter Artikel – doch die Story war längst draußen und geistert seit nunmehr über zwanzig Jahren durch die Welt.

Gegen Wakefield wurde ein Strafverfahren eingeleitet, er wurde in Großbritannien mit einem Berufsverbot belegt – doch von Einsicht keine Spur. »Fakefield«, wie ihn die englische Presse nannte, wanderte 2001 in die USA aus, wo er seither den dortigen Impfgegner:innen dasselbe alte grausame MMR-Autismus-Märchen erzählt. Er traf unter anderem auch Donald Trump, der ihm sofort Glauben schenkte und in seinem ersten Wahlkampf die Autismuslüge twitternd unters Volk brachte. Habe ich schon erwähnt, dass Populist:innen besonders anfällig für Verschwörungstheorien sind? Und es kam tatsächlich *noch* schlimmer. Wakefield nutzte seinen neuen Support aus den USA, um 2016 auch bei uns seinen Propagandafilm »Vaxxed: Die schockierende Wahrheit« in die Kinos zu bringen. Dabei ist seine Wahrheit bereits so oft als Lüge enttarnt worden, dass die Frage gestellt werden muss, ob es noch zu rechtfertigen ist, weitere Forschungsgelder zu investieren, um längst entlarvte Falschmeldungen ein weiteres Mal zu widerlegen.

Ich habe mich dazu entschieden, Wakefields Lüge zu thematisieren, auch auf die Gefahr hin, manche Menschen erst darauf aufmerksam zu machen, weil ich der Meinung bin, dass man auch über das Thema Impfschäden reden muss. Die gibt es – auch wenn Autismus garantiert *nicht* dazugehört. Unzählige Untersuchungen haben bestätigt, dass es hier keinen Zusammenhang gibt. Um nur das Thema Masern anzusprechen, das ja auch Wakefields MMR-Impfung betraf: Dauerhafte Impfschäden gibt es, sie sind aber extrem selten, Tendenz sinkend. Impfschäden-Anträge werden insofern recht großzügig von den jeweiligen Versorgungsämtern anerkannt, da kaum nachgewiesen werden kann, dass die Impfung kausal verantwortlich ist – oder eben auch nicht.

Von Impfkomplikationen ist die Rede, wenn stärkere Reaktionen auftreten als die üblichen Rötungen und leichten Krankheitssymptome, die meist nach ein bis drei Tagen vergehen (das nennt man die Impfreaktion). Schon die geringsten Verdachtsmomente von Impfnebenwirkungen müssen von Ärzt:innen gemeldet werden. Sie werden an zentraler Stelle, dem PEI, gesammelt und ausgewertet – auch bei den COVID-19-Impfstoffen. Man kann aber auch als Patient:in selbst melden, über die Webseite *nebenwirkungen.bund.de.* Das PEI gewährleistet einen Gesamtüberblick und kann so Alarmzeichen erkennen, die über die Meldung von Einzelfällen hinausgehen. So hat man auch die seltenen Hirnvenenthrombosen (Sinusvenenthrombosen) bei einem der Vektor-Impfstoffe gegen COVID-19 entdeckt – und die Impfempfehlung angepasst. »Unter den Teppich gekehrt«, wie es auf Internetseiten und in YouTube-Videos von selbst ernannten »Impfskeptiker:innen« gerne heißt, wird da nichts, das PEI ist den Impfgegner:innen nicht nur bei den Fakten, sondern auch hinsichtlich der Transparenz meilenweit voraus, auch wenn wirkliche Aufklärung leider manchmal Zeit braucht.

»Die Impfmafia will nur Geld mit uns verdienen«

Die einen haben übertrieben große Ängste vor Nebenwirkungen und Impfschäden – manche gehen so weit, dass sie die Existenz von Viren gleich ganz leugnen, was ein bisschen an Kinder erinnert, die sich die Augen zuhalten, um für andere Menschen unsichtbar zu werden. Andere wiederum suchen aus Mangel an echten Argumenten nach Sündenböcken und wittern dunkle Machenschaften der Pharmaindustrie. Und ja, Pharmaunternehmen verdienen Geld mit Impfstoffen, sie verfolgen also unbestritten wirtschaftliche Interessen. Allerdings ist die Erforschung und Herstellung von Impfstoffen – wie wir bei den COVID-19-Impfstoffen live miterlebt haben – ein aufwendiger, arbeitsintensiver, langwieriger und von vielen Auflagen und Zulassungsverfahren begleiteter Prozess. Es gibt andere Felder, die finanziell wesentlich lukrativer sind!

Auch der Vorwurf, Impfungen wären eine Erfindung der großen Pharmakonzerne, ist Unsinn, schließlich experimentierten Jenner und seine Nachfolger:innen, lange bevor auch nur eine Möglichkeit für die Existenz von »Big Pharma« bestand. Für Impfstoffe gilt, dass nur Pharmafirmen das Know-how haben, sie in guter Qualität und großer Menge herzustellen. Gerade bei den sensiblen mRNA-Impfstoffen haben wir auch gesehen, wie wichtig diese Spezialisierung bei der Herstellung ist. Für die Impf-*empfehlung* gibt es aber dann davon ganz unabhängige Kommissionen wie die STIKO und viele, viele Wissenschaftler:innen, die pharmaunabhängig ihre Empfehlungen aussprechen. Es lohnt sich, ihnen als Expert:innen zu vertrauen. Leider muss ich jedoch sagen, dass die STIKO es wohl einfach nicht geschafft hat, sich auf Pandemiezeiten umzustellen. Das kann man positiv sehen, weil sie weiter sehr sorgfältig gearbeitet hat; es hat aber auch viel Verwirrung gestiftet. Verwirrung, die auch Impfgegnern zupass kam – und die Impfakzeptanz hoffentlich nicht auf Dauer geschädigt hat.

Doch was auch immer von Impfgegner:innen angeführt wird, ich denke, es ist deutlich geworden, dass es vielen von ihnen gar nicht um den Austausch sachlicher Argumente geht. Leider. Stattdessen werden Mechanismen und »Argumentationsweisen« sichtbar, die uns bereits bei Heilpraktiker:innen und Homöopath:innen begegnet sind. Das ist sicher nicht immer nur purer Zufall. Die hier wie dort stattfindenden Diskussionen sind Kämpfe zwischen Ideologen auf der einen und um Fakten Bemühten auf der anderen Seite. Weil Beweise und nachvollziehbare Argumente fehlen, wird auf Impfgegner:innenseite radikal emotionalisiert (in Zeiten von Corona auch emotional radikalisiert). Da ist es fast schon konsequent, wenn das Impfen nicht länger zu einer Frage der Gesundheit und des Schutzes derselben erklärt wird, sondern zu einer der Bevormundung oder gar Freiheitsberaubung. Dabei wird gerne das Zauberwort »Eigenverantwortung« benutzt. Das ist natürlich ein geschickter Schachzug – wer könnte dagegen etwas einwenden, ohne sofort Gefahr zu laufen, als demokratiefeindlich abgestempelt zu werden?

Nun, zum Beispiel die Weltgesundheitsorganisation. Schon 2019 – und damit vor der Pandemie – hat die WHO das Impfzögern (»*vaccine hesitancy*«) auf die Liste der zehn größten Gesundheitsrisiken weltweit gesetzt, nicht zuletzt, weil das Thema in einer globalisierten Welt natürlich keine Grenzen kennt. Vor allem aber, weil es wirklich drängt und trotzdem vergleichsweise leicht behoben werden könnte. Denn anders als beim Klimawandel oder anderen Themen, die Opfer absurder Verschwörungsideologien geworden sind, haben wir in diesem Fall das bestmögliche Instrument zur Bewältigung dieses Risikos schon seit vielen Jahrzehnten in der Hand: wirksame, gut verträgliche Impfstoffe. Dabei geht es nicht darum, möglichst viel Geld zu verdienen, sondern die Gemeinschaft so gut wie möglich zu schützen. Die letzten Monate haben leider deutlich gezeigt, dass dies nicht für alle eine Binsenweisheit darstellt.

10. »Ich darf selbst entscheiden, ob ich oder meine Kinder geimpft werden«

Zwischen Autonomie und gesellschaftlicher Verantwortung

Als Homöopathin, die dem Impfen nicht unkritisch gegenüberstand, hätte ich bei diesem Satz damals wahrscheinlich zustimmend genickt. Ihr Körper, Ihre Gesundheit, Ihre Entscheidung – ganz klar. Aber ganz so einfach, vor allem ganz so individuell ist die Entscheidung hinsichtlich des Impfens nicht immer. Es wird in Deutschland niemand gezwungen, sich und seine Kinder impfen zu lassen. Seit Einführung des Masernschutzgesetzes zum 1. März 2020 gibt es zwar eine Impfnachweispflicht, aber keinen Zwang zum Impfen. Wenn kein Impfnachweis erbracht werden kann, können Bußgelder und Sanktionen verhängt werden, aber zum Impfen wird niemand mit Gewalt geschleppt. Im Dezember 2021 diskutiert man heftig über eine Impfplicht, von der ich nie ein Fan war. Aber ich sehe ein, dass mit anderen Maßnahmen und Aufklärung bisher nicht das benötigte Impfziel erreicht werden konnte. Keine Impfpflicht bedeutet im Umkehrschluss aber keineswegs, dass die freie Impfentscheidung keine gesellschaftliche Konsequenz hätte, die weit über das Individuum hinausgeht. Auch das ist eine Erkenntnis, die erst langsam bei mir durchdrang. Zum Glück schon vor der Pandemie.

Was mich persönlich von der Sinnhaftigkeit der Grippeschutzimpfung überzeugte, war aber nicht schön. Die Erfahrung, eine echte Influenza durchstehen zu müssen, bei der ich sogar das Atmen anstrengend fand und von der ich noch über Wochen geschwächt war, wünsche ich nicht einmal den größten Impfgegner:innen (obwohl es die logischerweise eher erwischen wird als einen geimpften Menschen). Ich erspare Ihnen weitere Details, jedenfalls hat mir die Natur, wenn Sie so möchten, die Entscheidung abgenommen, ob ich mich jährlich gegen Grippe impfen lasse oder nicht. Und das, obwohl ich nicht mal zu den Risikogruppen gehöre, für die die STIKO die Impfung eigentlich empfiehlt. Gerade deshalb ist mir das moralische Dilemma, vor dem wir beim Impfen stehen, nur allzu gut vertraut: Gerade wenn es um die eigenen gesunden Kinder geht, scheint es auf den ersten Blick widersprüchlich zu sein, das Risiko von Nebenwirkungen einzugehen, selbst wenn dieses verschwindend gering ist im Vergleich zur echten Krankheit. Wir müssen nicht hanebüchenen Verschwörungstheorien anhängen, um entscheidende Fakten bei der Abwägung von Risiko und Nutzen auszublenden. Manchmal reicht schon die Vorstellung von einer piksigen Spritze. Doch selbst wenn Spritzen von Babys bis zu Greis:innen durchgängig beliebt wären: Eine Impfentscheidung fällen wir nie objektiv. Sonst wäre das Ganze ja auch kein Thema, und die Welt hätte ein großes Problem weniger.

Ein Teil unseres weniger kognitiven, sondern mehr affektiven Umgangs mit der Impffrage äußert sich darin, dass wir selbst mit zusätzlichen, besser aufbereiteten, ständig aktualisierten Informationen oft rein gar nichts erreichen. Beim Impfen ist es sogar so, dass schon fünf Minuten Informationssuche im Internet die Impfbereitschaft senken können. Das Angebot an Fakten und Fake News ist schlicht so unüberschaubar groß und widersprüchlich, dass jede weitere Auseinandersetzung damit nur noch mehr verunsichert. Passivität ist die Folge: genau das Ziel der kleinen, aber gut vernetzten und extrem umtriebigen Gruppe der hartnäckigen Impfgegner:innen.

Neben dem unaufhörlichen Posten von Horrorgeschichten und Schreckensbildern (»unfruchtbar«, »Gen-Impfstoffe«, »Mikrochips«!), die zwar nichts beweisen, aber umso mehr in uns auslösen können, veranstalten sie konzertierte Shitstorms in den Sozialen Medien, schalten Anti-Impf-Kampagnen, betreiben Propaganda auf eigenen YouTube-Kanälen, feuern als »Trolle« regelrechte Hassattacken auf Facebook-Seiten von Impfbefürworter:innen ab. Immer wieder erhalte ich Mails, in denen ich beschimpft und bedroht werde als »gehirngewaschene Pharma-Nutte, die vergiftet gehört«. Im Vergleich zu dem, was bei einem Prof. Drosten so aufläuft, aber sicher eher lächerlich. Nicht erst auf den Anti-COVID-Maßnahmen-Demos tummeln sich regelmäßig auch Verschwörungstheoretiker:innen und (rechte) politische Ideolog:innen. In den Sozialen Medien werden Kommentarspalten überschwemmt, teilweise mit Tausenden von negativen oder »impformierten« Einträgen. Einige Impfgegner:innen betreiben das als Vollzeitjob, finanziert über Spenden und Crowdfunding, oder sie bieten interessierten Impfskeptiker:innen Kurse in Online-Aktivismus an, um ihre »Mission« zu finanzieren. Keine Diffamierung scheint ihnen zu verletzend. Die Zunahme der Aggressivität ist ein deutliches Anzeichen für die herrschende Beratungsresistenz, die durch geschlossene Facebook-Gruppen und andere Blasenbildungen nur noch weiter zunimmt. Gleichzeitig ist der Schaden für die betroffenen Impfbefürworter:innen enorm, materiell wie immateriell. Einige meiner Kolleg:innen konnten die COVID-19-Impfungen nur unter Polizeischutz ihrer Praxen durchführen, Impfzentren wurden angegriffen, das RKI mit einem Molotow-Cocktail attackiert.

Wo Impfgegnerschaft hinführen kann, zeigte aber auch vor der Pandemie die Situation in Japan, und zwar bei der Impfung gegen Humane Papillomviren (HPV). Diese gelten als Hauptauslöser von Gebärmutterhalskrebs, aber auch von anderen Krebsarten. Dass sie nur Mädchen und Frauen befallen, ist genauso ein Mythos wie der, um den es gleich geht. Da HPV beim Sex übertragen werden können, wird eine Impfung bei Jungen und Mädchen zwischen neun und vierzehn Jahren empfohlen, also rechtzeitig vor dem ersten Mal, eine Impfung nach dem ersten Sex kann aber trotzdem nützlich sein. Die HPV-Impfung ist nachgewiesenermaßen äußerst sicher, ihr Nutzen eindeutig, und dennoch lag 2017 die Quote der vollständig geimpften Mädchen bis siebzehn Jahren in Deutschland bei gerade einmal 45 Prozent. In Japan träumt man inzwischen von einer solchen Impfquote, dort stürzte sie seit 2013 von überdurchschnittlichen 70 auf unter 1 Prozent ab. Verantwortlich dafür waren massive Desinformationskampagnen zu angeblichen Nebenwirkungen, die auf falschen Aussagen beruhten und widerlegt wurden. Umso schrecklicher waren die Internetvideos, mit denen die Impfgegner:innen derart viele Menschen mobilisierten, dass die japanische Regierung schließlich einknickte und ihre Impfempfehlung revidierte. Sie machten nicht einmal davor halt, kritische Journalist:innen, die angeblich wissenschaftliche Belege als Fälschungen enttarnten, mit Klagen wegen Verleumdung zu überziehen und dadurch von ihrer Aufklärungsarbeit abzuhalten. Und während »Wakefields japanische Erben« jubeln, sind Millionen Jungen und Mädchen seit Jahren ungeschützt gegen ein Virus, das Krebs auslösen kann und gegen das man sich sehr einfach schützen könnte. Da wünschen wir uns immer Wundermittel gegen Krebs, hier wurde eines gefunden – und wird dann abgelehnt. Verrückt, oder? Und in Australien feiert man derweil den durchschlagenden Erfolg der dort schon früh begonnenen HPV-Impfkampagne …

In Deutschland machen die echten Impfgegner:innen

nur wenige Prozent der Bevölkerung aus, wenn sie in der Corona-Krise wohl auch Zulauf, sicher aber vermehrte Wahrnehmung erfahren haben. Deutlich mehr sind es, die nur zögern, sich noch nicht richtig damit auseinandergesetzt haben oder eben mehr oder weniger verunsichert sind – auch von vermeintlich objektiven Informationen aus dem Internet. Das eigentlich Kritische an den harten und aggressiven Impfgegner:innen ist, dass ihr Einfluss weit über ihre eigentliche Gruppe hinausreicht. Vor allem im Süden Deutschlands und in den Großstädten der Republik sind Impfmüdigkeit und Impfmisstrauen ein verbreitetes Problem, leider auch in manchen medizinischen Fachpersonalgruppen wie dem Pflegepersonal oder unter Hebammen.

Das ist besonders fatal, denn nicht jedes Immunsystem funktioniert gleich gut, manche Menschen haben das Pech, den Schutz durch eine Impfung – nicht nur gegen COVID-19, Masern oder Influenza, sondern oft ganz allgemein – nicht nutzen zu können, zum Beispiel weil für ihr Immunsystem selbst abgeschwächte Viren noch zu stark sind oder ihr Immunsystem keinen Schutz aufbauen kann. Das können Menschen mit chronischer Immunschwäche oder einer Krebserkrankung sein, und auch für Schwangere beziehungsweise die Ungeborenen im Bauch der Mütter sind einige Impfungen nicht geeignet. Doch auch ihnen helfen Impfungen – und zwar über den Umweg einer hohen Durchimpfungsrate in der Bevölkerung. Werden genügend Mitmenschen geimpft, schützt das auch diejenigen, die nicht geimpft werden können, weil sich die Krankheitserreger dann nicht mehr oder nicht mehr so stark ausbreiten können. Man spricht daher auch von Herden- oder besser Gemeinschaftsschutz. Über den Gemeinschaftsschutz möchte man erreichen, dass die Zirkulation von Krankheitserregern in der Bevölkerung reduziert bis gestoppt wird – im günstigsten Fall bis hin zur Ausrottung des Erregers. Das macht Impfen also auch zu einer »sozialen Veranstaltung«. Impfen ist Selbstschutz und gelebte Solidarität in einem. Und wer – wie in Corona-Zeiten zu beobachten war und ist – sich öffentlich damit brüstet, er verfüge über ein »ordentliches« Immunsystem, das ihn ganz gewiss vor Corona schützen werde, der offenbart zweierlei: ein betrübliches Niveau an Gesundheitskompetenz und ein ebensolches an Solidarität.

»Der Ben und die Emma möchten lieber nicht geimpft werden«

Auch ich habe Impfen früher für eine rein individuelle beziehungsweise familiäre Entscheidung gehalten – an Gemeinschaftsschutz habe ich dabei nicht groß gedacht. Manche Eltern gehen tatsächlich so weit, ihre Kinder gleich selbst entscheiden zu lassen. Was bei der Wahl des Kuscheltiers, des Vorlesebuchs oder in Modefragen sicher in Ordnung geht, ist bei so wichtigen grundsätzlichen Gesundheitsfragen an Verantwortungslosigkeit kaum zu überbieten – jedenfalls im Kleinkindalter. (Jugendliche ab ca. 14 Jahren können zum Beispiel bei der COVID-19-Impfung selbst entscheiden oder zumindest die Entscheidung mitgestalten.) Wie sollte ein kleines Kind eine informierte Entscheidung darüber treffen können, wenn das selbst vielen Erwachsenen schwerfällt? Wie viele Kinder lassen den Schokokuchen unberührt liegen und entscheiden sich der Gesundheit zuliebe für eine Portion gedünsteten Brokkoli? Eigenverantwortung – ein beliebtes Schlagwort auch bei Impfgegner:innen – ist wunderbar, solange die Grenze zur Selbstüberschätzung nicht fahrlässig überschritten wird.

Bei mir fiel der Groschen endgültig, als ich mich intensiver mit der STIKO beschäftigt habe. Die Expert:innen der Ständigen Impfkommission berufen sich bei ihren Impfempfehlungen auf Millionen von Daten aus jahrzehntelanger Impfforschung, kaum etwas in der gesamten Medizin ist so gut untersucht, so eindeutig belegt, so sicher und erfolgreich wie das Impfen. Wie sorgfältig die STIKO arbeitet, haben wir in der Corona-Krise mehrfach erlebt, auch wenn manchen diese Sorgfalt gewaltig auf die Nerven ging. Für manche Entscheidungen in der pandemischen Situation hat sich das Gremium vielleicht auch zu viel Zeit genommen oder ungünstig kommuniziert, was zu viel Unmut geführt hat, aber immerhin kann man ihnen nicht vorwerfen, fanatisch impfbefürwortend oder politisch willfährig zu sein. Die STIKO hat sich nicht beirren lassen und das immer wieder neue Wissen beständig geprüft und in ihren wissenschaftlichen Begründungen zur jeweiligen Impfempfehlung dargelegt. Dennoch wird alles Impfwissen immer weiter hinterfragt und überprüft, permanent aktualisiert und erweitert. Aufgrund der sorgfältig analysierten Evidenz stützen sich die allermeisten Ärzt:innen auf die Expertise der STIKO, und es gibt keinen plausiblen Grund für Patient:innen, dieser zu misstrauen. Früher glaubte ich auch an die Mär, in dem Gremium säßen nur ein paar Pharmabüttel. Die STIKO ist aber ein unabhängiges Expert:innengremium, bei dem jedes Mitglied Interessenskonflikte offenlegen muss. Die wissenschaftlichen Begründungen der STIKO umfassten auch schon vor Corona oftmals 30–50 Seiten mit aktuellen Referenzen, so dass ihre Entscheidungen (so man sich denn die Mühe macht, sie zu lesen) transparent nachvollzogen werden können. Dazu kommt, dass die STIKO nicht allein auf weiter Flur arbeitet und entscheidet, sondern internationale Standards und die gesamte verfügbare

Evidenz für die Entscheidung zu einer Impfung beachtet. Das eigene Bauchgefühl (oder das des Kindes) ist da als Gegenargument zu wenig.

Das heißt nicht, dass jede verfügbare Impfung auch immer sinnvoll ist. Wer zum Beispiel nicht in einem Zeckenrisikogebiet lebt oder keinen Urlaub in einem solchen plant, der muss auch nicht über eine Zeckenschutzimpfung nachdenken. Das gilt genauso für Hepatitis oder andere Krankheiten, für die bei uns keine allgemeine Impfempfehlung vorliegt. Deshalb gibt es auch für die meisten Länder und Kontinente eigene Empfehlungen, die die jeweiligen epidemiologischen Bedingungen vor Ort berücksichtigen. Die STIKO nimmt nicht alle verfügbaren Impfungen in ihre Empfehlungen auf, sondern nur die, die in Deutschland (epidemiologisch) eine Rolle spielen. Die Auswahl hängt von etlichen Faktoren ab – es gibt sogar leicht abweichende Empfehlungen von Impfkommissionen der Bundesländer, die aber nicht der STIKO widersprechen, sondern spezifische regionale Besonderheiten berücksichtigen. Ganz anders kann das »Informationsangebot« bei Anthroposoph:innen, Heilpraktiker:innen oder auch Hebammen aussehen. Da wird nicht selten ganz vom Impfen abgeraten, oder es werden »sanfte Alternativen« empfohlen. Einige Hersteller von Homöopathika haben nämlich auch homöopathische »Impfstoffe« im Angebot, zum Beispiel gegen Grippe, Mumps, Röteln, Malaria oder Hepatitis. Es kursieren sogar »Impfungen« gegen Leukämie. Evidenz: null. Beitrag zum Gemeinschaftsschutz: null. Medizinethik: null Komma null. Und es war ja fast klar, dass auch gegen COVID-19 »homöopathische Nosoden« angeboten wurden, wobei das Anwendungsgebiet zwischen Bekämpfung von Nebenwirkungen, »Ausleitung« schädlicher Impfbestandteile und regelrechtem Impfschutz (Prophylaxe) changierte und teils der Fantasie der Anwendenden überlassen blieb. Bei einem in Deutschland publik gewordenen Fall ermittelte sogar die Staatsanwaltschaft. Viel blieb nicht übrig, die Apotheke beeilte sich mitzuteilen, dass sie keineswegs einen »alternativen Impfschutz« feilbieten wollte, unterrichtete aber vorsichtshalber alle ihr bekannten Käufer:innen im Nachhinein darüber. Das Verfahren wurde gegen eine Zahlung an die Opfer der Flutkatastrophe 2021 eingestellt. Vermutlich hatte sich gar keine Rechtsgrundlage finden lassen, mit der die Angelegenheit als Ordnungswidrigkeit oder als Straftat überhaupt hätte verfolgt werden können … In Österreich jedenfalls gab es Fälle, in denen die Apothekenkammer rigoros einschritt, wo tatsächlich eine »Alternative zum Impfen« angeboten wurde. Alles in allem ließ man in der Szene die anfängliche Zurückhaltung nach Beginn der Pandemie recht schnell fallen.

Manchmal werden auch individuelle Impfkonzepte angeboten, natürlich mit ebenso inexistenter Evidenzlage. Mehr als das übliche »Der Erfolg gibt uns recht« bekommt man da nicht zu hören. Von manchen »Heiler:innen« wird gelegentlich auch das »Ausleiten« von Impfstoffen beziehungsweise der darin enthaltenen »Toxine« empfohlen. Und manche Vertreter:innen betrachten Impfungen nicht grundsätzlich als schädlich, befürchten allerdings eine mögliche Behinderung der Lebensenergie Qi, auf die man sich aber zum Glück mit Akupunktur und bestimmten Pflanzenmitteln vorbereiten könne. Weder eine solche Vorbereitung noch das anschließende Ausleiten sind nachweisbar oder nützlich – außer natürlich für die »Heiler:innen« selbst.

Zur besonders impfkritischen Fraktion gehören manche Anhänger:innen der Anthroposophie. Insbesondere die böse Mär vom »Reifeschub« ist in diesen Kreisen weit verbreitet – kein Wunder, schließlich werden Kinderkrankheiten in Rudolf Steiners Lehre als eine Art schlechtes Karma aus vorhergehenden Leben betrachtet. Das Zusammentreffen von modernem, wissenschaftlich fundiertem Impfschutz und Reinkarnationsglauben scheint zu schweren kognitiven Dissonanzen zu führen, gegen die nicht einmal die Argumente der STIKO ankommen. Und so gefährdet das Pochen auf eine *individuelle Impfentscheidung* mehr und mehr die Gesundheit der Schutzbedürftigsten. Auch in der Corona-Krise sah man unter anderem an anthroposophischen Waldorf-Schulen eine Ablehnung der Maßnahmen – und natürlich auch der Impfungen.

Mich macht diese vorgeblich freie individuelle Entscheidung fast wütender als eine klare Impfgegnerschaft. Denn eine wirklich freie Impfentscheidung kann es nur geben, wenn man die richtigen Informationen hat und die aktuelle Forschungs- und Wissenslage zu Impfungen zumindest grob überblickt. Auf Basis der vorhandenen Daten und des aktuellen Wissens kann dann durchaus kritisch diskutiert werden, nicht jedoch auf Basis von weltanschaulichen Spekulationen und Mythenbildung. Impfgegner:innen versuchen, psychologisch nicht ungeschickt, verunsicherte Eltern auf ihre Seite zu ziehen, indem sie erst einmal wohlklingend von der *individuellen Impfentscheidung* reden. Eltern wüssten doch immer noch am besten, was gut für ihr Kind sei. Sie propagieren eine vorgeblich fundierte Entscheidung nach dem Motto: Mein Kind (und meine Entscheidungsfreiheit) gehört mir! Doch Kinder gehören uns Eltern keineswegs, wir tragen nur die Verantwortung für sie. Und unter diesem Aspekt muss man Folgendes berücksichtigen: Bei einer so gut erforschten, sicheren und erfolgreichen Maßnahme wie dem Impfen tritt der Glaube, man könne das als Laie selbst und individuell abwägen, eindeutig in den Hintergrund.

Wer das für sich in Anspruch nimmt, handelt irrational. Sicherlich gibt es manchmal gute Gründe, eine Impfung nicht oder erst später zu geben. Bei der COVID-19-Impfung haben wir ja gesehen, was das für ein abgestuftes Verfahren war und dass die Impfung mitnichten »mal eben für alle« empfohlen wurde. Richtig verstandene Eigenverantwortung bedeutet: Klug ist, wer Nutzen und Risiken von Impfungen unter wissenschaftlichen Kriterien und nicht nach Bauchgefühl abwägt – oder eben von den zuständigen Expert:innen abwägen lässt. Denn wie sich vielfach unter Corona gezeigt hat, fehlt meist das statistisch-wissenschaftliche Rüstzeug, um eine nicht ganz einfache Abwägung von Risiken selbst hinzubekommen und nicht doch wieder dem Bauchgefühl zu verfallen. Beim Impfen können wir unseren Kindern beistehen, indem wir selbst ruhig bleiben, Zuversicht ausstrahlen und vermitteln, dass der kurze unangenehme Piks schnell vorbeigeht, wir bei ihnen sind – und danach zusammen ein Eis essen gehen.

»Wieso haben Geimpfte Angst vor Ungeimpften, wenn ihre Impfungen doch angeblich so gut wirken?«

Schon weit vor der Corona-Krise begegnete einem folgende Haltung: »Lass die anderen doch für Gemeinschaftsschutz sorgen, dann muss ich mich nicht impfen lassen.« Manche leugnen den Effekt des Gemeinschaftsschutzes sogar. Natürlich verkraftet unsere Gesellschaft ein paar Totalverweigernde, eine derart unsoziale Haltung vermag einen dennoch in Rage zu bringen – wenn genau das nicht wieder einmal das Ziel der Impfgegner:innen wäre.

Bevor wir auf Corona schauen: Mit Impfen schützen wir meistens nicht nur uns selbst, sondern auch andere, denen der Impfschutz verwehrt bleibt, weil sie zum Beispiel zu krank dafür sind. Die Masern könnten längst Geschichte sein, doch tatsächlich gab es im ersten Halbjahr 2019 global gesehen die höchste Zahl an gemeldeten Masernfällen seit 2006. Bis Ende Juli wurden in 182 Ländern nach vorläufigen Zahlen fast 365 000 Masernfälle registriert, fast dreimal so viele wie im gleichen Zeitraum des vergangenen Jahres und mehr als im Gesamtjahr 2018. Ein Großteil dieser Fälle tritt in Afrika auf, doch die Gefahr ist nicht so weit weg, wie es den Anschein hat. 2019 forderten in Deutschland gleich mehrere Kitas den Nachweis von Masernimpfungen und verweigerten Kindern ohne einen solchen den Zutritt, manche Schulen blieben gleich ganz geschlossen. In den USA, wo sich viele Eltern auf religiöse oder philosophische Gründe gegen das Impfen berufen (was inzwischen in vielen Bundesstaaten nicht mehr anerkannt wird), war die Lage zum Teil noch alarmierender. Nach dem größten Masernausbruch seit fast dreißig Jahren sah sich der Bürgermeister von New York im April 2019 gezwungen, den Gesundheitsnotstand auszurufen und in manchen Stadtteilen kurzerhand die Masernimpfpflicht einzuführen. Das Kinderhilfswerk UNICEF warnte zum selben Zeitpunkt angesichts von weltweit etwa 170 Millionen nicht ausreichend oder gar nicht geimpften Kindern unter zehn Jahren vor noch größeren Masernepidemien. Unter Corona gingen die Maserninfektionen – den Kontaktbeschränkungen sei Dank – weltweit zurück, aber das Problem dürfte sich wieder einstellen, wenn sich unser Leben normalisiert hat. Denn viele haben vielleicht gerade wegen Corona auf die Grundimmunisierung verzichtet oder sie hinausgezögert. Doch seit dem 1. März 2020 gibt es nun das Masernschutzgesetz in Deutschland, das das Ziel hat, auch diejenigen Menschen zu schützen, die nicht oder noch nicht (weil sie noch zu jung sind) gegen die Masern geimpft werden können. Es sind also tatsächlich die Ungeimpften, die durch andere gefährdet werden können. Allerdings kann sich gegen manche Krankheiten eben nicht jede/r zu jedem Zeitpunkt impfen lassen und ist somit auf die Solidarität der Mitmenschen angewiesen. Alles zum Masernschutzgesetz finden Sie unter: *www.masernschutz.de.*

Doch nun zu Corona. Auch hier hörten wir ja wiederholt den Vorwurf, dass die Angst vor Ungeimpften ja wohl beweisen würde, dass Geimpfte ihren eigenen Impfungen nicht vertrauen. Die Impfung gegen COVID-19 schützt vor schweren Erkrankungsformen, mit denen man zum Beispiel im Krankenhaus behandelt werden muss, nicht vor der Infektion an sich. Das Virus kann immer noch in unseren Körper kommen, erst dann reagiert das durch die Impfung vorgewarnte Immunsystem – schneller und effizienter als bei Ungeimpften. Das bedeutet zweierlei. Die Wahrscheinlichkeit, schwer zu erkranken oder gar zu versterben, sinkt deutlich. Ebenso die Wahrscheinlichkeit, das SARS-CoV-2-Virus zu übertragen, denn die Viruslast auf der Schleimhaut ist nicht so groß, und wenn die Symptome nicht stark sind, hustet und schnupft man niemand anders so leicht an. Zum anderen ist das Risiko der Übertragung aber nicht null Prozent, und so tragen auch Geimpfte ein Restrisiko, die Pandemie weiter am Laufen zu halten. Dieses sinkt jedoch, je mehr Menschen geimpft sind. Im Herbst 2021 sahen wir zudem, dass Ungeimpfte den Großteil derer ausmachten, die intensivmedizinisch behandelt werden mussten – so dass sie nicht nur uns als Mitmenschen, sondern auch das Gesundheitssystem belasten. Insofern bleibt es auch bei nicht hundertprozentigem Schutz dabei: Impfen ist eine soziale Veranstaltung und Verantwortung. Zumal manche Gruppen wie kleinere Kinder zum Zeitpunkt des Schreibens dieses Textes noch nicht geimpft werden können, Schwangeren – bei erhöhtem Risiko, schwer zu erkranken – erst seit kurzer Zeit die Impfung gegen COVID-19 empfohlen wird, und Menschen mit einer Immunschwäche zum Teil einen nicht so sicheren Impfschutz aufbauen können.

Da sich das Corona-Virus vom Masern-Virus deutlich unterscheidet, werden wir es wohl nicht wieder komplett ausrotten können. Dazu verändert es sich zu schnell. Aber je mehr Menschen geimpft sind, umso weniger »Spielraum« findet das Virus, um zu mutieren. Und das macht es wahrscheinlich, dass es in absehbarer Zeit nur noch lokal, also endemisch, und nicht weltweit, also pandemisch, auftreten wird. Geimpfte schützen somit Ungeimpfte auf vielfache Weise. Das, was wir »Pandemie« nennen, verlagert sich aber auch zunehmend auf die (zu große) Gruppe der Ungeimpften – letztlich ist der Grund für weiter geltende Einschränkungen auch für Geimpfte die Verringerung der Gefährdung der Ungeimpften. Denn das pandemische Geschehen wird früher oder später jeden Ungeimpften mit einer Infektion bedenken.

»Die Impfpflicht schränkt meine persönliche Freiheit und mein Grundrecht auf körperliche Unversehrtheit ein«

Nach allem, was ich positiv über das Impfen gesagt habe, werden Sie nun denken, dass ich bestimmt begeistert von Überlegungen bin, eine Impfpflicht – generell oder für bestimmte Berufsgruppen – einzuführen. Aber das ist mitnichten der Fall. Eine Impfpflicht schöpft nicht alle Maßnahmen aus, die uns zur Verfügung stehen, um die Impfquoten zu erhöhen. Im Gegenteil: Sie führt erst einmal zu erwartbarem Widerstand selbst bei denjenigen, die die Wichtigkeit des Impfens verstehen. Durch die Pandemie habe ich hier aber leider eine neue Perspektive gewinnen müssen. Doch bleiben wir zunächst bei den Masern: In Bezug auf die Masern bestehen die epidemiologisch relevanten Impflücken insbesondere in den ersten zwei bis drei Lebensjahren (»zeitgerechtes Impfen«) und bei Jugendlichen und jungen Erwachsenen. Wäre eine Impfpflicht zum Beispiel an den Schuleintritt gekoppelt, würde sie die Zielgruppen nicht erreichen. Insbesondere bei einer Beschränkung der Impfpflicht auf eine oder einzelne Impfungen steht zu befürchten, dass die Inanspruchnahme anderer Impfungen zurückgeht (nach dem Motto »Jetzt hole ich mir hier meine Selbstbestimmung zurück« oder weil der Eindruck vermittelt wird, dass die freiwilligen Impfungen nicht ganz so wichtig sind). Das haben experimentelle psychologische Studien gezeigt. Ich verstehe den Grundgedanken einer Impfpflicht schon – man möchte die Impfquoten einfach verbessern. Die Durchimpfungsrate ist deshalb eine so bedeutsame Marke, weil bei einem Unterschreiten nicht etwa nur schrittweise mehr Infektionen auftreten, es kann zu explosionsartigen Vermehrungen, Epidemien, kommen – je nachdem, wie und wo erkrankte und ungeschützte Personen aufeinandertreffen. Und deshalb ist es auf der anderen Seite auch mit ein bisschen Hoffen auf einkehrende Vernunft nicht getan. Vielmehr sollte alles versucht werden, um noch mehr Menschen vom Sinn des Impfens zu überzeugen und die Hürden für einen bestmöglichen Impfschutz so niedrig wie möglich zu halten.

Hilfreich wären zum Beispiel ein zentrales Impfregister und ein damit gekoppelter digitaler Impfpass – zusätzlich zum oder anstelle des gelben Impfhefts. Das würde es einfacher machen, den Überblick zu behalten, zumal das Heft vergessen werden oder bei Umzügen verloren gehen kann. Auch bei Ärzt:innenwechseln oder Auslandsreisen herrschte schnell Gewissheit über mögliche Impflücken.

Ein weiterer Vorteil bestünde darin, automatisch an anstehende Impftermine erinnert werden zu können, denn das Dumme ist ja, dass es dem Krankheitserreger egal ist, ob wir knochenharte Impfgegner:innen sind oder einfach nur zum x-ten Mal den Impftermin verschusselt haben.

Und noch eine weitere Verbesserungschance: Impfkomplikationen beziehungsweise schon der Verdacht sind meldepflichtig. Zuständig ist das schon erwähnte PEI. Bei einem Impfschaden ist es etwas anders: Hier muss es einen Antrag des potenziell Geschädigten geben. Zuständig ist dann das Versorgungsamt im jeweiligen Bundesland. Aufgrund der deutschen föderalen Struktur hat leider (bislang) keine gute zentrale Zusammenführung dieser Daten stattgefunden, was nicht nur ich sehr bedauere. Das RKI hat das vor einigen Jahren ebenfalls kritisiert, ist aber an den Voten und Vorgaben einzelner föderaler Datenschützer:innen gescheitert. Wichtig ist, zu verstehen, dass es eine Anzahl von gestellten Anträgen gibt und eine deutlich niedrigere Anzahl von bewilligten. Die bewilligten bedeuten aber auch nicht gleich, dass hier immer ein eindeutiger kausaler Zusammenhang zwischen Impfung und Schaden besteht (hier gilt nämlich – zum Glück für die betroffenen Personen: im Zweifel für die Antragstellenden). Transparenz und eine klare Statistik würden aber vielen Menschen helfen, Impfungen wieder mehr zu vertrauen.

Eine weitere Möglichkeit wäre es, Eltern bei Kinderärzt:innen mitzuimpfen und Impfungen in Kitas und Kindergärten durchzuführen, und immerhin sieht das neue Masernschutzgesetz zumindest Ersteres nun auch so vor. Das würde die Hemmschwellen bei Eltern, nicht nur bei den zögernden und verunsicherten, abbauen helfen. Insgesamt wäre es toll, wenn das ganze Drumherum bei Schutzimpfungen einfacher würde und dadurch unnötige

Hürden wegfielen – und sie endlich wieder als das wahrgenommen würden, was sie sind: ein Segen für die Menschheit.

Impfen schützt – und ist im Gegensatz zum Durchmachen der impfpräventablen Krankheit der tatsächlich sanftere Weg, die bessere Alternative. Bis es aber so weit ist, kommen wir nicht drum herum, den eigenen Impfstatus von Haus- oder Kinderärzt:innen überprüfen, gegebenenfalls Lücken schließen und Auffrischungen vornehmen zu lassen. Am besten gleich beim nächsten Termin. Man kann das nämlich auch einfach so tun – aus guten Gründen *und* freiwillig. Immerhin sieht das neue Gesetz als Novum auch vor, dass in wissenschaftlich begleiteten Modellprojekten Grippe-Impfungen in Apotheken zu erhalten sind. Damit spart man sich zumindest den Extragang.

Wichtiger als den »Zwang« zum Impfen finde ich es, die Impfangst vieler Menschen zu verstehen. Wer als Kind die Windpocken selbst durchlebt hat, bei dem sind oft überwiegend positive Erinnerungen hängen geblieben: Wir wurden gepflegt und verwöhnt, haben, ins Bett gekuschelt, Filme geschaut oder Hörspielen gelauscht, manch einer bekam Comics gegen die Langeweile geschenkt, und in die Schule musste auch niemand. Klingt wie ein Kurzurlaub mit Fieber und roten, juckenden Punkten. Ob uns heute nun die eigene verklärte Erinnerung einen Streich spielt oder ob wir Opfer von gezielter Desinformation und Angstmache vor dem Impfen werden, Gründe fürs Zögern gibt es viele, und alle sind sie zutiefst menschlich. Und dagegen soll man jetzt sein gesundes Kind impfen lassen?!

Bevor es zu einer Impfpflicht kommt, sollte mit frühzeitiger Information, Beratung und Aufklärung vielmehr an die Impfverantwortung jedes/jeder Einzelnen appelliert werden. Insofern sehe ich – gerade auch vor dem Hintergrund der Corona-Pandemie – eher eine moralische Impfpflicht, die uns alle vor der Situation bewahrt, in der der Staat uns zum Impfen verpflichtet. Das Recht auf Leben und körperliche Unversehrtheit darf in gut begründeten Ausnahmefällen eingeschränkt werden. So wird auch eine Corona-Impfpflicht für bestimme Berufsgruppen (etwa Gesundheitsfachpersonal und Erzieher:innen und Lehrer:innen) diskutiert. Denn sie haben durch ihren vermehrten und ja auch unausweichlichen Kontakt zu vulnerablen Gruppen eine besondere Verantwortung. Doch selbst hier würde ich lieber auf Aufklärung denn Pflicht setzen wollen.

Natürlich stehen dabei vor allem Eltern im Fokus, weil sie nicht nur für sich selbst Verantwortung tragen. Solidarität fordert am Ende aber logischerweise auch alle Nicht-Eltern, zumal die Impflücken auch Erwachsene betreffen. Anders als es Impfgegner:innen prophezeien, die hinter einer Impfpflicht eine Art trojanisches Pferd der Pharmaindustrie wittern, bedeutet selbst eine Impfpflicht kein blindes Zustechen und Abkassieren. Wer keinen Impfnacheis erbringen kann, muss mit Sanktionen rechnen. Also zum Beispiel ein Bußgeld zahlen oder im Erkrankungsfall nicht damit rechnen können, mit einer beliebigen Lohnfortzahlung in Quarantäne gehen zu können. Aber es werden keinen weiteren Zwangsmaßnahmen automatisch Tür und Tor geöffnet. Die Impffähigkeit jedes einzelnen Menschen bleibt auch dann noch Grundvoraussetzung, das heißt, die Haus- oder Kinderärzt:innen haben auch weiterhin Gegenanzeigen (Kontraindikationen) festzustellen und größte Sorgfalt und Aufmerksamkeit walten zu lassen.

In einer meiner Kolumnen schreibe ich darüber hinaus: »Vernünftige Maßnahmen gegen COVID-19 kennen wir – vor allen anderen die Impfung: Wer geimpft ist, erkrankt nicht nur selbst deutlich seltener und weniger schwer, er reduziert zugleich drastisch das Risiko, andere mit dem Virus anzustecken. Die empfohlenen Hygienemaßnahmen reduzieren dieses Risiko noch weiter. Es ist logisch und nachvollziehbar, dass an Orten, an denen eine Weiterverbreitung des Virus besonders leicht möglich ist (im Club, Restaurant, Theater ...), nur geimpften Personen mit einer reduzierten Übertragungswahrscheinlichkeit der Zutritt gewährt wird. Schutzregeln während der Pandemie sind keine Bestrafung, sie sind schlicht sinnvoll. Ebenso sinnvoll und begründet ist es, dabei Geimpfte und Ungeimpfte unterschiedlich zu behandeln, weil die beiden Gruppen Unbeteiligte unterschiedlich stark bedrohen. Dies ist kein ›Sanktionsregime‹, was die Analogie von Impfgegner:innen mit Rauchenden und Extremsportfans fälschlich zu suggerieren versucht. Sanktionen wären etwas anderes: Impfgegner:innen wäre nicht das Café verboten, man würde ihnen als Strafe eine Behandlung verwehren, wenn sie an COVID-19 erkranken. (Tatsächlich gibt es sogar konsequent Verblendete, die öffentlich erklären, auf jede Behandlung verzichten zu wollen. Sie sollten uns kein Maßstab sein). Ich finde aber: Das Schöne an unserem Solidarprinzip ist, dass auch Menschen, die eine Schutzimpfung aus den verschiedensten Gründen ablehnen, die beste medizinische Behandlung erfahren, sollten sie an COVID-19 erkranken. Und das wird ebenfalls von den gesetzlichen Krankenkassen getragen. Solidarischer wäre es natürlich, sich und andere zu schützen und nicht das volle Risiko – für sich selbst und die Solidargemeinschaft – einzugehen.«

Sollte es gegen COVID-19 trotzdem zu einer »Impfpflicht« kommen, so hoffe ich, dass viele Menschen verstehen werden, dass dies zu unser aller Schutz geschieht und nicht nötig gewesen wäre, wenn Impfgegner:innen nicht so immun (Achtung: Wortspiel) gegen die guten Argumente für das Impfen gewesen wären und ihre Angstmythen nicht so viral verbreitet hätten.

Wir sollten alles unternehmen, um das Vertrauen in den großartigen individuellen und kollektiven Nutzen des Impfens zu stärken, das steht für mich ganz oben auf der Wunschliste – als Ärztin und Mutter. Impfen ist sanfte Prophylaxe und nutzt unser Immunsystem auf natürliche Weise. Was wollen wir mehr? Das Dilemma aus Verunsicherung, Misstrauen und Angst geht aber leider weit über das Impfen hinaus. Man kann die Corona-Krise auch als Ausdruck einer generellen Vertrauenskrise gegenüber der modernen Medizin betrachten. Dann wäre sie Symptom eines noch größeren Problems. Den Alarmruf der WHO würde das allerdings keineswegs entkräften, es würde ihm nur noch mehr Nachdruck verleihen, als es jeder einzelne Masern- oder COVID-Fall ohnehin schon tut.

Wie man die Zusammenhänge auch deutet, fest steht, dass es um das Vertrauen in die Medizin schon einmal besser bestellt war. Ich habe beschrieben, wie uns die Erinnerungen an das Durchleben von »harmlosen Kinderkrankheiten« einen Streich spielen können. So verzerrt unsere Erinnerungen im Einzelfall aber auch sein mögen, falsch und sinnlos sind sie deshalb nicht – wenn auch aus einem anderen Blickwinkel. Sie geben uns nämlich einen wichtigen Hinweis auf etwas, was uns aus diesem Dilemma führen könnte. Denn es war vor allem die Zuwendung der Mutter (damals wohl seltener des Vaters), die die Krankheit im Nachhinein viel positiver und harmloser erscheinen lässt, als sie in Wahrheit war. Zuwendung und Zeit wiederum sind zwei Grundzutaten für ein Vertrauen, das vielen im Hinblick auf die moderne Medizin abhandengekommen ist.

11. »Ärzt:innen sind immer nur in Eile«

Wenn das Ärzt:innen-Patient:innen-Verhältnis
auf der Strecke bleibt

Die Tür geht auf, und die Chefärztin mit ihren weiß ge-
kleideten Kolleg:innen im Gefolge rauscht an unser Bett.
Bis auf die freundliche Begrüßung verstehen wir nicht
wirklich, was da vor sich geht, auch nicht, was die Ärzt:in-
nen untereinander besprechen, und schon sind sie auch
wieder verschwunden. Kostspielige Untersuchungen folgen, wir sind ein lukrativer Fall. Gehen wir zu niederge-
lassenen Ärzt:innen in die Praxis, vervielfacht sich dem-
gegenüber die Zeit, die mit uns verbracht wird – aber
mehr als 7,6 Minuten sind es im Durchschnitt auch hier
nicht. Dafür, dass wir auf den Termin bei der Orthopä-
din / dem Orthopäden wochen- oder gar monatelang warten mussten, geht die eigentliche Behandlung so schnell
über die Bühne, dass wir noch ganz verdattert sind, wenn
wir unser Rezept in die Hand gedrückt bekommen und
aus der Praxis hinauskomplimentiert werden. Und wenn
wir die Praxistür öffnen, humpelt schon der nächste Pa-
tient/die nächste Patientin an uns vorbei in das übervolle
Wartezimmer, das auch Sie länger sehen werden als Ihre/n
Ärztin/Arzt.

Wenn Sie jetzt noch einmal die Kapitelüberschrift lesen und denken: »Diese Aussage trifft nun aber wirklich
mal zu« – dann muss ich gestehen, dass Sie mich erwischt
haben. Zumindest ein bisschen. Diese beiden kurzen Szenen sind sicher keine Blaupause für jede Klinik und jede
Praxis, doch solche Szenen spielen sich im Klinik- und

Praxisalltag genauso ab, Tag für Tag. Wie bereits im Prolog dieses Buches erwähnt, gibt es handfeste Gründe, weshalb sich Menschen vom modernen Medizinbetrieb abwenden.

Niemals zuvor in der Geschichte war die moderne Medizin effektiver als heute. Doch es gelingt längst nicht immer, dies auch zu vermitteln – und dann auch zur Anwendung zu bringen. Mangelnde Kommunikationsfähigkeit trifft auf mangelnde Zeit, überschattet von Bürokratie und Wirtschaftlichkeitsdruck. Das Humane fällt in der Humanmedizin viel zu oft hinten runter – für Behandelnde und Behandelte!

»Was Ärzt:innen einem sagen, versteht kein Mensch, und zuhören tun sie auch nicht richtig«

Ich habe mir als Homöopathin für ein Erstgespräch bis zu drei Stunden Zeit nehmen können. In dieser Zeit – wie auch bei jedem Folgetermin – waren wir völlig ungestört. Ich legte großen Wert darauf, dass meine Praxis eine stressfreie Zone blieb, vom möglichst leeren Warte- bis zum aufgeräumten Sprechzimmer. Neben den akuten körperlichen Beschwerden, die meine Patient:innen zu mir führten, und der allgemeinen Befindlichkeit erkundigte ich mich immer nach der persönlichen Situation, um einen möglichst umfassenden Eindruck zu bekommen. In 7,6 Minuten ist so etwas kaum möglich, da fällt es schon schwer, sein Gegenüber bei der zweiten Frage ausreden zu lassen.

Ich dagegen konnte zuhören, ich konnte nachhaken, anstupsen und wieder zuhören, in aller Ruhe – vor allem diese Möglichkeiten werden auch heute an Homöopath:innen, Heilpraktiker:innen und anderen Alternativmedizinern:innen wohl mit am meisten geschätzt. Patient:innen fühlen sich besser verstanden, wenn ihr Gegenüber umfangreicher auf die persönlichen Überzeugungen und Wünsche eingeht. Das schafft Vertrauen und sorgt für Entspannung – und für die Möglichkeit, dieses Gespräch per Privatordination oder nach »homöopathischen« Gebührenziffern gut abrechnen zu können. Nicht zu unterschätzen ist auch der Faktor Berührung. Heute laufen beispielsweise Temperatur- oder Blutdruckmessungen überwiegend per Knopfdruck ab, viele andere Untersuchungen werden in Laboren ausgewertet, die traditionelle körperliche Untersuchung ist auf ein Minimum reduziert. Vielleicht schätzen viele Patient:innen – bewusst oder unbewusst – allein schon deshalb die Prozedur einer Akupunktur oder die manuellen Therapien bei Osteopath:innen oder Chiropraktiker:innen. Berührung (Be-handeln) kann ähnlich wie das Zuhören beruhigen und dazu beitragen, dass ein vertrauensvolles Verhältnis zwischen Behandelndem und Behandeltem entsteht.

Mehr noch bleibt im modernen Medizinalltag aber etwas auf der Strecke, was für Patient:innen von großer Bedeutung ist: das Bedürfnis, die Kontrolle über die eigene Gesundheit zu behalten. Häufig werden Maßnahmen *an* Patient:innen vorgenommen – sie bekommen ein Medikament verschrieben, sie werden operiert etc. Dagegen gelingt es vielen alternativmedizinischen Angeboten besser, die Patient:innen in die Behandlung mit einzubinden. Homöopath:innen lassen Patient:innen ausführlich berichten, fordern sie auf, bei der Einnahme von Globuli die oft komplizierten Vorgaben genau einzuhalten, und bei bewegungstherapeutischen Maßnahmen vom Wassertreten nach Kneipp über anthroposophische Heileurythmie bis zu Tai Chi sind Patient:innen mit ganzem Einsatz gefragt. Dieses Eingebundensein schafft das Gefühl von

Kontrolle und Selbstwirksamkeit: etwas selbst zu tun, zur Gesundung beizutragen (auch »Compliance«, Kooperation genannt).

Vielleicht haben diese oft patriarchalischen Strukturen der neunziger Jahre vor allem Frauen in die »sanfte Alternative« abwandern lassen? Ich vermute sogar: Dieses Gefühl der Selbstwirksamkeit lässt Menschen selbst dann auf alternativmedizinische Angebote schwören, wenn sie wissen, wie beschränkt ihre Wirkung ist. Sie stellen die zwischenmenschliche Interaktion über die wissenschaftliche Evidenz, das Selbstwirksamsein über das Behandeltwerden. Sinnvolle Do-it-yourself-Maßnahmen der normalen Medizin wie etwa Gewichtsreduktion, mehr Bewegung und bessere Ernährung wirken dagegen oft spaßbefreit und erfordern eine Überwindung des inneren Schweinehundes.

Auf der einen Seite haben wir also verunsicherte und enttäuschte Patient:innen, auf der anderen Seite sind da evidenzbefreite Gurus, die sich Zeit nehmen und zuhören, aber oftmals nicht weniger dogmatisch sind als die immer noch patriarchalisch-bevormundenden Inseln im Medizinwesen. Aus solchen Settings können leicht Abhängigkeiten entstehen. Sosehr sich Patient:innen ganzheitlich verstanden fühlen, so eindeutig sind die Rollen verteilt, und es gibt ein Machtgefälle zwischen Heiler:innen und Patient:innen, das wenig mit sanfter, eigenverantwortlicher Therapie zu tun hat.

Doch selbst wenn eine Kommunikation auf Augenhöhe gelingen mag, sind schon die Diagnoseverfahren der Alternativmedizin häufig widerlegt oder unbewiesen. Dafür muss man nicht bis zum Auspendeln gehen – auch Osteopathie, Bioresonanz, Irisdiagnostik oder Kinesiologie bieten keine zuverlässige Diagnostik. Nicht einmal die vielen Menschen plausibel erscheinende Pulsdiagnose der

TCM, die je nach Schule bis zu 28 Pulsqualitäten unterscheidet, die wiederum Informationen über den Zustand unserer inneren Organe liefern sollen, ist belegt. Die Konsequenzen liegen auf der Hand: Wenn das Diagnoseverfahren unbrauchbar ist, dann werden Erkrankungen, die tatsächlich vorliegen, wahrscheinlich nicht erkannt, während gleichzeitig womöglich Krankheiten diagnostiziert werden, die gar nicht existieren. Neben den zwangsläufig überteuerten, weil unnötigen Kosten für eine wertlose Diagnose bezahlen Patient:innen einen noch viel höheren Preis. Klar müssen wir in der normalen Medizin die sprechende Medizin wieder viel ernster nehmen und auch die zuhörende Medizin kommt viel zu kurz. Selbstverständlich müssen wir wertschätzender mit Patient:innen umgehen, die berechtigte Fragen haben oder um Erklärungen bitten. Unverständliches und dünkelhaftes Arztkauderwelsch braucht kein Mensch, ein Verhältnis auf Augenhöhe dagegen hilft uns allen weiter.

»Mir egal, was der gelernt hat, ich vertraue meinem Heilpraktiker«

Das führt uns zu der Frage, wie und wo Alternativmediziner:innen eigentlich ihre Methoden lernen, wie sie geprüft und kontrolliert werden. Viele Patient:innen gehen davon aus, dass beispielsweise Heilpraktiker:innen einen Ausbildungsstatus haben, der mit dem von Mediziner:innen vergleichbar ist. Für viele Menschen sind Heilpraktiker:innen »kleine Ärzt:innen mit viel Natur und mehr Zeit«.

Ich kenne etliche Heilpraktiker:innen, die aus voller Überzeugung und in bestem Willen ihren Patient:innen helfen möchten. Das ist grundsätzlich sehr begrüßenswert und mag sogar für die meisten der rund 47 000 in Deutschland tätigen Heilpraktiker:innen gelten. Doch das ändert nichts daran, dass für die Heilpraktiker:innentätigkeit nur ein Minimum an Voraussetzungen zu erfüllen ist: Fünfundzwanzig Lebensjahre, ein einwandfreies polizeiliches Führungszeugnis, gute Deutschkenntnisse und ein Hauptschulabschluss reichen aus, dann können Sie sich beim zuständigen Gesundheitsamt für eine Überprüfung durch einen Amtsarzt anmelden, die aus einem Multiple-Choice-Test und einer mündlichen »Gefahrenabwehr«-Prüfung besteht. Sinn und Zweck dieser Überprüfung ist es, festzustellen, dass Antragstellende »keine Gefahr für die Volksgesundheit (sic!)« darstellen. Dabei wird allenfalls rudimentäres medizinisches Wissen abgefragt, weshalb der vorherige Besuch einer Heilpraktiker:innenschule keine zwingende Voraussetzung ist. Man kann sich auch im Selbststudium auf die Prüfung vorbereiten; und wenn man durchfällt, kann man die Prüfung beliebig oft wiederholen, solange man jedes Mal wieder die Prüfungsgebühr zahlt.

Für die Zulassung zur Prüfung ist auch praktische Erfahrung nicht verpflichtend, nicht einmal in Form eines Schnupperpraktikums. Das heißt, Heilpraktiker:innen müssen keine Patient:innen gesehen (geschweige denn behandelt) haben, bevor sie eine Praxis eröffnen. Auch das korrekte Setzen einer Infusion, wie es Pflegefachpersonal in der Ausbildung lernt, zählt nicht zu den zwingend vorausgesetzten Kompetenzen, und das, obwohl Injektionen später keineswegs verboten sind. Heilpraktiker:innen dürfen angesichts dieser »Nichtausbildung« unfassbar viel, verboten sind im Grunde nur das Verordnen verschreibungspflichtiger Medikamente, invasive Eingriffe, bei denen verschreibungspflichtige Anästhetika verwendet werden müssten (Magen-, Darmspiegelungen, OP etc.), Geburtshilfe und die Behandlung von meldepflichtigen

Infektionskrankheiten (Stichwort Corona). Abgesehen davon herrscht das, was Heilpraktiker:innen Therapiefreiheit nennen, was aber in der Praxis bedeutet, dass sie diagnostisch und therapeutisch machen können, was sie wollen: akupunktieren, Manipulationen an der Halswirbelsäule vornehmen, Antlitzanalyse à la Schüßler – auch die Ausbildung zur Homöopathie bleibt unbenommen. Überspitzt gesagt, könnten Sie sich heute beim Gesundheitsamt anmelden und schon morgen Ihre eigene Praxis eröffnen und Patient:innen empfangen, um diesen eine selbst erfundene Krebstherapie anzubieten.

Der Unterschied zu einer ärztlichen Ausbildung könnte größer kaum sein: Nach mindestens sechs Jahren Medizinstudium folgen meist fünf bis sechs weitere Jahre für die Spezialisierung auf ein bestimmtes Fachgebiet, den sogenannten Facharzt/der Fachärztin. Drei Staatsexamina sowie mindestens eine Facharztprüfung müssen bis hierhin bestanden, unzählige Zwischenprüfungsscheine erworben werden. Für die Zusatzausbildung Homöopathie müssen mindestens 150 Stunden Weiterbildung nachgewiesen sowie eine weitere Prüfung vor der Ärztekammer bestanden werden – erst dann dürfen sich Ärzt:innen auch Homöopath:innen nennen.

Natürlich können sich auch Heilpraktiker:innen in langen (und oft teuren) Seminaren auf dem Gebiet der Homöopathie oder einer anderen Lehre weiterbilden. Sie können über die Jahre viel Erfahrung sammeln und sich alles Mögliche an Wissen aneignen. Humbug wird allerdings nicht dadurch wirksam, dass man sich ausgiebig damit beschäftigt, und auch »Heilerfolge« werden dadurch keine Folge der eigenen Methode. Umso ärgerlicher, dass wir außerhalb der Medizin hierzulande über keine wirklich funktionierenden Kontrollmechanismen verfügen, die negative Auswirkungen verhindern könnten. Leidtragende bleiben mal wieder allein die Patient:innen. Daran hat bislang auch das schon erwähnte, vom Gesundheitsministerium in Auftrag gegebene Rechtsgutachten zum Heilpraktiker:innenberufsstand nichts geändert – und wird das vermutlich auch nicht tun. Wenn Sie sich dafür tiefer gehend interessieren, hören Sie gerne in meine beiden Podcastfolgen zum Thema hinein.

»Wenn's schädlich wäre, wär's doch längst verboten«

Natürlich gibt es auch schlechte Ärzt:innen und auch solche, die Impfgegner:innen, Querdenkende oder Virenleugner:innen sind oder Dinge wie Quantenheilung anbieten. Aber – ein großes Aber: Während Ärzt:innen bereits während ihrer langjährigen Ausbildung auf ihre Eignung überprüft werden und auch später ihre Approbation verlieren können, während es ein Berichtswesen und Schiedsstellen gibt, die Fehler nachvollziehbar und anfechtbar machen, und während die evidenzbasierte Medizin ständig aktualisierte Leitlinien für die Behandlung von Patient:innen allen Ärzt:innen offen zugänglich macht, sucht man derartige Einrichtungen, Institutionen und Mechanismen bei Heilpraktiker:innen vergeblich: Es gibt keine allgemeinen Leitlinien, keine transparente Aufarbeitung von Problemfällen, keine Anlaufstellen für Patient:innenbeschwerden; es herrscht oft nicht einmal Einigkeit über allgemein anerkannte Grundlagen der jeweiligen Methoden und Mittel. Wenn es keine Unterscheidung zwischen richtig und falsch gibt, kann jede/r Therapeut/in für sich selbst entscheiden und jede Methode nach eigenem Gutdünken adaptieren. Im Prinzip spiegelt sich das bereits in den unterschiedlichen Heilpraktiker:innenschulen wider: Die sind in der Auswahl ihrer Ausbildungsinhalte und

-methoden völlig frei und werden diesbezüglich auch von niemandem kontrolliert. Die Therapiefreiheit, auf die sich Heilpraktiker:innen berufen, wird auch später kaum durch Kontrollen eingeschränkt. Bei begründetem Verdacht können zwar Gesundheits- oder auch Hygieneamt einschreiten, in der Praxis scheitert das aber oft an fehlendem Personal. Selbst bei gravierenden Schäden oder gar Todesfällen ist die Strafverfolgung von Heilpraktiker:innen oft schwierig, weil unklar ist, wogegen diese bei so vielen Freiheiten und ungeregelten Dingen überhaupt verstoßen haben sollen – während Ärzt:innen längst mit einem Berufsverbot und mehr belegt worden wären.

Es geht mir auch gar nicht darum, das Verhalten einzelner Heilpraktiker:innen zu beurteilen. Ich mache mir um etwas anderes Sorgen: Es ist im Grunde eine unfassbare Tatsache, dass eine entsprechende gesetzliche Regelung im Sinne des Patient:innenschutzes bislang verschlafen wurde. Nach Gründung der Bundesrepublik hatte man zwar schlicht andere Sorgen, als das »Heilpraktikergesetz« von 1939 zu reformieren. 1957 urteilte das Bundesverwaltungsgericht, dass das Auslaufen des Berufsstandes, wie es das Gesetz von 1939 vorsah, nicht mit der Berufsfreiheit vereinbar sei, und bahnte damit der Entwicklung den Weg, deren Ergebnis wir heute sehen. Spätestens an diesem Punkt hätte man erkennen müssen, dass hier Regelungsbedarf bestand. Hat man aber nicht – und dass man auch heute mehr als zaghaft an das Thema herangeht, liegt daran, dass man sich nicht unbeliebt machen möchte, indem man der Bevölkerung das Angebot an Fern- und Auraheilung, Chakrenreinigung oder eben Akupunktur und Homöopathie ein wenig reglementiert. Was ja auch nicht gerade einfacher dadurch wird, dass man das Thema über sechzig Jahre lang sich selbst überlassen hat. Und so existieren in einem Land, das wahrlich keinen Mangel an Vorschriften, Prüfungen, Messungen und Bußgeldkatalogen leidet, für einen bestimmten Berufsstand weitestgehend unkontrollierte Befugnisse, die alle möglichen gesundheitlichen Schäden nicht nur nicht verhindern, sondern auch direkt zur Folge haben können. Wo bleibt da der Patient:innenschutz? Schlicht nicht ausreichend ist es, dass seit März 2018 immerhin sogenannte Heilpraktikerüberprüfungsleitlinien des Bundesministeriums für Gesundheit existieren. Damit werden zwar einheitliche Mindeststandards der Prüfung definiert, und es wird vorgegeben, welche Kenntnisse vorliegen müssen, diese reichen aber kaum aus und verdeutlichen umso eklatanter das Fehlen einer geregelten Ausbildung.

Die Frage des Patient:innenschutzes *muss* der Gesetzgeber beantworten. Eine andere Schlussfolgerung können Sie als Patient:innen für sich selbst ziehen: Das Bedürfnis, entscheidungs- und handlungsfähig zu bleiben, die Kontrolle über die eigene Gesundheit nicht allein in ärztliche Hände legen zu müssen, ist verständlich. Es durch alternativmedizinische Angebote stillen zu wollen, ist aber meines Erachtens der falsche Weg, vor allem, wenn blindes Vertrauen oder gar eine Art Opposition gegen das »Etablierte« die Grundlage ist. So angenehm und wohltuend die erfahrbare Zuwendung auch sein mag, zu echter Medizin gehört das aktuell bestbegründete Wissen. Eine Kombination aus Erfahrung und Evidenz, die sich überprüfen und nachweisen lässt. Eben das, was wirklich wirkt. Dies ist kein Widerspruch, sondern eine, ja die entscheidende Erweiterung: die Kombination von Zuwendung, Zeit *und* evidenzbasiertem Wissen.

Wenn ernsthaft kranke Patient:innen in der Alternativmedizin keine wirksame Hilfe finden, ziehen sie häufig von einem Heiler zur nächsten Heilerin. Mit jeder erfolglosen Etappe steigert sich neben dem gesundheitlichen

Leid ihre Frustration. Für viele wird so eine Reise durch die Welt der Alternativmedizin zu einer regelrechten Odyssee. Der Preis dafür, dass sie nach Alternativen suchen, wo keine sein können, besteht mitunter darin, dass sie erst richtig krank werden beziehungsweise dass ihr Vertrauen in die Alternativmedizin dazu führt, dass Beschwerden chronisch werden. So mancher wird bei solch einer Odyssee zudem mittellos – Verbraucher:innenberatungen können ein trauriges Lied davon singen.

»Und trotzdem hören die mir nicht richtig zu«

Welchen Faden wir auch aufgreifen und weiterverfolgen, eine echte Alternative zur Medizin lässt sich am Ende bisher nicht finden. Das heißt aber nicht, dass in der Medizin alles rosig wäre – bei Weitem nicht. Neben allen Fortschritten gibt es auch dort Entwicklungen, die in die falsche Richtung gehen – darauf weist der Zulauf, den vermeintliche Alternativen haben, deutlich hin.

Die »sprechende Medizin« ist nicht verschwunden, auch heute kommunizieren Ärzt:innen mit ihren Patient:innen und versuchen, sich ein möglichst ganzheitliches Bild zu verschaffen. Aber wir sollten das reale Defizit ernst nehmen, denn es betrifft den elementaren Punkt, an dem Alternativmediziner mehr richtig machen als reguläre. Nicht jede/r Patient/in braucht ein langes Gespräch, aber es gibt längst auch wissenschaftliche Belege, etwa aus der Psychoneuroimmunologie, die zeigen, dass die Art und Weise der Kommunikation direkte physiologische und biologische Auswirkungen hat, also nicht nur solche aus dem Bereich der Wahrnehmungspsychologie. Auch wenn damit natürlich keine »Lebensenergie« gemeint ist, sondern zum Beispiel Neurotransmitter wie Adrenalin, Dopamin oder Serotonin, macht uns jede/r Patient/in, der/die lieber zu Homöopath:innen als zu Allgemeinmediziner:innen geht, auf diesen Missstand aufmerksam.

Abseits von Notfallsituationen oder pandemischen Zuständen sollte das ärztliche Dasein als sprechender und *zuhörender* Beruf wieder sehr viel ernster genommen werden. Wo auf der einen Seite Heilpraktiker:innen mehr als fragwürdige Therapiefreiheit genießen und faktisch in einem kontrollfreien Raum agieren können, wird die moderne Medizin so sehr reglementiert durch Qualitätssicherungs- und Hygienevorschriften, Fallpauschalen, Regressdrohungen, Dokumentationspflichten, ein Übermaß an Bürokratie und vieles mehr, dass Zeit und Zuwendung für die Patient:innen in bedenklichem Maße auf der Strecke bleiben. Dabei erklärt es sich fast schon von selbst, dass das Aufrechterhalten des ärztlichen Ethos kaum möglich ist, wenn man dabei ständig auf die Uhr schauen muss. Es braucht neue Strukturen an der Basis der Medizin, weniger Bürokratie, Abrechnungsmöglichkeiten für das Gespräch ohne Intervention und mehr Personal (mit adäquater Bezahlung), damit Patient:innen sich gar nicht erst auf die Suche nach einer Alternative zur Medizin machen müssen und sich im doppelten Sinn gut behandelt fühlen.

12. »Das Gesundheitswesen will unser Bestes: das Geld«

Was passiert, wenn Gesundheit zum reinen Geschäftsmodell wird

Auch in der Medizin gilt die Binsenweisheit: »Zeit ist Geld.« Wenn mehr Zeit und Zuwendung für die jeweiligen Patient:innen nicht bezahlt wird, muss die Behandlung ja quasi zwangsläufig möglichst schnell beendet werden, um sich den nächsten Patient:innen zu widmen. Der wirtschaftliche Druck auf Praxen und Krankenhäuser steigt seit Jahren – und dieser Druck lässt sich für jede/n Patient/in bis hinters Komma genau beziffern.

Sicher ist der aktuelle Mangel an sprechender und zuhörender Medizin das Hauptargument für viele Patient:innen, sich auf die Suche nach einer Alternative zu begeben, es ist aber nicht das einzige. Ganz so einfach ist es auch an dieser Stelle nicht. Hier vermischen sich Ansprüche, Anreize und Zwänge unseres Gesundheitssystems mit knallharten wirtschaftlichen Gesichtspunkten, hier treffen Wettbewerb auf Solidaritätsprinzip, Lobbyismus auf Gesundheitspolitik – und mittendrin befinden sich Patient:innen, die sich zum Teil wehrlos wie ein Flipperball zwischen Krankenkassen, Pharmaindustrie und Gesetzgeber herumgestoßen fühlen.

Versuchen wir, den Ursachen für den Zeitmangel auf den Grund zu gehen, dann stoßen wir zunächst auf unser Krankenversicherungssystem. Eine Materie, mit der man leicht ein ganzes Regal füllen könnte und die den Rahmen dieses Buches bei Weitem sprengt, weshalb ich sie hier nur ganz verkürzt darstelle.

Eine gesetzliche Krankenversicherung abzuschließen ist in Deutschland Pflicht für alle Arbeitnehmer, die unterhalb der sogenannten Beitragsbemessungsgrenze verdienen. Das ist die Domäne der sogenannten gesetzlichen Krankenkassen, kurz GKV genannt, die einheitlich dem Sozialversicherungsrecht unterliegen. Private Krankenversicherungen (PKV) dagegen sind privatwirtschaftliche Unternehmen, die Voll- oder Zusatzversicherungen für nicht versicherungspflichtige Personengruppen anbieten. Das sind zu einem überwiegenden Anteil Beamt:innen, Richter:innen, Selbstständige und Freiberufler:innen (sofern sie nicht für die Künstlersozialkasse infrage kommen). Steigt das Einkommen von Versicherungspflichtigen über die Beitragsbemessungsgrenze, können sie zu einer PKV wechseln – müssen aber nicht, und die GKV-Kassen setzen einiges daran, sie zu halten.

Der Unterschied zwischen GKV und PKV ist so wichtig wie schnell erklärt: Die Versicherungsbeiträge der PKV, die dort Prämien heißen, orientieren sich am allgemeinen Gesundheitszustand, dem Eintrittsalter und dem jeweiligen Leistungsumfang, also im Wesentlichen an individuellen Risiko-Merkmalen des/der Versicherten. Der Leistungsumfang wird vertraglich vereinbart. Rund 88 Prozent der Deutschen sind aber gesetzlich versichert und können dabei zwischen über 100 Krankenkassen wählen. Der Gesundheitszustand, also das persönliche Risiko, spielt dabei keine Rolle; jeder, egal wie gesund oder krank, wird gleich versichert, wobei sich die Beiträge stets prozentual nach dem Einkommen des Versicherten (seiner Leistungsfähigkeit) richten und (ungefähr) zur Hälfte von Arbeitgeber:innen getragen werden. Die zweite Komponente ist, dass unabhängig von persönlichen Krankheitsrisiken und der Beitragshöhe allen GKV-Mitgliedern die gleichen Leistungen im Krankheitsfall (nach Bedarf) zugutekommen.

Darüber hinaus gibt es ein – nicht nur für Laien – fast unüberschaubares Geflecht von Gesetzen und Vereinbarungen, um dieses so wichtige Konstrukt der GKV, das den Rahmen für alle gesundheitlichen Maßnahmen vorgibt, am Laufen zu halten. Dabei spielen Fragen der Finanzierung eine große Rolle, aber auch Aspekte der Gerechtigkeit – was auch komplexe Wechselbeziehungen zwischen der GKV- und der PKV-Sphäre beinhaltet, die den Rahmen dieser Darstellung bei Weitem sprengen würden.

»Das Gesundheitssystem ist eine Zweiklassengesellschaft«

In den Köpfen vieler Menschen existiert noch die Vorstellung, dass es eine Zweiklassenmedizin gäbe – eine gute Medizin für Privatversicherte, eine weniger gute für die Kassenversicherten. Doch – wie so oft! – so einfach ist es nicht. Die Komplexität des deutschen Gesundheitssystems ist nicht zuletzt auf seine lange Geschichte zurückzuführen. Bereits 1883, als unter Bismarck mit dem »Gesetz betreffend die Krankenversicherung der Arbeiter« erstmals eine allgemeine Krankenversicherungspflicht für alle Arbeiter und Angestellten eingeführt wurde, war der Gedanke der gesamtgesellschaftlichen Solidarität prägend, also die Idee, dass die Gemeinschaft für den erkrankten Einzelnen mitverantwortlich ist. Jeder zahlt einkommensabhängig ein, bekommt im Krankheitsfall aber einkommensunabhängig die bestmögliche Leistung. Dieses *Solidaritätsprinzip* bildet auch heute noch die Basis unseres Gesundheitssystems und wurde im Laufe der Jahre an die sich ändernden Umstände (Bevölkerungswachstum, Lebenserwartung, Gesundheitsstandards, Arbeitslosenquote etc.) immer wieder angepasst. Das betraf und betrifft keinesfalls nur den Beitragssatz, sondern viele, viele zusätzliche Regelungen vom morbiditätsorientierten Risikostrukturausgleich (Morbi-RSA) bis hin zu ganzen Gesundheitsreformen wie dem GKV-Versorgungsstärkungsgesetz (GKV-VSG).

Zu Bismarcks Zeiten gab es im Deutschen Reich ungefähr 17 500 Krankenkassenträger, 1960 waren es nur noch rund 2000, und aufgrund von Fusionen oder Schließungen können wir im Jahr 2021 zwischen 103 GKV wählen (viele davon im ganzen Bundesgebiet tätig). Und zwischen denen herrscht ein zunehmend großer Wettbewerb um die besten Kunden.

Besonders begehrt in diesem Wettbewerb sind junge gesunde Beitragszahlende, denn die nehmen in der Regel die teuren Pflichtleistungen weniger in Anspruch als ältere kranke und sorgen zudem für längerfristig planbare (und wahrscheinlich steigende) Einnahmen. Betriebswirtschaftlich bedeutet das, sie leisten einen positiven Deckungsbeitrag: je höher das jeweilige Arbeitseinkommen, desto positiver. Um für diese Zielgruppe attraktiv zu sein, können Krankenkassen beispielsweise freiwillige Satzungsleistungen anbieten, die bei jungen Menschen hoch im Kurs stehen. So übernehmen Krankenversicherungen zum Beispiel die Kosten für Osteopathie, Homöopathie oder bezuschussen Yoga-, Qigong- oder Tai-Chi-Kurse. Junge Versicherungsnehmende freut das häufig, gezahlt wird es am Ende aber von allen, und es stellt sich die Frage, ob das Solidaritätsprinzip mit Angeboten, die eher an Sport oder Wellness grenzen, als Instrument zur Kund:innenbindung nicht überstrapaziert wird, sofern es nicht wirklich der Prävention von Erkrankungen gilt (z. B. Bewegungsförderung).

Was von der GKV erstattet wird, entscheidet in Deutschland übrigens der Gemeinsame Bundesausschuss (G-BA;

gemeinsam deshalb, weil dort Vertreter:innen sowohl der ärztlichen, zahnärztlichen und stationären Leistungserbringer als auch der Kostenträger, sprich Krankenkassen, an einem Tisch sitzen) auf der Basis wissenschaftlicher Bewertung. Grundsätzlich gilt bei jeder Erkrankung: GKV-Versicherte bekommen erstattet, was medizinisch notwendig, wissenschaftlich belegt und wirtschaftlich zweckmäßig ist. Das öffentliche Gesundheitswesen ist in diesem Sinne kein Markt. Ein »Wettbewerb« zwischen GKV-Kassen, die ja alle die gleiche Aufgabe haben und im gleichen Karussell sitzen, ist da so eine Sache. Die GKV wurde ganz bewusst als Solidarsystem konzipiert. Wer meint, er müsse Homöopathie im Rahmen dieses Systems – über den Umweg der Satzungsleistungen – finanzieren, weil ein Teil der Versicherten es gerne so möchte, liegt falsch. Oder die Botschaft, die damit gesendet wird, ist jedenfalls eine falsche, wenn die entscheidende Frage, was wirklich wirkt, bei diesen Angeboten nicht ernsthaft transparent gemacht wird. Das kann – abgesehen von der ökonomischen Unvertretbarkeit – zur Folge haben, dass Patient:innen Globuli & Co. tatsächlich für wirksame Medikamente halten nach dem Motto: »Sonst würden es die Kassen, die sonst so aufs Geld schauen müssen, es ja nicht zahlen, oder?« Krankenkassen, die ihren Marketingbotschaften den Vorrang gegenüber wirklich gesundheitsrelevanten Informationen einräumen, dürfen sich nicht hinter dem Argument des Wettbewerbsdrucks verstecken, wenn sie ihre Mitglieder damit empfänglicher für, mit Verlaub, jeden Humbug machen.

Wie schwer unserem Gesundheitssystem Transparenz fällt, wird auch bei den Individuellen Gesundheitsleistungen (IGeL) deutlich. Dabei handelt es sich – von Akupunktur in der Schwangerschaft bis zur professionellen Zahnreinigung – um Angebote mit ungeklärtem Nutzen, oft auch mit tendenziell negativer Wirkung, die daher nicht zum Leistungsumfang der Versicherungen gehören. Unter allen Ärzten sind Gynäkolog:innen und Augenärzt:innen die »Super-IGeL«, sie bringen fünf- beziehungsweise siebenmal mehr dieser sogenannten Selbstzahlerleistungen an den Mann als Allgemeinmediziner – und vor allem an die Frau. Der Renner sind verschiedene Ultraschalluntersuchungen oder auch Methoden zur Glaukom-Früherkennung (»Grüner Star«). Einen guten Überblick samt Bewertung der Studienlage bietet zum Beispiel der IGeL-Monitor. Das dort vermittelte Bild unterscheidet sich teilweise deutlich von dem, das nicht wenige Ärzt:innen ihrer gutgläubigen »Kundschaft« vermitteln. Es ist sicher nicht immer ein Spiel mit der Angst der Patient:innen, aber eines, das weitgehend nicht auf der Faktenebene gespielt wird und letztlich die Glaubwürdigkeit der Anbietenden reduziert. Und nicht zuletzt auch die des ganzen GKV-Leistungssystems: Unterschwellig lässt die Tolerierung des IGeL-Systems sicher bei manchen Patient:innen den Eindruck entstehen, die Kassenmedizin sei defizitär und würde nicht reichen. Mehr als fatal.

Ob nun zur Kundengewinnung bei Krankenkassen oder als Umsatzbringer für Praxen und Kliniken: Der aktuelle Umgang mit fragwürdigen Gesundheitsangeboten trägt mit dazu bei, dass sich das Verhältnis zwischen Patient:innen und Ärzt:innen, mehr noch: zwischen Patient:innen und moderner Medizin weiter verschlechtert. Der Eindruck, dass es etlichen Krankenkassen, Ärzt:innen und Kliniken eher um Abrechnungsmöglichkeiten und Einnahmequellen als um die Gesundheit ihrer Patient:innen gehe, lässt sich damit jedenfalls nicht beheben.

Auch die PKV macht das deutsche Gesundheitssystem nicht etwa zu einer besseren Welt. Zwar wird immer wieder damit geworben, dass durch die rasche Bereitschaft der PKV, Neues und Ungewöhnliches zu bezahlen, Innovation und Fortschritt gefördert würden, was letztlich allen Versicherten zugutekäme, aber dafür wird auch Teures, Unnötiges und Wirkungsloses bezahlt, während Sinnvolles wie eine Anschlussheilbehandlung (»Reha«) verwehrt wird, da sie – was viele PKV-Versicherte beim Abschluss schlicht nicht wissen – meist nicht im Tarif enthalten ist. Schön wäre es, wenn immer mehr Kassen ihrer Verantwortung als »Gesundheitskassen« gerecht und die Gesundheitskompetenz ihrer Versicherten durch Aufklärung und Transparenz weiter stärken würden, wie es ihnen das Sozialgesetzbuch V gleich im Paragrafen 1 klar ins Stammbuch schreibt: »Die Krankenversicherung als Solidargemeinschaft hat die Aufgabe, die Gesundheit der Versicherten zu erhalten, wiederherzustellen oder ihren Gesundheitszustand zu bessern. Das umfasst auch die Förderung der gesundheitlichen Eigenkompetenz und Eigenverantwortung der Versicherten.« Allein durch das Bestehen von GKV und PKV ergibt sich also noch keine Zweiklassenmedizin, aber in beiden Systemen gibt es deutlichen Verbesserungsbedarf.

»Fallpauschalen und Pflegenotstand – ich geh doch nicht ins Krankenhaus!«

Die Kosten unseres Gesundheitswesens sind bei einer Bevölkerung von gut 83 Millionen Menschen natürlich gigantisch, für 2019 wurden die Gesundheitsausgaben in Deutschland auf rund 411 Milliarden Euro beziffert, also deutlich mehr als 1 Milliarde pro Tag. Das entspricht annähernd einer Verdopplung innerhalb der letzten zwanzig Jahre, und es ist nicht davon auszugehen, dass sich dieser Trend so bald umkehrt, schon gar nicht während einer

Pandemie. Das hat nicht zuletzt damit zu tun, dass die Lebenserwartung weiter steigen wird – obwohl Deutschland mit durchschnittlich etwas über 44 Jahren schon jetzt eine der ältesten Bevölkerungen weltweit hat. Eine Steigerung, zu der die moderne Medizin einen enormen Beitrag leistet, die es ihr gleichzeitig aber immer schwerer macht, sich selbst zu finanzieren. Mit anderen Worten: Fast schneller noch als die Zahl ihrer Erfolge wächst in der Medizin der Druck zu sparen.

Im ambulanten Bereich erleben Patient:innen die Budgetierung oft unmittelbar und wahrscheinlich noch deutlich häufiger als im Krankenhaus (»Termine gibt's erst nächstes Quartal wieder«), aber nichts steht sinnbildlicher für die Kostendruck-Entwicklung als die Einführung der Fallpauschalen, der sogenannten DRGs (*Diagnosis Related Groups*). Dahinter verbirgt sich eine Umstellung des Abrechnungssystems für Krankenhausentgelte ab 2003: Anstelle von je nach Krankenhaus unterschiedlichen Tagessätzen können seit dem Wechsel zu diesem System nur noch einheitliche Pauschalen je nach Zuordnung der Patient:innen zu einer »diagnosebezogenen Fallgruppe« abgerechnet werden. Das hat den Vorteil, dass bereits ab der Diagnosestellung eindeutig feststeht, welche Fallpauschale von der jeweiligen Krankenkasse erstattet wird. Das vereinfacht theoretisch den Verwaltungsaufwand – hat aber den großen Nachteil, dass diese Fallpauschale wirklich unverrückbar feststeht, vollkommen egal, wie es um die individuellen Bedürfnisse der Patient:innen bestellt ist, wie intensiv sich Ärzt:innen und Pflegepersonal tatsächlich um sie oder ihn kümmern müssen, welche und wie viele Medikamente benötigt werden oder wie lange man im Krankenhaus bleiben muss.

Zwar hat sich die durchschnittliche Verweildauer in Krankenhäusern seit den frühen neunziger Jahren fast halbiert (auf 7,3 Tage in 2017), was sich allerdings keineswegs mit einem rasanten medizinischen Fortschritt erklären lässt. So ein »Erfolg« ist nur möglich, indem Patient:innen und Personal dafür die Zeche zahlen. Seit der Umstellung im Jahr 2003 sind viele unserer Krankenhäuser kaum noch wiederzuerkennen, weil man seither ziemlich genau vorauskalkulieren kann, wie die Einnahmenseite bis zum Jahresende aussehen wird. Und danach kalkuliert die betriebswirtschaftliche Abteilung der Klinik die Ausgabenseite – natürlich darf kein Defizit herauskommen. Wie in anderen Branchen schon oft zu beobachten war, ging es auch in den Kliniken zunächst einmal an die Personalkosten, weil dort am schnellsten einzusparen war – nur leider auf Kosten der Patient:innenversorgung. Die sogenannte »blutige Entlassung« ist sicher eine negative Auswirkung des DRG-Systems, auf der anderen Seite muss auch gesagt werden, dass eine lange Liegezeit allein noch kein Qualitätsmerkmal ist. Doch genau die Qualität leidet oft, wenn öffentliche Träger, insbesondere die eh schon klammen Kommunen, ihre Krankenhäuser an Privatgesellschaften verkaufen beziehungsweise verkaufen müssen. Dann übernehmen die Betriebswirtschaftler:innen endgültig das Ruder und machen Gewinnorientierung zur obersten Direktive.

Mit dieser politischen Entscheidung wird seit bald zwei Jahrzehnten der Rahmen vorgegeben, in den sich jede Behandlung in einem Krankenhaus einzufügen hat. Natürlich gibt es auch weiterhin (öffentliche) Träger, die nicht allein betriebswirtschaftlich denken, das Bild in der Öffentlichkeit prägen diese aber immer weniger. Das wird mehr und mehr bestimmt von Patient:innen, die sich im Stich gelassen und abgefertigt fühlen. Und wir haben einen Personal- und Pflegenotstand zu beklagen, den man im reichen Deutschland nicht für möglich halten würde – verschlimmert durch die Katastrophe der Pandemie. Daran änderten bislang auch Unterschriftensammlungen für Volksbegehren in mehreren Bundesländern und zahlreiche Proteste und Streiks von Pflegepersonal, Pflegerat, Ärzteschaft und Gewerkschaften nichts.

Was jedoch in jedem Fall bleibt, ist der Eindruck von schlechter Medizin. Wenn man dann noch gehört hat (»im Internet«), dass neue Krebsmedikamente nur dazu da seien, um Profit zu machen, dass Nebenwirkungen heruntergespielt und die Überlebenswahrscheinlichkeiten kaum gesteigert würden, dann trägt auch das nicht gerade zum Vertrauen in die Klinik-Medizin bei. All das ist leider auch nicht ganz von der Hand zu weisen, trotzdem ist die evidenzbasierte onkologische Behandlung die beste Chance, die wir heute haben. Eine große Vergleichsstudie (2017) an der Yale-Universität auf der Basis des US-Krebsregisters hat nachgewiesen, dass über die Zeit hinweg die Todesrate bei den nicht evidenzbasiert behandelten Patient:innengruppen durchgängig doppelt so hoch war wie bei denjenigen, die nach dem wissenschaftlichen Stand der Erkenntnis behandelt wurden. In einer Folgestudie (2018) ging das Forschungsteam der weiteren Frage nach, ob sich auch eine nur komplementäre Behandlung mit alternativmedizinischen Methoden, ergänzend zur wissenschaftlichen Standardbehandlung, Auswirkungen zeige. Das erschreckende Ergebnis: Der Effekt war zwar nicht so drastisch wie in der Erststudie, aber deutlich erkennbar: Auch hier gab es über den Vergleichszeitraum hinweg in der komplementären Gruppe überproportionales Versterben. Das belegt laut den Forschern die Neigung von Patienten, die sich nur komplementär alternativmedizinisch behandeln lassen, zu einer geringeren Compliance (also zur Bereitschaft, sich nach den ärztlichen Empfehlungen zu richten), zu Therapieverzögerungen und -vermeidungen. Die Forschergruppe empfiehlt jeder/m Onkologen/Onkologin, Patient:innen über diese Sachverhalte zu informieren.

»Die Pharmaindustrie bezahlt die Homöopathie-Leugner:innen«

Die Pharmaindustrie ist uns nun schon des Öfteren begegnet. Wenn sie auftaucht, wird es rücksichtslos, geldgierig, geht es um dunkle Machenschaften. Dass es zu Pharmaskandalen kam und immer wieder kommt, haben wir genauso festgehalten wie die Tatsache, dass Pharmaunternehmen oft alles andere als transparent arbeiten, nicht nur bei der Aufarbeitung besagter Skandale. So baut man kein Vertrauen bei Patient:innen und Verbraucher:innen auf.

Wir haben aber auch gesehen, dass nur die böse Pharmaindustrie in Zeiten von Corona in der Lage ist, schnell sichere und wirksame Impfstoffe herzustellen – noch dazu mit neuer Technologie – und uns damit einen Schutz anzubieten und letztlich den Ausweg aus der Pandemie zu ebnen. Ich bin sicher kein Fan von »Big Pharma«, aber deren unbestreitbare Errungenschaften müssen bei einer Analyse auch Beachtung finden. BioNTech investiert übrigens einen Teil seiner Gewinne aus den COVID-19-Impfstoffen in die Erforschung von ganz neuen individualisierten Krebs-Impfstoffen.

Und ja, es geht um sehr viel Geld, was sich insbesondere an den Medikamentenpreisen zeigt, die in Deutschland so hoch sind wie in keinem anderen Land der EU. Das kann an hohen Entwicklungskosten liegen, nicht selten aber werden diese von den Kosten für Werbung und

Marketing sogar noch übertroffen, was ebenfalls Auswirkungen auf die Höhe der Medikamentenpreise hat.

Was ganz sicher nicht zu den Marketingausgaben der Pharmaindustrie zählt, sind Honorare für die Kritiker:innen der Homöopathie. Dieser reflexartig vorgebrachte Vorwurf gegen jede/n, der/die sich auf Sachargumente, gut gemachte Studien und Evidenz beruft, ist nichts weiter als ein Ablenkungsmanöver. Mir wurde – allen Vorwürfen zum Trotz – jedenfalls nie ein solches Angebot unterbreitet. In aller Regel verstummen diese Vorwürfe schnell, wenn man darauf hinweist, dass auch Homöopathika von Pharmaunternehmen wie der Deutschen Homöopathie Union (DHU) oder der Heel GmbH hergestellt und vertrieben werden, die teilweise zu weltweit agierenden Konzernen mit Millionen- beziehungsweise Milliardenumsätzen und Tausenden von Mitarbeitenden gehören, und nicht etwa nur von kleinen Familienbetrieben in der Lüneburger Heide.

So unlauter die haltlosen Heilsversprechen in der Alternativmedizin sind und so absurd manche Vorwürfe gegen ihre Kritiker:innen, so ärgerlich ist das Erfinden von Krankheiten, das sogenannte *Disease Mongering,* das in Medizin und Pseudomedizin nervt – und hauptsächlich dem »Kohlemachen« dient. Ein beliebtes Beispiel hierfür ist die Glatzenbildung bei Männern, aber auch angeblicher Vitaminmangel, Grenzwerte für Cholesterin, Bluthochdruck, Adipositas oder dubiose Diagnosemethoden, zum Beispiel für ADHS – und dann handelt es sich bei alledem oft um neue Produkte, Tests, Analysegeräte oder Therapieformen, die verkauft werden wollen. Mit der Nebenwirkung, dass immer mehr Menschen an der grundsätzlichen Sinnhaftigkeit medizinischer Angebote zweifeln. Oder vollkommen falsche Erwartungen entwickeln. Es werden nämlich nicht nur neue Krankheiten erfunden, es wird auch der Eindruck vermittelt, dass es für jedes neue Problem bereits die passende Lösung gibt – ein Versprechen, das wir nur zu gut auch von alternativmedizinischen Angeboten kennen.

Das Wecken falscher Erwartungen hat seine Schattenseite, selbst bei wirkstofffreien Globuli und gerade bei Kindern. Wenn sich die Vorstellung verfestigt, dass es für jedes Wehwehchen das passende Kügelchen gibt, dann geht der Aspekt der Eigenverantwortung schleichend verloren, weil Prävention nur noch als unnötiger Aufwand erscheint. Aus einem derartigen Blickwinkel fällt ein tieferes Verständnis von Gesundheit natürlich schwer – wenn man nicht einzig und allein daran interessiert ist, Umsatz zu machen.

Was beispielsweise der schnelle, unüberlegte Griff zu Schmerzmitteln für Konsequenzen haben kann, lässt sich seit einigen Jahren an der Opioid-Krise in den USA beobachten, wo aggressiv in den Markt gepushte Opioid-Schmerzmittel jahrzehntelang verharmlost wurden, obwohl bekannt war, dass sie schnell zu starker Abhängigkeit führen können. Heute sind jährlich Zehntausende von Todesfällen auf Opioid-Missbrauch zurückzuführen, eine Überdosis zählt mittlerweile zu den häufigsten Todesursachen bei US-Bürger:innen unter fünfzig Jahren. Solch schreckliche Folgen sind bei Homöopathika selbstverständlich nicht zu erwarten, dennoch führt auch eine »Globulisierung« des Gesundheitsverständnisses zum Gegenteil von echter, selbstverantwortlicher Kontrolle über unsere Gesundheit, gerade bei Kindern, die verinnerlichen, dass es gegen alles und jedes das richtige Kügelchen geben muss. Kritik ist also berechtigt und muss nicht bezahlt werden. Wir sind sie bei »Small Pharma« nur (noch) nicht so gewohnt wie bei »Big Pharma«.

»Zu Risiken und Nebenwirkungen fragen Sie bloß
keine Ärzt:innen oder Apotheker:innen«

Manch einer wundert sich, dass pharmakologisch unwirksame Mittel wie Globuli der Apothekenpflicht unterliegen und nicht frei verfügbar in Drogeriemärkten zu erhalten sind. Es wird häufig damit argumentiert, dass so zumindest eine Aufklärung über die oft falsch verstandenen Grenzen von Homöopathika möglich sei, und zwar durch Apotheker:innen, die als Fachleute alles über Wirkstoffe, Neben- und Wechselwirkungen erklären und eben auch vor sinnlosen Mitteln warnen können. Das sollte natürlich bedeuten, dass in der Apotheke zumindest das Fehlen von Wirkstoffen und Wirknachweisen bei den nachgefragten Mitteln erläutert wird. Verkaufsfördernd wäre das vermutlich nicht. Allerdings stehen freilich auch Apotheker:innen unter wirtschaftlichem Druck und können beziehungsweise wollen es sich nicht leisten, auf den Umsatz mit Homöopathika zu verzichten, auch wenn es sie eigentlich selbst schütteln müsste, was sie da verkaufen. Ein Teil der Wahrheit ist nämlich auch, dass die Gewinnmargen bei Homöopathika teils deutlich über denen von normalen Medikamenten liegen. Das macht selbst bei einem kleinen Teil vom Gesamtumsatz einen spürbaren Unterschied und könnte erklären, wieso sich nur wenig Protest aufseiten der Apotheker:innen regt.

Die Apothekenpflicht vermittelt Patient:innen, dass es sich auch bei Homöopathika um wirksame Medikamente handelt. Doch welche Apotheker:innen klären schon wirklich über Homöopathie, Anthroposophie, Schüßler-Salze oder Bachblüten auf, die sich so super »over the counter« und oft zusätzlich verkaufen lassen? Wer sagt Patient:innen, dass die Zulassungsvoraussetzungen für Homöopathika ganz andere sind als bei echten Medikamenten, dass Bachblüten gar keine Arzneimittel, sondern Lebensmittel/Nahrungsergänzungsmittel sind? Wer hat je davon gehört, dass einem Homöopathikum aufgrund von ausbleibender Wirkung oder Schadensmeldungen die Zulassung entzogen worden wäre und es danach nicht mehr in Apotheken angeboten wurde? Die Aufklärung bleibt bei überzeugten Ärzt:innen und Apother:innen naturgemäß auf der Strecke. Fair ist das gegenüber Patient:innen nicht.

Was hilft? Wir sollten uns noch intensiver mit der modernen Medizin auseinandersetzen, sie kritisch durchleuchten, nicht um sie zu verteufeln, sondern um sie besser zu machen, auch wenn das ein langwieriger und mühsamer Prozess ist. Ein pauschales *Medizin-Bashing* bringt uns nicht weiter – ein Hochjubeln von Pseudomedizin natürlich erst recht nicht. Insgesamt ist in erster Linie die Politik gefordert, denn sie bestimmt nun mal die Art und Weise, wie Kliniken und Praxen betrieben, Medikamente erforscht und entwickelt, Medikamentenpreise festgelegt und abgerechnet werden können und vieles mehr. Auf das Tauziehen zwischen Regierung, Lobbyist:innen, Gewerkschaften, Krankenkassen, Ärztekammern, Apothekerverbänden, Pharmaunternehmen und Verbraucher:innenschutzorganisationen haben wir als Patient:innen nur einen begrenzten Einfluss. Wir können Druck ausüben, indem wir Petitionen initiieren und Unterschriften sammeln, auf die Straße gehen, Politiker:innen abwählen, Krankenkassen wechseln oder uns evidenzbasiert arbeitende Ärzt:innen suchen. Aber es geht nicht darum, bloß die eigenen Interessen zu verfolgen. Wir sollten uns bewusst machen, dass auch Ärzt:innen und Pflegepersonal unter dem System leiden. Anstatt sich mit Bürokratie und der Optimierung der Bettenauslastung zu befassen, würden sie sich lieber intensiver um ihre Patient:innen kümmern. Viele würden auch gerne auf das IGeLn verzichten, wenn der ökonomische Druck nicht so hoch wäre und manche Selbstzahler:innenleistung nicht mehr einbrächte, als im ganzen Quartal für die Behandlung von Kassenpatient:innen abgerechnet werden kann. Die aktuellen Reglementierungen machen es dem medizinischen Personal schwer, sich so viel Zeit zu nehmen, wie für Behandlung und Pflege eigentlich notwendig wäre. Zeit für die wirklich wichtigen Fragen.

Stattdessen nimmt bei Ärzt:innen die Angst zu, Fehler zu machen – auch weil Patient:innen klagebereiter sind denn je. Vor allem aber weil Haftungsfragen und Kontrollmechanismen, die eigentlich für mehr Sicherheit und Patient:innenschutz sorgen sollten, die Ärzt:innenschaft dazu verleiten, lieber eine Untersuchung zu viel als zu wenig durchzuführen: sich mit noch einer Laboranalyse abzusichern oder vor der Behandlung doch noch ein Computertomogramm (CT) zu machen. Mit dieser Defensivtaktik sorgen Ärzt:innen dafür, dass nur noch mehr Kosten für unser Gesundheitswesen entstehen und die vorhandenen Probleme sich weiter verschärfen. Die Bedrohungssituation durch Querdenkende und Pandemie-Leugnende sowie aggressive Impfgegner:innen hat die Zustände übrigens nicht besser werden lassen.

Der vielleicht wichtigste Hebel liegt meiner Ansicht nach darin, den normalen Hausärzt:innen endlich wieder Zeit für ausführliche Gespräche mit ihren Patient:innen so zu vergüten, dass sie weder auf Nebenschauplätze wie das IGeLn schielen noch permanent auf die Uhr schauen müssen. Kontrollen sind weiterhin sinnvoll, aber sie dürfen nicht zu einer defensiven Medizin führen, die mehr von der Angst vor Regressansprüchen als von der Sorge um das Patient:innenwohl geleitet wird. Es kann nicht darum gehen, zwischen förderlicher Zuwendung und echtem Patient:innenschutz abwägen zu müssen – beides ist möglich. Zuwendung darf deshalb auch nicht zu einer Zusatzleistung, zu einem Extraservice für Selbstzahlende werden, den man sich leisten können muss. Hier hat der Staat die Aufgabe, regelnd einzugreifen, um eine der großen Baustellen in unserer aktuellen Gesundheitspolitik besser in den Griff zu bekommen. Dann werden Patient:innen nicht mehr nach Alternativen suchen müssen.

Epilog

Eine sanfte Medizin, die wirklich wirkt

Vielleicht war es bei Ihnen ein Vorbehalt gegenüber der modernen Medizin, der Sie zu diesem Buch hat greifen lassen. Oder auch Zweifel an den toll klingenden Versprechen der »Alternativmedizin« oder den schrillen Behauptungen von Impfgegner:innen. Oder die Sorge um Ihre Gesundheit und die Ihrer Kinder – gerade auch in Zeiten einer Pandemie. Aus meiner Perspektive ist es eine der drängendsten Aufgaben der Medizin, den Patient:innen Verunsicherung zu nehmen; und das wirksamste Mittel, das wir dafür haben, ist und bleibt die Aufklärung. Ich halte sehr wenig von Verboten und Zwangsmaßnahmen (wie etwa einer Impfpflicht) und hoffe, die Lektüre dieses Buches verschafft Ihnen mehr Raum für kluge Entscheidungen, wenn es um Ihre Gesundheit geht. Mehr als ein Anstoß kann ein Buch aber nicht sein.

Ziel einer Medizin, der wieder mehr Vertrauen entgegengebracht wird, muss es sein, ehrlicher und transparenter zu werden und dafür noch nachdrücklicher auf Evidenz, Belegbarkeit und Nachvollziehbarkeit zu setzen – aber auch auf Zugewandtheit. Ich bin davon überzeugt, dass sich diese Investitionen doppelt auszahlen – am Ende auch finanziell –, weil sie das System von unsinnigem Ballast (wie Überdiagnostik und -therapie) befreien und gleichzeitig unsere Gesundheit besser fördern würden. Hier sind jedoch alle »Player« des Gesundheitswesens gefordert, damit wir uns als Patient:innen nicht (länger) alleingelassen, hilflos und nicht ernst genommen fühlen müssen. Ein Appell im *Stern*, der im September 2019 während meiner Arbeit an der ersten Version dieses Buchs erschien, machte klarer denn je, wie viele von uns Ärzt:innen die Arbeit im Krankenhaus als unlösbaren Konflikt erleben. Wir sollen Patient:innen heilen – und gleichzeitig mit ihnen Gewinne erzielen. Das kann nicht gut gehen. Der Appell fordert für Ärzt:innen und alle Patient:innen, dass »das Fallpauschalensystem (DRG) ersetzt oder zumindest grundlegend reformiert werden muss. Zudem *muss* die ökonomisch gesteuerte gefährliche Übertherapie sowie Unterversorgung von Patient:innen gestoppt werden. Der Staat muss Krankenhäuser dort planen und gut ausstatten, wo sie wirklich nötig sind. Das erfordert einen Masterplan und den Mut, mancherorts zwei oder drei Kliniken zu größeren, leistungsfähigeren und personell besser ausgestatteten Zentren zusammenzuführen.« Gleichzeitig kämpfen wir mit Problemen der Unterversorgung von Patient:innen in eher ländlichen Gebieten, einer schlechten Landärzt:innenquote und mit Nachwuchsmangel. Geändert hat sich seit 2019 viel zu wenig! Klar kam uns da auch die Pandemie dazwischen, aber gerade diese hat die Missstände des Gesundheitswesens nochmals deutlicher zutage treten lassen, und wir wissen nun erst recht, woran unsere Medizin krankt.

Diese riesigen Probleme müssen gelöst werden, und bis dahin lösen sie unweigerlich ein Verlangen nach einer besseren, einer sanfteren Medizin aus, die gut mit uns umgeht. Doch ich erinnere mich noch gut an meine Zeit in der Welt der sogenannten sanften Medizin. An ein Homöopathie-Seminar, in dem ich mit einer dicken eitrigen Bindehautentzündung, mit Schmerzen und Lichtempfindlichkeit saß, und an die Kolleg:innen, die mich zu dieser »Ausleitungsreaktion« beglückwünschten. Ein Antibiotikum, das die Beschwerden rasch gelindert hätte, wünschte mir niemand. War das sanft? Ich erinnere mich an ein anderes Seminar, von dem ich mit einer schweren Bronchitis abreisen musste. Und obwohl damals viele wussten, dass ich zu Hause allein mit Kind sein würde, bot niemand eine Behandlung an. Die Bronchitis verschlechterte sich zu einer Lungenentzündung, und ich machte mir schwere Vorwürfe, als ich endlich ein Antibiotikum einnahm. Zu groß waren meine Ängste vor der »Schulmedizin«, und zu sehr hatte ich verinnerlicht, dass man bestimmte Erkrankungen unbedingt durchstehen müsse. Und habe ich meinem Kind Gutes getan, indem ich es nicht impfen ließ und es eine angeblich sanfte Kinderkrankheit auf die ganz harte Tour durchmachen musste? Noch heute ereilt mich der Anflug eines schlechten Gewissens, wenn ich bei Kopfschmerzen mal eine Schmerztablette einnehme. Darf ich wirklich »Symptome unterdrücken«, mich gut fühlen, mir helfen lassen durch wirksame Medizin?

Was bei unserem ehrlichen Blick auf all die Mythen rund um Homöopathie, Heilpraktiker:innen, Impfgegner:innen etc. deutlich gesagt werden darf: Wirklich sanft ist hier wenig. Die tatsächlich sanfte (und effektive) Hilfe, die die normale Medizin anbietet, wird im Gegenzug dämonisiert und entwertet. Wir werden so nicht mündiger als Patient:innen, sondern abhängiger und ohnmächtiger. Aber: Wir können selbst etwas verändern, denn ganz so hilflos sind wir nicht. Die Vertrauenskrise, in der die Medizin aktuell steckt, ist kein Grund, die Hoffnung fahren zu lassen und die eigene Gesundheit in die falschen Hände zu legen. Im Gegenteil, sie sollte Ansporn sein, die eigene Gesundheitskompetenz zu steigern. Die angeblich so sanften Alternativen zur Medizin sind, wie wir gesehen haben, in aller Regel ein Irrweg, auch wenn ihr Anspruch, sich mehr um den ganzen Menschen als die einzelnen

Symptome zu kümmern, einer ist, von dem sich die moderne Medizin etwas abschauen kann. Darüber hinaus haben die meisten heutigen »Alternativmethoden« aber nichts zu bieten, was uns wirklich helfen könnte – so ehrlich müssen wir bleiben. Davon abgrenzen können wir einige Entspannungs- und Bewegungsverfahren und hoffentlich zunehmend mehr Mittel aus der Naturheilkunde, die derzeit wegen fehlender Profitanreize kaum mehr erforscht werden.

Und weil ich, wie eingangs erwähnt, davon überzeugt bin, dass es genau das ist, was die meisten Menschen wirklich suchen: eine ehrliche Medizin, möchte ich abschließend die wichtigsten Schlüsse aus den entlarvten Mythen ziehen und einige Lösungswege vorschlagen. Schließlich nützt alle Aufklärung und Information nichts, wenn daraus nichts folgt. Also: Wer kann was tun?

Aufklärungsarbeit kann nicht allein Aufgabe von engagierten Ärzt:innen, Wissenschaftler:innen und kritischen Journalist:innen sein. Insbesondere im Zeitalter Sozialer Medien gibt es kaum noch ein Ankommen gegen gezielte Desinformation im Internet. Verbreitung von Unsinn ist nicht verboten, auch das fällt unter das hohe Gut der Meinungsfreiheit. Da hilft nur Gegenaufklärung und gute Gewichtung von Informationen. Einige *Tools* dazu haben Sie an die Hand bekommen. Die Politik sollte eingreifen, wenn Werbung auf der Basis von Meinung und Behauptung gewerblich genutzt wird (»Dieses Mittel heilt Krebs, ganz bestimmt, nur 99 Euro«). Der Verbraucher:innenschutz im Gesundheitswesen ist bedenklich schwach. Das Wissen über Gesundheitsfürsorge und Prävention sollte bereits Kindern in Kindergarten und Schule vermittelt werden und natürlich auch (werdenden) Eltern – auf Elternabenden, bei der Hebamme, an Volkshochschulen (die, nebenbei gesagt, sich endlich einmal von dem Ballast zweifelhafter bis bedenklicher Kursangebote aus dem Bereich der Alternativmedizin lösen müssen). Generell muss das Verständnis für Wissenschaft und die wissenschaftliche Denkweise gestärkt werden.

Die Politik ist es auch, die mehr Transparenz von der Pharmaindustrie einfordern sollte. Eine freiwillige Selbstverpflichtung, mit der sich die Politik allzu oft zufriedengibt, reicht nicht. Gute Ansätze, wie sie zum Beispiel das Arzneimittelmarkt-Neuordnungsgesetz (AMNOG) zur Preisgestaltung von Medikamenten seit 2011 verfolgt, gehen in der Praxis nicht weit genug, um überzogene Kosten für unser Gesundheitssystem und damit für uns alle als Beitragszahlende einzudämmen. Ein längst überfälliger Schritt wäre es, wenn ohne Ausnahme alle Arzneimittelstudien veröffentlicht (»All-trials-Kampagne«) und frei zugänglich gemacht werden müssten und nicht nur diejenigen, die den Auftraggebern der Studien passen, weil sie für die Zulassung oder Preisgestaltung von Vorteil sind (während alle »unbrauchbaren« Studien im Nirwana der Wissenschaft verschwinden). Eine solche Offenlegung hätte natürlich auch Auswirkungen auf alternativmedizinische Angebote – ein stärkeres Pochen auf die Maßstäbe der evidenzbasierten Medizin könnte zwei Fliegen mit einer Klappe schlagen. Mindestens.

Medizin ist immer verbesserungswürdig, und die Suche nach besseren Behandlungen, Medikamenten und Therapien ist nie zu Ende. Sie sollte aber weniger von ökonomischen Interessen getrieben sein als von drängenden gesundheitlichen Bedürfnissen. Kritikwürdig ist hier auch die abnehmende Bereitschaft von Pharmafirmen, an neuen Antibiotikagenerationen zu forschen, weil es sich »nicht lohnt«. Das ist gerade vor dem Hintergrund der zunehmenden Resistenzentwicklung eine Katastrophe mit Ansage für uns alle.

Andererseits braucht es nicht immer sensationell neue Medikamente und Methoden. Impfen ist das beste Beispiel für eine größtenteils bereits hervorragend erforschte und belegte Effektivität. Hier sind keine Wunder gefragt, sondern klassische Aufklärungskampagnen oder einfach ein besserer Service, der es Eltern noch leichter macht, ihren Kindern und auch sich selbst den bestmöglichen Impfschutz zukommen zu lassen. Aufklärung und Diskussionen müssen hier vor allem im Internet und den Sozialen Medien stattfinden – denn hier entstehen die Mythen und Legenden. Und da die Aufklärung meist viel länger dauert als Fake News, die schnell Flügel bekommen und auf Telegram Hunderttausende erreichen, ist es an uns allen, da auch mal »Stopp!« zu rufen.

Es sind nicht zuletzt auch ethische Gesichtspunkte, die uns dazu bringen sollten, die unlauteren Versprechen und unbelegten Behauptungen der Alternativmedizin oder einzelner Proponent:innen (neuerdings gerne auch Schauspieler:innen oder Musiker:innen) offen als solche zu benennen. Über den Widerspruch zwischen dem Solidarprinzip auf der einen und der Übernahme von Kosten für Homöopathie & Co. durch gesetzliche Krankenkassen auf der anderen Seite haben wir bereits gesprochen – auch hier ist der Gesetzgeber in der Pflicht, für mehr Transparenz und Ehrlichkeit zu sorgen. Es gibt so viel zu tun!

Natürlich spielt die Frage der Finanzierbarkeit bei allen gesundheitlichen Fragen eine berechtigte Rolle. Manche Einschnitte werden auch in Zukunft nicht vermeidbar sein, denn so vergleichsweise wohlhabend wir hierzulande auch sind, wir leben nicht im Schlaraffenland. So würde ich beispielsweise eine bessere Patient:innenversorgung in weniger Fachkliniken (im Sinne von Kompetenzzentren) befürworten, weil in kleinen Kliniken auf dem Land, die schlecht besetzt sind und in vielen diagnostischen und therapeutischen Dingen nur über begrenzte Möglichkeiten und Erfahrungen verfügen, oft keine wirklich sinnvolle Hilfe geboten werden kann. Eine gut durchdachte Fokussierung würde hier zum Patient:innenwohl beitragen, sofern gleichzeitig die hausärztliche Versorgung in der Fläche verbessert wird. Das würde verhindern, dass immer mehr Menschen die Notaufnahmen von Krankenhäusern aufsuchen, auch wenn gar kein echter Notfall vorliegt. Mehr Zeit für Hausärzt:innen und zahlenmäßig weniger, aber besser ausgestattete Spezialkliniken würden vieles verbessern, ohne mehr zu kosten. Nicht immer geht es dabei um die Zeitdauer, manchmal geht es vielmehr um den Zeitpunkt. Ein gutes Wort im richtigen Moment, ein warmer Blick, ein »Ich bin für Sie da, wenn es schlimmer wird« helfen oftmals auch. Und wieder andere Patient:innen brauchen solche Empathie nicht und sind mit einem schnellen Rezept mehr als zufrieden – auch das ist individuelle, gute Medizin. In der Corona-Krise haben wir zudem erlebt, wie wichtig die gute Ausstattung der Intensivmedizin ist (oder sein müsste) und dass im Notfall nicht geredet, sondern gehandelt werden muss.

Es kann nicht sein, dass in immer mehr Kliniken und Krankenkassen die Ökonomen und Marketingfachleute das Sagen haben und gesamtgesellschaftlich das Patient:innenwohl aufgrund von wirtschaftlichen Zwängen mehr und mehr aus dem Blick gerät. Auch für die im Gesundheitsbereich Beschäftigten, die seit vielen Jahren am absoluten Limit arbeiten – sei es nun in der Pflege, der Physiotherapie oder auf der Ärzt:innenseite –, wäre dies unglaublich wichtig. »Ausgeruht heilt und pflegt besser« dürfte hier nicht nur eine Floskel sein.

Aber auch Ärzt:innen sollten nicht müde werden, Aufklärung zu betreiben, individuell auf die jeweiligen Patient:innen abgestimmt. Dafür ist es wichtig, dass die

Qualität der Patient:innenkommunikation wieder einen anderen Stellenwert erlangt. Die Fähigkeit zur empathischen Zuwendung gehört zur Heilkunst genauso wie das medizinische Fachwissen. Beides sollte neben den Grundlagen der wissenschaftlichen Methodik bereits im Studium viel mehr Raum einnehmen als bisher. Gleichzeitig sollten die Zulassungs- und Tätigkeitsbedingungen der Heilpraktiker:innen dringend überarbeitet und das, was ihnen erlaubt ist, an ihre Qualifikation angepasst werden. Falsche Toleranz hat uns in eine Situation gebracht, die kaum zu kontrollieren und zu verantworten ist. Natürlich gibt es auch hier die goldenen Ausnahmen von der Regel, so hat mir auch »meine« Heilpraktikerin damals geholfen. Ich weiß aber heute, dass sie es als Mensch getan hat und nicht mittels der Methoden, die sie anbot.

Zurück zur Kommunikation. Sie ist gewissermaßen das Herzstück einer wirklich *sanfteren,* das heißt besseren Medizin ohne falsche Heilsversprechen. Ihr Ziel sollte es sein, Patient:innen zu *mündigen* Patient:innen zu machen. Das ist nur möglich mit einer ruhigen, klaren, auf Fakten basierenden Ansprache, die zu den jeweiligen Patient:innen und ihren individuellen Bedürfnissen passt. Und mit Zuhören, mit Empathie, mit der ehrlichen Absicht, Compliance aufzubauen. Diese Form der »Komplizenschaft« entsteht durch das aktive Einbinden der Patient:innen in Gesundheitsprozesse, zum Beispiel durch klare Anweisungen zur Medikamenteneinnahme oder zu Übungen, die man als Patient:in zu Hause machen kann. Je persönlicher diese Anweisungen wahrgenommen werden, desto besser funktioniert Compliance, das heißt, Patient:innen halten sich genauer an die Medikamenteneinnahme und haben stärker das Gefühl, selbst etwas für ihre Gesundheit tun zu können. Selbst- und Mitbestimmung braucht Vertrauen, und das entsteht nur, wenn Ärzt:innen sich der

Belange der Patient:innen *wirklich* annehmen. Viele, viele Ärzt:innen und Pflegende praktizieren das bereits Tag für Tag – auch trotz der Überlastung durch die Corona-Krise –, es dürfen aber noch mehr werden.

Wenn Ärzt:innen gemeinsam mit ihren Patient:innen arbeiten, hilft Compliance obendrein dabei, richtig viel Geld zu sparen, weil Krankheiten weniger verschleppt werden oder gar nicht erst auftreten. Steigender Kostendruck und finanzielle Zwänge sind – wo auch immer sie auftreten – ein Killer für das Vertrauen in die Medizin. Auch medizintechnische oder pharmakologische Machbarkeit ist wertlos, wenn die Sinnhaftigkeit fehlt. Das ist ein Punkt, an dem die reine Fokussierung auf Evidenz an ihre Grenzen stößt, wenn wir ethische Überlegungen komplett ausblenden. Das wird besonders schmerzhaft deutlich bei überflüssigen, aber womöglich gewinnträchtigen Operationen oder Maximalbehandlungen von hochbetagten Schwerkranken am Lebensende, denen mit Palliativmedizin, mit Linderung, Zuwendung und Pflege wesentlich besser geholfen wäre.

Was es mit Sanftheit, Nebenwirkungsfreiheit, Natürlichkeit und anderen allzu einfachen Antworten wirklich auf sich hat, haben wir uns genau angesehen. Auch welche Bedeutung dem Faktor Zeit zukommt. »Erst muss ich ewig auf einen Termin warten, und dann nimmt sich kein Arzt/keine Ärztin Zeit für mich« – Klagen über Wartezeiten und schnelle Massenabfertigung kennt sicher jeder von uns. Einen besonderen Aspekt der Zeit möchte ich hier noch einmal beispielhaft hervorheben: das Zuwarten.

Es fällt uns schwer, nichts zu tun, und besonders unerträglich ist die Vorstellung, nichts tun zu können. Das kommt einem Kontrollverlust gleich. Wir hätten gerne die Sofortlösung, immer verfügbar, so wie wir unser Smartphone stets in Griffweite haben. Dass Gesundheit anders funktioniert und manchmal unsere Geduld herausfordert, ist etwas, was wir nur (noch) schwer akzeptieren können, weil es unserer Intuition und unserem modernen Lebensstil zuwiderläuft. Natürlich gibt es Fälle, in denen jede Sekunde zählt, Schlaganfälle zum Beispiel oder das frühzeitige Erkennen von Krebserkrankungen, aber bei der großen Mehrzahl der Gesundheitsstörungen ist das nicht so. Ärzt:innen, die auch mal zu Geduld und Zuwarten raten, sind also nicht unbedingt abgestumpft oder inkompetent, sondern liegen wahrscheinlich genau richtig. Trotzdem erscheint es uns oft verlockender, mit einem schnellen Griff zu Globuli, Schmerzmitteln oder was auch immer Phasen des Nichtstuns zu überbrücken.

Solcher Aktionismus, der sicherlich in den letzten Monaten auch durch die sich scheinbar widersprechenden, weil sich schnell ändernden Maßnahmen und Empfehlungen getriggert wurde, ist eine der vielen Denkfallen, in die wir tappen können. Das Zusammenspiel von Körper und Geist, ihre gegenseitige Abhängigkeit für die Aufrechterhaltung oder Wiederherstellung unserer Gesundheit sollte noch viel stärker in unser Bewusstsein treten: als ganzheitliche Heilkunst auf der Basis wissenschaftlicher Erkenntnisse. Schon heute gehen wir davon aus, dass bei etwa vier von fünf Patient:innen, die wegen akuter Beschwerden einen Hausarzt/eine Hausärztin aufsuchen, keine ursächlich organische Erkrankung vorliegt (und deshalb auch nicht diagnostiziert werden kann), selbst wenn die körperlichen Symptome dies zunächst einmal vermuten lassen. Viel öfter stecken psychische oder psychosoziale Ursachen dahinter. So war es bei mir und meinem Unfall. Aber nicht nur deshalb liegt meiner Ansicht nach in der weiteren Erforschung und im Verständnis dieser Zusammenhänge eine der wichtigsten Aufgaben von Wissenschaft und Medizin überhaupt (Body-Mind-Medizin).

Patient:innen nicht nur eindimensional zu erfassen ist also keine romantische Wunschvorstellung, sondern in vielen Fällen einfach eine medizinische Notwendigkeit, weil es eine bessere Diagnostik ermöglicht und in der Folge eine erfolgreiche Behandlung. Nichts hilft besser dabei, Enttäuschungen auf beiden Seiten zu vermeiden und Patient:innen vor dubiosen Angeboten ebenso zu bewahren wie vor der sprichwörtlichen Odyssee von Arzt zu Ärztin.

Damit kommen wir nahtlos zu der Frage, was wir selbst tun können – sozusagen der anderen Seite der »Komplizenschaft«. Wer sich eine offene und ehrliche Behandlung wünscht, der sollte natürlich auch selbst offen und ehrlich sein, und das bedeutet: Verschweigen Sie nichts, was auch nur irgendwie mit Ihrer Gesundheit zusammenhängen könnte – ob es aktuell belastende Lebensumstände sind, frühere Probleme oder Unverträglichkeiten, es gibt erst einmal nichts Unwichtiges. Erzählen Sie Ihrem Arzt/Ihrer Ärztin, welche Medikamente Sie nehmen (auch von den pflanzlichen Augentropfen oder dem Schmerzmittel, das Sie für Notfälle griffbereit halten). Vergessen Sie die Hausmittelchen und Kräuterdragees aus der Drogerie nicht, auch die können zu Wechselwirkungen führen. Falls Sie sich nicht sicher sind oder irgendetwas nicht verstehen, fragen Sie nach! Wenn Sie das Gefühl haben, Ihre Ärzt:in über- oder unterschätzt etwas, wovon Sie berichtet haben, oder wenn Sie Bedenken bezüglich der Hightech-Diagnostik bei einem Facharzt/einer Fachärztin haben, weisen Sie so lange darauf hin, bis Sie auf beiden Seiten Klarheit geschaffen haben. Lassen Sie sich nicht nur be-handeln, handeln Sie mit!

An dieser Stelle noch ein kurzer Hinweis zu Hightech in der Medizin. Technologie rückt uns ja immer mehr auf die Pelle, in allen möglichen Lebensbereichen. Überall ist von Digitalisierung, Big Data und Künstlicher Intelligenz die Rede. Doch während sich viele Menschen beispielsweise über die Vorzüge in der digitalen Kommunikation freuen, wirkt diese Entwicklung in der Medizin unpersönlich, unverständlich und distanziert. Diese technologischen Entwicklungen werden die zwischenmenschliche Kommunikation aber keinesfalls ersetzen, sondern nur umso wichtiger machen. Ob nun analog oder auch vermehrt digital: Selbst wenn irgendwann ein Computer unsere Diagnose ausspucken sollte, muss immer noch eine Ärzt:in Ihnen erklären, was das *für Sie* bedeutet und welche Maßnahmen nun am besten *für Sie* geeignet sind. Kommunikation und Empathie sind also in Zeiten der Technisierung wichtiger denn je.

Eigenverantwortung ist natürlich wichtig, sie braucht aber Wissen. Wichtig ist, dass Sie eine/n Arzt/Ärztin finden, der oder die Ihnen Zuwendung, Zeit und Aufmerksamkeit schenkt, zu der Sie Vertrauen fassen und die Ihnen Orientierung für eigene Entscheidungen bietet. Das mündet fast von selbst in eine gute Vorsorge, die Sie selbst treffen können. Als gute Herangehensweise kann Ihnen die Maxime dienen: mehr Evidenz, weniger Emotionen. Denn grundloses Alarmschlagen und Panik, wie sie uns auf YouTube oder sonst irgendwo im Internet begegnen, machen uns taub für die echten Notfälle. Wir sollten uns nicht von Angst treiben lassen, sondern an den Fakten orientieren und einen kühlen Kopf bewahren, so gut es geht.

Schon klar, die Wissenschaft zerstört manchmal unsere Wünsche mit ihrer Ehrlichkeit, sie entzaubert manchen unserer Träume mit ihrer Rationalität. Das ist der Preis für eine ehrliche Medizin – aber wenn man bedenkt, was man dafür bekommt, ist es ein echtes Schnäppchen. Natürlich kann Medizin auch unangenehm sein, sie kann wehtun, sie kann mit starken Nebenwirkungen verbunden sein. Auf der anderen Seite mögen die schöneren, sanfteren Versprechen stehen, doch einen Erste-Hilfe-Koffer sollte man auch nicht nach der Farbe, sondern nach seinem Inhalt beurteilen. Anstatt unsere ganze Hoffnung auf blumige Versprechen zu setzen, sollten wir (wieder) mehr Vertrauen in uns selbst haben. Unsere Selbstheilungsfähigkeiten leisten Großartiges. Vor allem bei Kindern können wir die enorme Leistungsfähigkeit unseres Immunsystems wunderbar beobachten. Erst dort, wo die Selbstheilungsfähigkeiten unseres Körpers an ihre Grenzen stoßen, beginnt Medizin – nicht davor (zum Beispiel mit verfrüht oder unsinnigerweise gegebenen Antibiotika). Alternativmedizin ist dort überflüssig, wo die Selbstheilungskräfte ohnehin ihr Werk tun, und gefährlich, wo sie es nicht mehr schaffen – dort ist dann die Domäne der wissenschaftlichen Medizin.

Dieses Buch ist ein Plädoyer für eine vernünftigere Medizin, nicht etwa ein Aufruf zu mehr Medizin, wo sie gar nicht angebracht ist. Wer weiß, wie gut sein Körper mit gesundheitlichen Herausforderungen selbst klarkommt und wo seine Grenzen liegen, der ist automatisch immun gegen falsche Heilsversprechen. Allein schon das Vertrauen in das eigene Selbstheilungspotenzial kann gesundheitsfördernd sein, wie wir aus der Placeboforschung oder der Psychoneuroimmunologie wissen. Eine positive Einstellung, Zuversicht, Optimismus – all das kann Heilungs- und Genesungsprozesse positiv beeinflussen, während zum Beispiel dauerhafter, negativ empfundener Stress unsere »innere Heilkraft« sabotieren kann. Die Berücksichtigung psychosozialer Faktoren kann Medizin also quasi »von allein« sanfter machen, indem wir sanfter zu uns selbst sind. Und natürlich müssen wir bei alldem nicht vergessen, dass die moderne Medizin auch Fehler macht, ja dass unser ganzes Gesundheitssystem krankt und überfordert ist.

Was können Sie noch tun? Einiges. Es klingt manchmal wenig neu und spektakulär, ist aber umso bewährter und sinnvoller. Die Rede ist von Prävention, die uns das gute Gefühl gibt, selbst etwas tun zu können. Sorgen Sie für eine ausgewogene Ernährung und ausreichend Schlaf, verzichten Sie aufs Rauchen und schränken Sie Ihren Alkoholkonsum auf ein Minimum ein, tun Sie sich stattdessen etwas Gutes in Form von Bewegung (Studien zeigen, dass 2–4 Stunden Kraft- und Ausdauertraining pro Woche und ein angestrebter normaler Body-Mass-Index mit die beste Prävention sind und sich Sport auch auf Krankheitsverläufe am deutlichsten positiv auswirkt – von allen zusätzlichen »alternativen« Verfahren) und Entspannung. Stress ist per se nichts Negatives, kann auf Dauer aber schädlich sein. Achten Sie daher auf potenzielle Stressquellen, bauen Sie Pausen (für sich und Ihre Kinder) in den Alltag ein, und reden Sie auch mit Ihrem Hausarzt/Ihrer Hauärztin über aktuelle oder wiederkehrende Stresssituationen. Sie müssen auch keine Angst davor haben, zu Ärzt:innen zu gehen, weil die etwas finden könnten. Selbst wenn längst nicht jede Vorsorgeuntersuchung sinnvoll ist (Stichwort IGeL), ist Früherkennung bei den meisten Erkrankungen ganz entscheidend für die Heilungsaussichten. Zögern Sie also nicht, die empfohlenen Vorsorgeuntersuchungen genauso wahrzunehmen wie die empfohlenen Impfungen, und fragen Sie Ihre Haus- oder Fachärzt:innen, was darüber hinaus für Sie persönlich zu beachten ist. Ebenfalls ganz wichtig: Pflegen Sie Ihre persönlichen Beziehungen. Als wichtige Quelle für Vertrauen, Liebe und Glücksempfinden leisten auch sie einen wertvollen Beitrag zu einer sanfteren Medizin, die wirklich wirkt.

Falls Sie sich während der Lektüre schon die ganze Zeit gefragt haben, ob Sie nun alle Ihre Globuli, Schüßler-Salze, Bach- und sonstige »Blüten« entsorgen müssen – nein, das müssen Sie nicht. Solange Sie für sich oder Ihre Kinder damit keine richtige Behandlung verhindern, wenn diese angebracht ist, ist gegen ein wenig Vertrauen in den Placeboeffekt nichts einzuwenden. Natürlich können Sie auch weiterhin Quarkwickel anlegen, Thymiantee mit Honig trinken und eine Aromaölmassage genießen, nur empfiehlt es sich, dies nicht *anstatt* wirksamer Medizin zu tun, wenn diese angezeigt und möglich ist. Schauen Sie dazu gerne noch einmal in den Anhang, wo Sie mehr Informationen zu den einzelnen Mitteln und Methoden bekommen – kurz und knapp. Zum vernünftigen Umgang mit unserer Gesundheit gehört auch, die Grenzen von Placeboeffekten und Selbstheilungsmechanismen mit einer gewissen Demut anzuerkennen und zu respektieren – und auch die der Medizin, die längst nicht alles kann und weiß, sich aber ständig fortentwickelt. Wir haben auch erlebt, wie machtlos wir letztlich gegen ein pandemisches neues Virus sind – umso machtloser, je mehr Raum wir Fake News und falschen Heilsversprechen geben, Und damit schließt sich der Kreis …

Ich habe versucht, Ihnen einen kleinen Kompass durch die Welt der vermeintlich sanften Medizin anzubieten, eine Orientierungshilfe im Dschungel der nicht immer guten Medizin an die Hand zu geben. Wir haben gesehen, dass vieles komplexer ist, als es uns lieb ist – und manchmal dann doch auch erstaunlich einfach. Letztlich bleibt die Erkenntnis, dass die Kompassnadel unbeirrt in eine Richtung zeigt: in die der belegten Fakten, der gesicherten Erkenntnisse, die uns nur solide Wissenschaft liefert. Die Wissenschaft nicht als Dogma, sondern als Methode zum Wissen schaffen – die nicht alles weiß, nicht alles wissen kann, selbst auch irrt, aber beständig weiterforscht, um Besseres und Neueres hervorzubringen und zur praktischen Anwendung bereitzustellen. Das alles findet in der Realität und nicht in einer Wunschwelt satt. Noch nie haben wir diese wissenschaftlichen Prozesse so sehr »live« in Echtzeit verfolgen können wie in den vielen zurückliegenden Monaten der Pandemie – mit all ihren Problemen und Vor- und Nachteilen. Und wir dürfen wohl das Fazit ziehen: Alles, was wir in der Pandemie erreicht haben, verdanken wir der Wissenschaft und ihrem System der internationalen Zusammenarbeit und gegenseitigen Kontrolle. Nicht Gerüchten, nicht unbelegten Behauptungen, überzogenen Heilsversprechen und auch nicht durchaus verständlichem Wunschdenken oder gar schlichter Realitätsverweigerung bis hin zur bewussten Angstmacherei.

Ich würde mir wünschen, dass Sie nach der Lektüre dieses Buches wissen, dass wissenschaftsbasierte Medizin *plus* gute Behandlung keine Alternative braucht, egal, unter welchem Deckmäntelchen diese daherkommen mag. Dass Sie verstehen, warum (und wie) man Meinungen und Behauptungen von Fakten unterscheiden muss und dass selbst der beste Glaube einfach nicht Wissen ist. Auch dass es sich auszahlt, sich auf Belegtes zu konzentrieren. Klar ist das nicht immer einfach, wenn – wie in der Pandemie – selbst große Medien hin und wieder viel zu voreilig halb garen oder gar abseitigen Positionen eine Bühne bieten oder die Politik die Wissenschaft benutzt und teilweise auch instrumentalisiert.

Aber es wäre schön, wenn dieses Buch Ihnen zumindest vermittelt hätte, dass Gesundheitskompetenz nicht vom Himmel, aus dem Internet, dem TV oder der Tageszeitung fällt, sondern eigenes Bemühen, Offenheit und Kritikfähigkeit gleichzeitig erfordert. Auf diese Weise haben wir eine Chance, zu erkennen, was wirklich wirkt und wo es nur behauptet wird. Und wirklich frei für unsere Gesundheit zu wählen.

Was wirklich wirkt

Die einzelnen Verfahren und ihre Versprechen

Das Versprechen der Homöopathie – kurz und knapp

Kaum eine andere Methode hat hierzulande einen so guten Ruf in der breiten Öffentlichkeit wie die Homöopathie. Sie gilt als besonders glaubwürdig, schließlich wird sie von Heilpraktiker:innen, aber auch von approbierten Ärzt:innen mit Zusatzausbildung ausgeübt und von immer mehr Krankenkassen erstattet. Auch ich habe in meiner Praxis von der allgemeinen Beliebtheit der Homöopathie profitiert, schließlich ist die Methode zwar seit über zweihundert Jahren umstritten, aber eben auch etabliert. Gerade diese Beliebtheit macht die Homöopathie zu so etwas wie einer potenziellen »Einstiegsdroge« in die Welt der Alternativmedizin. Das Versprechen der Homöopathie klingt aber auch allzu überzeugend: Sie sei ganzheitlich und dabei individuell auf die Patient:innen zugeschnitten, basiere auf natürlichen Stoffen, sei dabei besonders sanft, weil frei von Nebenwirkungen, was sie bereits für kleine Kinder als hervorragend geeignet erscheinen lässt. Viel mehr geht eigentlich nicht.

Um zu überprüfen, ob das wirklich funktionieren kann, sehen wir uns die wichtigsten Grundprinzipien der Homöopathie kurz und knapp an. Als Erstes ist das Prinzip der »Lebenskraft« zu erwähnen. Der Begründer der Homöopathie, Samuel Hahnemann (1755–1843), behauptete, dass Krankheit durch eine Verstimmung der Lebenskraft des Menschen entstünde und auch nur über das Einwirken auf diese Lebenskraft wieder geheilt werden könne. Zweitens behauptete er, dass seine hochverdünnten Mittel eine geistartige Energie mit der Fähigkeit besäßen, eine »schnelle, sanfte, dauerhafte Wiederherstellung der Gesundheit« zu erreichen. Diese Energie entstünde durch die sogenannte Potenzierung, einen ganz bestimmten Verdünnungs- und Schüttelvorgang (»Dynamisierung«), den er genau vorschrieb und der bis heute bei der Herstellung homöopathischer Tropfen oder Globuli praktiziert wird. Hahnemann ging unter anderem davon aus, dass durch seine Potenzierungsmethode gerade die besonders hochverdünnten Mittel auch eine besondere Wirkkraft entfalteten. Als Drittes ist noch das Prinzip der Ähnlichkeit zu nennen, das besagt, dass Arzneimittel bei Kranken genau gegen die Symptome helfen, die sie bei Gesunden auslösen – was vom Gedanken her im ersten Moment ein bisschen an die Idee von Impfungen erinnert, bei denen ein abgeschwächter Erreger für eine Immunisierung sorgt – wir kommen darauf zurück. Was Kopfschmerzen auslösen kann, soll in »potenzierter« Form auch Kopfschmerzen heilen können, was Übelkeit auslösen kann, soll auch Übelkeit heilen können etc. Deshalb praktizierte er zur Findung seiner »Ursubstanzen« die sogenannte Arzneimittelprüfung. Dabei nehmen gesunde Personen ein Mittel ein und halten anschließend alle Veränderungen und Reaktionen, die sie an sich beobachten, über einen längeren Zeitraum fest. Dabei geht es nicht nur um gesundheitlich relevante Veränderungen, sondern buchstäblich um alles, was sich überhaupt menschlicher Befindlichkeit zuordnen lässt. Aus mehreren derartigen Arzneimittelprüfungen extrahiert man dann ein Arzneimittelbild, aus dem sich die Anwendungsgebiete im homöopathischen Sinne ableiten lassen sollen.

Gehen wir diese drei Prinzipien der Reihe nach durch. Die Idee einer »geistartigen Lebenskraft« war zwar zu Hahnemanns Zeiten keineswegs unüblich – man findet sie beispielsweise in den Lehren, die unter dem Begriff Vitalismus zusammengefasst werden –, aber sie ist eine vorwissenschaftliche Erklärung für bis dato Unerklärliches und gilt spätestens seit dem 19. Jahrhundert als widerlegt. Wir Menschen glauben gerne an Übernatürliches, Spirituelles, wir lassen uns gerne von Magiern verzaubern, und das bleibt auch jedem frei und unbenommen. Mit Medizin hat das aber nichts zu tun. Kurz und knapp: Hahnemanns Lebenskraft gibt es nicht (und wir brauchen sie auch nicht).

Auch die Idee der Potenzierung hält einer wissenschaftlichen Überprüfung nicht stand, es handelt sich dabei lediglich um eine Verdünnung, nicht mehr. Die ist teilweise so stark, dass vom ursprünglichen »Wirkstoff« kein einziges Molekül mehr übrig bleibt. Bereits vorher ist eine physiologische Wirkung unmöglich oder unplausibel. Bei D-Potenzen wird in jedem Verdünnungsvorgang im Verhältnis von 1:10 verdünnt, bei C-Potenzen im Verhältnis von 1:100, das heißt, bei Arnica D6 ist der Ausgangsstoff am Ende im Verhältnis 1:1 000 000 verdünnt. Man könnte auch sagen, es befinden sich noch maximal 0,001 Prozent des Ausgangsstoffs in der Lösung, was etwa einem Tropfen in einem 50-Liter-Tank entspricht. Ab dieser Verdünnung liegt die Menge der Verunreinigungen im Lösungsmittel über der noch vorhandenen Menge des Ausgangsstoffes. Ab einer D24- beziehungsweise C12-Potenz ($1:10^{24}$) spricht man von »Hochpotenzen«. Die Moleküle des namengebenden Ausgangsstoffes schwimmen nun sozusagen im Atlantik – sie sind bei der Herstellung, dem ständig wiederholten Verdünnungsvorgang, komplett in den Ausguss gewandert. In der letzten Verdünnung liegt dann kein Molekül mehr vor. Ab einer Potenz D23 wird nur noch Lösungsmittel mit Lösungsmittel verdünnt. Und es gibt sogar C1000-Potenzen ...

Alle Behauptungen, durch das Verschütteln würde aus dem materiellen Ursprungsstoff eine geistartige »Energie« oder »Information« herausgearbeitet, sind unhaltbar. Auch ein »Wassergedächtnis« existiert weder als theoretisch plausibles Modell, noch lässt es sich experimentell für Hahnemanns Methode belegen. Weitere Erklärungsansätze, zum Beispiel mithilfe der Quantentheorie, gehen von falschen Annahmen und oft purer Spekulation aus, und auch Erklärungsversuche mit Nanopartikeln oder Biophotonen sind erfolglos geblieben.

Aber wie kommt man überhaupt zur Auswahl von Ausgangsstoffen, die dann nach der Potenzierung zum homöopathischen »Medikament« werden? Dabei wird auf das Prinzip der Ähnlichkeit zurückgegriffen, auf Hahnemanns Postulat, dass Ähnliches mit Ähnlichem geheilt werden könne. Zu diesem Zweck werden aus den Ergebnissen der Arzneimittelprüfungen die oben genannten Arzneimittelbilder erstellt. Diese Arzneimittelbilder beschreiben die Symptomatiken, die man meint gefunden zu haben: Sämtliche Mittel, denen auf diese Weise zum Beispiel das Auslösen von Schwellungen oder von Gelenkschmerzen attestiert wurde, kommen somit für die Behandlung genau dieser Beschwerden in Betracht.

Ein solches Prinzip der Ähnlichkeit ist in der modernen Medizin und vor allem Pharmakologie unbekannt. Die vermeintliche Parallele zum Impfen scheitert an zwei wesentlichen Punkten: Zum einen kommt bei Impfungen nicht Ähnliches oder eine »geistartige Energie« oder »Information« zum Einsatz, sondern wirklich Gleiches – wenn auch in abgeschwächter oder leicht veränderter Form –, nämlich der Erreger oder Erregerbestandteile, gegen den sich unser Körper später selbst mithilfe von Antikörpern wehren soll. Erst die Antikörper sind das, was die Krankheitsabwehr auslöst, nicht die Impfbestandteile selbst. Ziel ist es, dem Immunsystem die Bereitstellung eines effektiven Gegenmittels zu ermöglichen, nicht eine verstimmte Lebenskraft mit »Ähnlichem« zu behandeln. Und zum anderen geschieht dies in einer zwar niedrigen, aber physiologisch relevanten Dosis, auf die der Körper reagieren kann (ohne Schaden zu nehmen), und nicht so verdünnt, bis gar nichts mehr wirkt. Wenn man also genau hinschaut, hat sich auch diese Analogie zur Homöopathie als Illusion erwiesen – abgesehen davon, dass die Homöopathie den Prophylaxegedanken gar nicht kennt, sondern nur die Einwirkung auf eine schon verstimmte Lebenskraft.

Eine nachweisbare wirksame Potenzierung gibt es nicht, und ein Stoff in Abwesenheit wirkt nicht – zumindest nicht über den Placeboeffekt hinaus. Insgesamt ist die Studienlage klar: Die Wirksamkeit der homöopathischen Prinzipien ist auch nach über zweihundert Jahren nicht belegt. Einzig das therapeutische Setting (gemeint sind die Umgebung, die Atmosphäre, der gesamte Kontext der Behandlung, die positive Erwartungshaltung) kann eine Wirkung haben, insbesondere durch die Zuwendung der Therapeut:innen – das ist aber weder umstritten noch eine spezifisch homöopathische Wirkung. Das Versprechen der Homöopathie dürfte über das Angebot einer Suggestion nicht hinausgehen, da die postulierten Wirkprinzipien im Gegensatz zu naturwissenschaftlichen Erkenntnissen und gesichertem Wissen der modernen Medizin stehen.

Wir müssen natürlich bedenken, in welcher Zeit Samuel Hahnemann seine Lehre begründete. Das war, lange bevor Bakterien und Viren entdeckt wurden, Hormonregulation, DNA-Sequenzierung und vieles mehr. Auch physiologische und psychologische Zusammenhänge, wie sie mittlerweile zum Beispiel in der Psychosomatik verstanden und genutzt werden, waren Hahnemann noch vollkommen fremd. Wir müssen uns vor Augen halten, dass die Homöopathie nach ihrem Selbstverständnis eine reine Arzneimitteltherapie mit eigener spezifischer Wirkung sein will. Psychische und psychosoziale Effekte hat sie fraglos – aber das macht weder nach Hahnemann noch nach der Ansicht der meisten heute praktizierenden Homöopath:innen ihren »Markenkern« aus, ja, diese Effekte werden teils völlig geleugnet. Die Homöopathie hat sich zwar in den vergangenen zwei Jahrhunderten in etliche (zum Teil widersprüchliche) Schulen aufgespalten, wurde im Wesentlichen aber nicht weiterentwickelt. Ihre Grundannahmen wurden von der Entwicklung der medizinischen Wissenschaft überholt. Das Ergebnis ist die heutige Situation, in der der Homöopathie immer noch eine wissenschaftliche oder auch nur logisch belastbare Basis fehlt. Aber auch ganz ohne Wissenschaft: Sie würden sicher nie behaupten, dass Ihr Tee nach dreimaligem Ausspülen der Tasse stärker wirkt, selbst wenn Sie die Tasse nach jedem Ausspülen auf die Spüle geklopft haben.

Die Homöopathie hat zwei gravierende Probleme: Zum einen lassen sich Teile ihrer Grundannahmen nicht mit vielfach bewährtem naturwissenschaftlichem Wissen vereinbaren, teils widersprechen sie sogar Naturgesetzen. Nach verbreiteter Auffassung gilt sie deshalb als unwissenschaftlich. Zum anderen konnte sie auch bei der rein pragmatischen Betrachtung ihrer Wirkungen und ihres Nutzens für die Patient:innen bislang keinen validen Nachweis einer Wirkung über Placebo und andere Kontexteffekte hinaus belegen. Das ist der wissenschaftliche Konsens, der sich auf eine umfangreiche Studienlage, auch von homöopathisch Forschenden, berufen kann. Sozusagen das dritte Problem der Homöopathie ist, dass sie nicht imstande zu sein scheint, dieses Fazit anzuerkennen – sie greift nach jeder Gelegenheit, um damit ihre eigene Sicht von Wissenschaftlichkeit und eine »Evidenz« zu begründen, die es nicht gibt, und erweckt damit beständig einen falschen Eindruck in der Öffentlichkeit. Immerhin: Zum Zeitpunkt des Schreibens dieses Buches haben bereits 11 von 17 Ärztekammern (bei einer weiteren gibt es einen entsprechenden Empfehlungsbeschluss des Vorstandes, die Entscheidung steht bei Abfassung dieses Textes kurz bevor) die Homöopathie aus der Weiterbildungsordnung für Ärzt:innen gestrichen und verzichten zukünftig auf die ärztliche Zusatzbezeichnung. Aus meiner Sicht ein gutes Zeichen, dass Pseudomedizin unter ärztlichem Deckmantel weitaus weniger toleriert wird als noch vor wenigen Jahren.

Kurz und knapp: Dass Hahnemann einer der Pioniere der Hygiene in der Medizin war und sich auch vehement gegen brutale Methoden wie den Aderlass wehrte, zählt bis heute zu seinen großen Verdiensten – seine Homöopathie dagegen ist postfaktisch. Und, ehrlich gesagt, ich finde, dass die heutigen Homöopath:innen Hahnemann unrecht tun, indem sie seine Irrtümer kultivieren, statt seine unbestreitbaren Verdienste um die Medizin zu würdigen. Denn gut gemachte Studien und Metaanalysen zeigen: Homöopathie wirkt nicht über den Placeboeffekt hinaus. Wenn Sie dazu mehr wissen wollen, schauen Sie bitte im Quellenverzeichnis in die angegebenen Links.

Das Versprechen der Schüßler-Salze – kurz und knapp

Die Therapie mit Schüßler-Salzen entstand aus der Intention heraus, eine beschleunigte beziehungsweise abgekürzte Form der Homöopathie zu finden. Sie zählen rechtlich ebenfalls zu homöopathischen Arzneimitteln und sind damit apothekenpflichtig. Wilhelm Heinrich Schüßler (1821–1898) war jahrelang als homöopathischer Arzt in einer eigenen Praxis in Oldenburg tätig. Dort entwickelte er auch seine »Biochemische Heilweise«, die auf der Grundannahme aufbaut, dass einzig und allein Störungen im Mineralhaushalt von Körperzellen den menschlichen Stoffwechsel behindern und dadurch Krankheiten auslösen. Schüßler behauptete, mit der Gabe seiner Salze diese Störungen im Zellinneren beheben zu können. Um aber dorthin zu gelangen, mussten sie, wie in der Homöopathie, potenziert werden. Schüßler war der Überzeugung, dass Krankheitszustände in den Zellen einen Reiz auslösen würden, der dazu führt, dass bei der energieintensiven Abwehrreaktion sämtliche Mineralstoffreserven der Zelle ausgeschöpft würden. Seine Salze sollten eine Art Gegenreiz setzen (und zwar mit genau 26 Molekülen), der die Zelle befähigt, die fehlenden Mineralien wiederaufzunehmen. Außerhalb der Zellen sollte eine spezielle Diät den Mineralstoffmangel beheben und so ein »gesundes Gleichgewicht« wiederherstellen. Auf diese Weise wollte er die Ursache von Krankheiten – einen angeblichen Mineralstoffmangel in den Körperzellen – beseitigen. Das Konzept enthält zahlreiche Ungereimtheiten.

Zwar gibt es durchaus Parallelen zur Homöopathie – weshalb beide bis heute oft verwechselt oder in einen Topf geworfen werden –, Schüßler wich aber in wesentlichen Punkten von Hahnemanns Theorie ab. So lehnte er zum Beispiel das Prinzip der Ähnlichkeit ab, und auch die von Hahnemann behauptete Wirkweise der potenzierten Mittel sah er anders (was nebenbei zur Folge hatte, dass er nach einem langen Streit den »Centralverein homöopathischer Ärzte« verließ, weil dieser sich weigerte, Schüßlers Methode als Teil der Homöopathie anzuerkennen). Seine Interpretation erlaubte es ihm, die Zahl der damals bekannten homöopathischen Mittel von über tausend auf zwölf Funktionsmittel zu reduzieren: jene Mineralsalze, die er später sogar noch auf elf kürzte. Schüßler nahm fälschlicherweise an, es handele sich dabei um die Mineralien, die nach dem Verbrennen menschlichen Zellgewebes übrig bleiben.

Das Versprechen der Schüßler-Salze besteht also darin, nicht nur sanft, sicher und nebenwirkungsfrei wie die Homöopathie zu sein, sondern auch noch viel einfacher und übersichtlicher – und billig obendrein. Anfang des 20. Jahrhunderts, also kurz nach Schüßlers Tod, kamen noch fünfzehn Ergänzungsmittel hinzu, später weitere sieben »biochemische Mittel«, aber das änderte an der Einfachheit, die ganz wesentlich zur Beliebtheit von Schüßlers »Biochemischer Heilweise« beigetragen hat, nur wenig.

Erwähnenswert ist auch noch die »Antlitzanalyse«, die Schüßler zum Stellen seiner Diagnosen verwendete. Er ging davon aus, dass der jeweilige Mineralstoffmangel an bestimmten Zeichen im Gesicht seiner Patienten abzulesen sei. Das Verfahren wurde später von Kurt Hickethier (1891–1958), einem laienmedizinisch interessierten ehemaligen Polizeisekretär, als »Sonnerschau« weiterentwickelt und findet bei Heilpraktikern bis heute Anwendung. Doch das ändert nichts an der Tatsache, dass dem angeblichen Diagnoseverfahren der Antlitzanalyse auch schon bei Schüßler jede wissenschaftliche Grundlage fehlt.

Kurz und knapp: Für die Schüßler-Salze konnte keine pharmakologische Wirkung nachgewiesen werden. Die »Biochemie« nach Schüßler hat nichts mit der wissenschaftlichen Biochemie zu tun, sie widerspricht bekannten Naturgesetzen. Für die Wirksamkeit der Methode gibt es keinerlei Evidenz, vor allem beheben Schüßler-Salze keinen echten Mineralstoffmangel.

Das Versprechen der Bach-Blüten – kurz und knapp

Bach-Blüten heißen nicht so, weil sie an einem schönen Bach wachsen, sondern nach ihrem Erfinder: Der aus dem englischen Birmingham stammende Arzt Edward Bach (1886–1936), der sowohl in Kliniken als auch in einer Privatpraxis tätig war, beschäftigte sich ebenfalls intensiv mit der Homöopathie sowie mit Kräuterheilkunde und Naturbeobachtungen. Er gewann die Überzeugung, dass Krankheiten der Ausdruck eines ungelösten Konflikts zwischen Seele und Verstand beziehungsweise Persönlichkeit seien. Gesundheit konnte demzufolge nur wiederhergestellt werden, wenn die überwiegend seelischen Ursachen wieder in ein geistig-seelisches Gleichgewicht gebracht wurden.

Wie Schüßler hatte auch Bach eine äußerst einfache Lösung parat. Er ermittelte zunächst neunzehn, später achtunddreißig unterschiedliche Zustände seelischen Unwohlseins, darunter »Einsamkeit«, »mentaler Stress und Spannung« oder »übertriebene Sorge um andere«. Diesen »disharmonischen Seelenzuständen der menschlichen Natur« ordnete er jeweils eine Pflanzenessenz zu, die durch ihre »Schwingungen« in der Lage sein sollte, die »gestörten Schwingungen« des Patienten wieder mit dem kosmischen Energiefeld in Einklang zu bringen – und so die Erkrankung zu heilen. Insgesamt umfasste Bachs Angebot siebenunddreißig Blütenessenzen sowie eine Essenz aus Felsquellwasser. Außerdem bot er für Notfälle akuter Belastung eine Kombination aus fünf Essenzen an, die als

»Rescue Remedy« beziehungsweise »Rescue-Tropfen« das wohl bekannteste Produkt ist. (Die Bezeichnung »Rescue« für dieses Mittel darf nach einem wettbewerbsrechtlichen Verfahren inzwischen nicht mehr von jedem Hersteller benutzt werden.)

Als Bachs Methode noch neu war, nutzte er zur Herstellung seiner Essenzen ausschließlich den Morgentau, der sich auf den jeweiligen Blüten befand. Dieser Tau sollte dank der ersten Sonnenstrahlen des Tages mit den Schwingungen der Pflanze angereichert sein – was auf derselben Idee eines Wassergedächtnisses beruht, wie wir es aus der Homöopathie kennen. Mit dem zunehmenden Erfolg seiner Essenzen erwies sich das Sammeln von Morgentau als zu aufwendig, weshalb er mit der Sonnenmethode und der Kochmethode zwei alternative Verfahren entwickelte, die genauso erfolgreich die Pflanzenschwingungen einfangen sollten. Für beide verfasste er genaue Vorschriften, die das jeweilige Procedere stark ritualisieren. Zum Beispiel ist exakt festgelegt, wo und wann die Pflanzen gepflückt werden müssen, nämlich an wolkenlosen, sonnigen Tagen vor neun Uhr. Nachdem die Blüten, in Wasser eingelegt, für drei bis vier Stunden in der Sonne (Sonnenmethode) gestanden oder eine halbe Stunde in einem Topf gekocht (Kochmethode) haben, wird die daraus gewonnene Flüssigkeit zunächst 1:1 mit Alkohol verdünnt (ursprünglich mit Brandy oder Cognac), was die Schwingungen konservieren soll. Die so gewonnene Urtinktur wird nun ein weiteres Mal mit Alkohol verdünnt, diesmal im Verhältnis 1:240, wobei es den Patient:innen offensteht, die als Tropfen, Salben, Sprays, Bonbons, Kaugummis und in weiteren Formen angebotenen Bach-Blüten vor der Einnahme noch einmal mit Wasser zu verdünnen. Sie zählen übrigens nicht zu den Arzneimitteln, sondern sind eigentlich Lebensmittel bzw. Nahrungsergänzungsmittel, was sie von einem Wirknachweis befreit – nicht jedoch von falschen *health claims*, sie dürfen also nicht mit unbelegten Gesundheitsaussagen und -hinweisen werben.

Welche Essenz die richtige zur Behandlung der negativen Gemütszustände ist, entschied Bach rein intuitiv. Er selbst ging davon aus, dabei von einer göttlichen Eingebung geleitet zu werden, legte als offizielles Hauptkriterium zur Wahl der passenden Pflanze allerdings das »positive archetypische Seelenkonzept« nach C. G. Jung zugrunde. Heute helfen bei der Auswahl Bach-Blüten-Berater:innen, Heilpraktiker:innen und Ratgeberbücher weiter, man kann die Essenz aber auch selbst auspendeln oder intuitiv nach dem Aussehen der Pflanze entscheiden.

Kurz und knapp: Weder für die ursprünglichen Bach-Blüten noch für neuere Essenzen existieren Nachweise für einen besseren Wirkeffekt als Placebo. Die zugrunde gelegten Konzepte von Schwingungen und seelischen Gemütszuständen als Hauptursache aller Krankheiten sind weder plausibel noch haltbar und widersprechen bekannten Naturgesetzen. Insbesondere das Versprechen, für jedes psychische Problem genüge die Einnahme eines besonders »natürlichen oder pflanzlichen« Mittels, ist als kritisch zu bewerten, weil dadurch wirksame Therapien verhindert oder hinausgezögert werden können. Es bagatellisiert zudem psychische Erkrankungen.

Das Versprechen von Vitamintherapie, Mineralstoffersatz & Co. – kurz und knapp

Einen ganz anderen Ansatz als Homöopathie, Schüßler-Salze oder Bach-Blüten verfolgen Vitamintherapien und ähnliche Methoden, die zum Beispiel auf Mineralstoffe, Spurenelemente oder Mikronährstoffe setzen: Hier heißt es nicht weniger ist mehr, sondern viel hilft viel. Zur Erhaltung der Gesundheit beziehungsweise zur Behandlung von Erkrankungen werden Nährstoffmengen nahegelegt, die oft weit über den üblicherweise empfohlenen liegen. Begründet wird dies in der Regel damit, dass mit unseren heutzutage produzierten Lebensmitteln (inklusive Lagerung, Transport, Verarbeitung) eine ausgewogene Ernährung kaum noch möglich sei, weil die benötigten Nährstoffe nicht mehr ausreichend vorlägen. Das geht in vielen Fällen weit über die üblichen Ernährungstrends und -hypes (wie aktuell die vermeintlichen »Superfoods«) hinaus. Insbesondere dann, wenn behauptet wird, dass die angepriesene Diät oder Nahrungsergänzung das einzig hilfreiche Mittel gegen Herz-Kreislauf-Erkrankungen oder gar Krebs sei.

Keinen unwesentlichen Beitrag zur Glaubwürdigkeit derartiger Therapien leistete ab den sechziger Jahren der amerikanische Chemiker Linus Pauling (1901–1994), ein zweifacher Nobelpreisträger (zunächst 1954 der Nobelpreis für Chemie für seine Forschungsarbeit, 1962 dann der Friedensnobelpreis für sein Engagement gegen Atomwaffentests). Die erste Auszeichnung bekam er unter anderem für seine Grundlagenforschung zur Natur von chemischen Bindungen – und keinesfalls für seine wirren Aussagen über Vitamin C, wie es oft fälschlich dargestellt wird. Er übernahm in seinem letzten Lebensdrittel die Ideen des Biochemikers Irwin Stone (1907–1984), der seinerseits behauptete, Erkältungen mit großen Dosen von Vitamin C heilen zu können. Pauling sah in hoch dosiertem Vitamin C sogar eine Art Wunderheilmittel, weitete das Versprechen auf eine (begleitende) Krebstherapie und Krebsvorbeugung aus und propagierte Vitamine in so ziemlich jeder Hinsicht als hilfreich. Bereits seit den siebziger Jahren zeigten zahlreich durchgeführte Studien und

Metaanalysen jedoch, dass Vitamin C weder bei Infekten noch in der Krebstherapie belastbare Ergebnisse liefert. Bei der Krebsbehandlung gibt es sogar Hinweise auf eine höhere Gesamtsterblichkeitsrate. Bei angeblich positiven Studien, die oft und gerne zitiert wurden, handelte es sich um Untersuchungen ohne Vergleichsgruppe (das heißt, es lassen sich keine kausalen Zusammenhänge daraus ableiten) oder um Tierexperimente, die sich nicht ohne Weiteres auf Menschen übertragen lassen. Nichtsdestotrotz wird durch Werbeversprechen immer wieder eine nachweisbare Nützlichkeit suggeriert.

Seit einigen Jahren wird auch Vitamin D als wahres Wundermittel angepriesen. Es soll das Immunsystem stärken, Erkältungen vorbeugen, die Stimmung verbessern und sogar bei Krebs helfen. Kaum etwas davon ist belegt. Auch die regelrechte Angst vor einem Vitamin-D-Mangel dürfte nach derzeitigen Erkenntnissen überzogen sein. Der regelmäßige Gang nach draußen (und nicht etwa langes Sonnenbaden) verhilft wohl doppelt zu besserer Gesundheit. Übrigens auch gegen COVID-19 hilft Vitamin D nicht so klar wie oft beschworen: »Eine generelle Empfehlung zur Einnahme von Vitamin-D-Präparaten zur Vorbeugung einer SARS-CoV-2-Infektion oder eines schweren Verlaufs einer COVID-19-Erkrankung ist daher derzeit nicht begründbar. [...] Wer eigenmächtig Vitamin D einnehmen wolle, solle nur auf Präparate mit einer Tagesdosis von bis zu 20 Mikrogramm (800 IE [Internationale Einheiten]) zurückgreifen«, sagt das Bundesinstitut für Risikobewertung.

Kurz und knapp: Mineral- und Vitaminpräparate können zwar physiologisch und chemisch wirksam sein, für die von Pauling und anderen postulierte »orthomolekulare Medizin« und ähnliche Anwendungsmethoden gibt es aber keinen wissenschaftlich haltbaren Nachweis. Für fast alle Präparate und Naturstoffe fehlt die Evidenz für eine medizinische Wirksamkeit, ausgenommen bei diagnostizierten Mangelzuständen. Die Forschung der letzten Jahre hat eindeutig gezeigt, dass einige Vitamine in hohen Dosen sogar Schäden verursachen können, sie sind in Mengen, die den physiologischen Bedarf übersteigen, also weder gesundheitsfördernd noch harmlos.

Das Versprechen der Pflanzenheilkunde – kurz und knapp

Naturheilkunde ist nicht definiert. Das Spektrum reicht von »Geistheilung« und Nahrungsergänzungsmitteln, die gegen alles Mögliche helfen sollen, über Pflanzenheilkunde bis hin zu Anwendungen wie Schröpfen, Wassertreten (Kneipp), dem Aderlass oder der Behandlung mit Blutegeln. Die Pflanzenheilkunde (auch Phytotherapie) hat bei uns eine lange Tradition und ist besonders bekannt. Und sie wirkt. Viele Menschen begehen aber den Denkfehler, Natürlichkeit instinktiv mit Unbedenklichkeit, Sanftheit und weiteren durchweg positiven Eigenschaften gleichzusetzen. Dem ist aber nicht so – und das kann zu unerwünschten Neben- oder Wechselwirkungen mit anderen Medikamenten führen. Auch hinsichtlich der Dosierbarkeit sind Naturprodukte problematischer, als viele denken, da es aufgrund von unterschiedlichen Wetter- und Bodenverhältnissen, Erntezeitpunkten, Transport, Lagerung oder möglichen Verunreinigungen, etwa durch Pestizide, zu erheblichen Schwankungen kommen kann. So ist zum Beispiel das Naturprodukt Weidenrinde viel schwieriger kontrollierbar als sein synthetisches Derivat Aspirin.

Was in Bezug auf die Pflanzenheilkunde besonders verwirrend und den meisten Patient:innen nicht ausreichend bekannt ist, liegt in der deutschen Rechtslage begründet: Manche Mittel genießen einen traditionell begründeten Bestandsschutz. Dieser gewährleistet, dass traditionell verwendete Heilmittel als Arzneimittel verkauft werden dürfen, obwohl es nie einen Nachweis für deren Wirksamkeit gegeben hat, ja sogar dann noch, wenn inzwischen die versprochene Wirksamkeit durch wissenschaftliche Studien widerlegt wurde. Man könnte sagen, hier siegt die Tradition gegen die Vernunft auf ganzer Linie. Und das Schlimmste daran ist: Für Patient:innen und Verbraucher:innen gibt es kaum eine Möglichkeit, den Unterschied zu erkennen, schließlich gehen sie davon aus, dass jedes angebotene Arzneimittel verlässlich auf seine Wirksamkeit und Sicherheit geprüft wurde, bevor es zum Verkauf zugelassen wurde. Leider ist das längst nicht immer der Fall. Dass beispielsweise für Weißdorn-Präparate gegen Herzschwäche oder Ginkgo-Präparate gegen Tinnitus kein Nutzennachweis vorliegt, erfährt man nicht – und läuft somit Gefahr, eine wirksame Behandlung womöglich unbeabsichtigt hinauszuzögern.

Trotz der genannten Kritikpunkte zählt die Pflanzenheilkunde immer noch zu den sinnvolleren Methoden, da sie prinzipiell physiologisch wirksam sein kann. Über die verwendeten Inhaltsstoffe und Wirkweisen ist vieles bekannt und nachgewiesen. Nicht umsonst sind viele der heute eingesetzten Arzneimittel pflanzlichen Ursprungs. An die Stelle der traditionellen Anwendung der ganzen Pflanze ist mittlerweile in der Regel das Extrahieren und Standardisieren der wirksamen Pflanzenanteile gerückt, was die Handhabung einfacher und sicherer macht. Die oft aufgestellte Behauptung, Heilpflanzen müssten als Ganzes verwendet werden, um eine Gesamtwirkung zu erzielen und Nebenwirkungen zu vermeiden, ist wissenschaftlich nicht haltbar. Dazu kommt, dass pflanzliche

Mittel nicht immer harmlos sind. So geriet 2019 das Mittel Iberogast (»Mit der Kraft der Natur gegen Magen- und Darm-Beschwerden«) in den Verdacht, zum Tod einer Patientin beigetragen zu haben, woraufhin die Staatsanwaltschaft zu ermitteln begann. Lange hatte der Hersteller Bayer sich dagegen gewehrt, den Warnhinweis in den Beipackzettel aufzunehmen, dass das im Mittel enthaltene Schöllkraut zu Leberschäden führen kann. Natürlich macht auch hier die Dosis das Gift, aber zumindest Schwangere und Patienten mit einer Leberschädigung oder -belastung (zum Beispiel durch andere Medikamente) sollten das Präparat nicht mehr einnehmen.

Auch die Abgrenzung von natürlichen und chemischen Präparaten ergibt keinen Sinn. Ob etwas als natürlich oder chemisch charakterisiert wird, sagt überhaupt nichts darüber aus, ob es harmlos oder hilfreich ist. Das sieht man exemplarisch auch am kolloidalen Silber (quasi Chemie und Natur zugleich, wenn es denn einen Unterschied gäbe), das oft als natürliches Antibiotikum gehypt wird. Es hat tatsächlich eine relativ schwache antibakterielle Wirkung und wirkt lokal und nicht systemisch. Genau deshalb sind silberbeschichtete Wundauflagen auch heute noch sinnvoll – die orale Einnahme dagegen nicht. Genauso wenig sinnvoll wie eine Überhöhung mit dem Attribut natürlich. In der Tat war mit der Entdeckung des natürlichen Penicillins durch Alexander Fleming, das zum ersten Mal 1928 medizinisch angewandt wurde, eine Form eines antibiotischen Medikamentes gefunden worden, das breite systemische Wirksamkeit aufwies und recht gut verträglich für die menschlichen Patient:innen war – richtig nutzbar wurde es aber erst durch stete pharmakologische Weiterentwicklung.

Kurz und knapp: Einzelne Naturstoffe und Präparate der Pflanzenheilkunde sind nachweislich wirksam, jedoch längst nicht alle. Nachweise gibt es beispielsweise für Johanniskraut bei leichter depressiver Verstimmung oder Ingwer bei Übelkeit unter Chemotherapie. Auch sind nicht alle als Arzneimittel vertriebenen Produkte vollkommen ungefährlich, insbesondere Neben- und Wechselwirkungen können eine Rolle spielen. Nicht zuletzt deshalb ist eine standardisierte Darreichungsform empfehlenswert, um ein höheres Maß an Sicherheit zu erreichen. Leider ist der Bereich der Phytotherapie nach wie vor ziemlich unsystematisch und nur schwer überschaubar – hier bedarf es noch einiger Anstrengungen (und besserer Finanzierung von Forschung) zu ihrer Integration in das Konzept nachweislich wirksamer Medizin. Eine Rolle als Besondere Therapierichtung ohne Nachweispflichten sollte der Phytotherapie jedenfalls nicht mehr zugestanden werden – gerade weil sie, sinnvoll angewandt und nachvollziehbar dosiert, durchaus ihren Beitrag zur Gesundheitsversorgung leisten kann. Nicht vergessen sollte man unter dem Aspekt der »Natürlichkeit«, dass Pflanzen als stationäre Lebewesen evolutionär eine breite Palette von Giftabwehr gegen Fressfeinde entwickelt haben – sie wollen schlicht nicht gefressen werden. Es bleibt eigentlich nur, Giftstoffe herauszuzüchten (wie bei unseren gängigen Gemüsesorten) oder aber eine Synthetisierung und Standardisierung exakt des gewünschten Wirkstoffs mit den Methoden der Pharmakologie.

Das Versprechen von Akupunktur/TCM – kurz und knapp

Zweitausend Jahre altes Wissen, so heißt es oft, wenn es um die Traditionelle Chinesische Medizin (TCM) geht. Das klingt dann so, als ob bei dieser fernöstlichen Methode über lange, lange Zeit hinweg systematisch Wissen angehäuft wurde. Das ist aber mitnichten der Fall. TCM besteht aus mehreren Bausteinen, von denen bei uns die Akupunktur der wohl bekannteste ist. Während die Bewegungstherapie Qigong an Popularität gewinnt, sind die Massageform Tuina und die Arzneitherapie der Dekokte (Arzneipflanzensude) bisher weniger bekannt. Alle Teile der TCM basieren auf deren allgemeiner Krankheitstheorie, zu der ganz zentral die Lebenskraft Qi, die Fünf-Elemente-Lehre (Holz, Feuer, Metall, Wasser, Erde) und das Yin-Yang-Prinzip gehören sowie die Vorstellung, dass Krankheit durch äußere Faktoren wie Wind und Kälte verursacht werden kann.

Beginnen wir mit der auch bei uns zunehmend beliebten Akupunktur, bei der sehr dünne Nadeln in traditionell überlieferte Punkte gestochen werden, die wiederum auf »Energiebahnen« liegen sollen, den sogenannten Meridianen. Diese ziehen sich nach Vorstellungen der TCM durch den ganzen Körper und leiten die ominöse Lebenskraft Qi. Falsches, überschüssiges oder blockiertes Qi soll im Krankheitsfall nun also durch das Akupunktieren wieder gelöst (»abgeleitet«) werden, um eine harmonische Balance im Sinne des Yin-Yang-Prinzips herzustellen. Abgesehen von dem kurzen Schmerz beim Einstechen der Nadeln in die Haut gilt auch bei der Akupunktur das Versprechen, sie sei sanft und frei von Nebenwirkungen, was sie zum Beispiel für vielerlei Beschwerden während der Schwangerschaft zu prädestinieren scheint. Aber auch als »sanfte Immunstimulation« bei Allergien, Kopfschmerzen, Rückenbeschwerden und vielem mehr verspricht die Akupunktur risikofreie Hilfe. Wenig verwunderlich, dass sie heute von Hebammen, Heilpraktiker:innen und Ärzt:innen fast überall in Deutschland angeboten wird. Viele wissen gar nicht, dass die hierzulande angebotene

Akupunktur oft in großen Teilen auf erfundenen Geschichten eines französischen Scharlatans, George Soulié de Morant (1878–1955), beruht und eben keine jahrtausendelange Tradition hat, wobei sich auch die traditionellen chinesischen Lehren teils massiv widersprechen. Dazu kommt, dass die TCM aus der Mao-Zeit der 1960er Jahre als ein regelrechtes Exportprodukt angesehen werden kann.

Was jedoch zur Glaubwürdigkeit der Akupunktur beiträgt, ist die Tatsache, dass gesetzliche Krankenkassen seit 2006 bei chronischen Schmerzen der Lendenwirbelsäule und des Kniegelenks die Behandlungskosten übernehmen – und das, obwohl in der Begründung zu dieser Entscheidung ausdrücklich darauf hingewiesen wird, dass eine »echte« Akupunktur gegenüber einer Scheinakupunktur keine eindeutig nachweisbar besseren Ergebnisse erzielt. Insgesamt ist die Datenlage zur Wirksamkeit von Akupunktur zwar unüberschaubar groß, was auch daran liegt, dass in jüngster Zeit von China aus eine große Zahl an Studien auf den Markt geworfen wird. Dadurch entsteht eine Verzerrung der Studienlage hin zu positiven Tendenzen, weil diese Arbeiten »zufällig« fast ausnahmslos zu positiven Ergebnissen kommen. Der Verdacht des *Publication bias*, der Nichtveröffentlichung »unpassender« Ergebnisse, liegt bei so etwas natürlich sehr nahe. Mit einem tatsächlichen Wirknachweis hat dies aber nichts zu tun. Zwar zeigte sich seinerzeit bei der klinischen Behandlung besagter Rückenschmerzen die Akupunktur gegenüber der konventionellen Schmerztherapie als überlegen, allerdings gibt es dabei keinen wesentlichen Unterschied, ob die Nadeln auf angebliche Akupunkturpunkte oder daneben gesetzt werden. Die Wirkung wird also wohl im Wesentlichen durch den Akt des Nadelns und das Gefühl, das dieses besondere Ritual Patient:innen vermittelt, hervorgerufen. Es ist wieder einmal die Zuwendung, der vom Behandelnden betriebene Aufwand, der Wirkung zeigt. Eine weitere Erklärung könnte in einer erzielten Schmerzreizüberlagerung oder einer kurzzeitigen Ausschüttung von Endorphinen zu finden sein. Diese körpereigenen Stoffe wirken schmerzlindernd, haben aber nichts mit angeblichen Meridianen oder einer Lebensenergie zu tun. Dazu mag kommen, dass die Akupunktursitzung meist so abläuft, dass man zwanzig bis dreißig Minuten ruhig auf einer Liege entspannt – wo bekommt man solche »Medizin« sonst?

Abgesehen von wenigen Schmerzindikationen liegt die Erfolgsquote der Akupunktur in den allermeisten Fällen nicht höher als die von Scheinbehandlungen, so auch bei den erwähnten Schwangerschaftsbeschwerden. Dass es auf Placebo- und Suggestionseffekte hinausläuft, ist wenig überraschend, da es bereits innerhalb der TCM viele verschiedene Schulen gibt (zum Beispiel Ohr-, Hand- oder Schädelakupunktur), die sich teilweise widersprechen, auf unterschiedliche Meridianverläufe setzen oder Sonderpunkte nutzen, die andere nicht anerkennen. Am Ende ist es aber so, dass keine von ihnen recht hat: Es gibt nämlich keinerlei überzeugende Nachweise für die Existenz von Akupunkturpunkten oder Meridianen.

Da immer wieder fälschlich erwähnt wird, dass die TCM sogar einen Nobelpreis erhalten hätte, möchte ich ein weiteres Missverständnis kurz ansprechen. In der Tat hat die chinesische Pharmakologin Tu Youyou einen Nobelpreis für die Entdeckung und Nutzbarmachung eines gegen Malaria wirksamen Stoffes bekommen (*Artemisia annua*). Sie hat dabei aber nicht etwa die TCM beforscht, sondern einen Teilwirkstoff aus einer Pflanze extrahiert – und damit moderne Pharmakologie betrieben. Der Pflanzenstoff *Artemisinin* selbst ist als Arzneimittel kaum brauchbar, da er im Körper schnell abgebaut wird. Um ein verwertbares Mittel zu erhalten, waren einige Anstrengungen mit modernen pharmakologischen Methoden erforderlich. Und ja, es mögen in den Tausenden TCM-Heilpflanzen noch weitere pharmakologisch wirksame Wunder verborgen sein, aber diese können nur mit wissenschaftlichen Methoden entdeckt und auf tatsächliche Wirksamkeit hin geprüft werden. Das ist ein ganz normaler Vorgang, wie er auch bei vielen »westlichen« Pharmazeutika stattgefunden hat und stattfindet, ohne dass gleich Hildegard von Bingen postum der Medizinnobelpreis verliehen wird.

Kurz und knapp: Während die Bewegungstherapie Qigong ähnliche Effekte wie beispielsweise Yoga haben kann und in der chinesischen Pflanzenheilkunde durchaus Wirkstoffe enthalten sein können, beschränkt sich die Akupunktur höchstwahrscheinlich auf den Placeboeffekt und eine erhebliche Suggestion, die sich aus dem doch sehr aufwändigen (und nicht ganz schmerzfreien) Setting ergibt (im Englischen gibt es dafür den schönen Begriff »theatrical placebo«). Für eine physiologische Antwort durch das Setzen der Nadeln gibt es nur bei wenigen Schmerzarten eine Evidenz, die über konventionelle Schmerztherapie hinausgeht. Eine spezielle Guideline für Muskel-Skelett-Beschwerden des Nationalen Gesundheitssystems in Großbritannien (NICE), weltweit als maßstabsetzend anerkannt, hat Akupunktur mangels Evidenz aus ihren Therapieempfehlungen in der Neufassung 2018 verbannt (übrigens auch einige »normale« medikamentöse Therapien). Man müsste wohl die deutschen Erstattungsvoraussetzungen von 2006 auch hier noch einmal unter die Lupe nehmen. Für die traditionellen Grundannahmen der gesamten TCM, insbesondere diejenigen der Krankheitsursachen und -entstehung, fehlen überzeugende Belege; sie sind naturwissenschaftlich unplausibel und widersprechen gesichertem Wissen. Insbesondere eine Lebenskraft Qi gibt es nicht – außer vielleicht als schöne Vorstellung in unseren Köpfen.

Das Versprechen der Osteopathie, Chiropraktik & Co. – kurz und knapp

Der Erfinder der Osteopathie, der Amerikaner Andrew Taylor Still (1828–1917), sah den Ursprung aller möglichen gesundheitlichen Beschwerden in »Blockaden«, die es zu lösen gelte, um einen harmonischen Blutfluss und den Abtransport von Schadstoffen zu gewährleisten (»arterial rule«). Seiner Überzeugung nach handelte es sich dabei ursächlich zumeist um Fehlstellungen des Skeletts, zum Teil auch um Fehllagen von Organen, die sich mit bloßen Händen beheben ließen.

Still entwickelte 1874 seine »manuelle Therapie«, mittels deren Wirbel und Knochen »zurechtgerückt« sowie Muskeln und andere Körperteile mit »sanftem Druck« behandelt werden. Auf diese Weise – so das Versprechen bis heute – sollen langwierige Rückenleiden, aber auch Kopfschmerzen, Migräne und vieles mehr zu heilen sein. Durch das Lösen der Blockaden würden die Selbstheilungskräfte des Körpers aktiviert und gestärkt, was den Einsatz von Medikamenten vollkommen überflüssig mache. Still behauptete, dass grundsätzlich kein Eingriff von außen, sondern einzig die Selbstheilungskräfte in der Lage wären, Erkrankungen zu heilen.

Beim Wissenschaftsmagazin »Quarks« heißt es dazu: »Still selbst orientierte sich dabei noch sehr an anatomischen Gegebenheiten. Er gab seiner Therapie daher auch den Namen ›Osteopathie‹, übersetzt ›Knochenleiden‹.

Was er vornehmlich praktizierte, wird heute als parietale Osteopathie bezeichnet. Sie beschäftigt sich mit Muskeln, Skelett und auch dem Bindegewebe. Andere Osteopathen, darunter auch Schüler von Still, entwickelten das Konzept weiter. Heute kennt die Osteopathie neben der parietalen noch zwei weitere große Teilbereiche: die viszerale Osteopathie, deren Fokus auf den inneren Organen und dem umgebenden Gewebe liegt, und die kraniosakrale Osteopathie, die sich mit dem Gehirn, dem Rückenmark und den Hirnhäuten beschäftigt und von der unbelegten Annahme bestimmter körpereigener Rhythmen ausgeht.«

Schon früh regten sich Zweifel an Stills Methode, die weniger wissenschaftlich als esoterisch geprägt ist (wenngleich er selbst zu Anfang sehr anatomisch dachte). Zu Stills Zeiten war die medizinische Wissenschaft in Amerika nicht annähernd auf einem mit Europa vergleichbaren Stand. Alle möglichen Heiler machten mit ihren Ideen mehr oder weniger Furore. Dabei waren »Bone Setters« eine weit verbreitete Spezies. Trotzdem verbreitete sich die Osteopathie von den USA über Großbritannien nach Europa. Stills Sohn war hier die treibende Kraft, er verdiente sein Geld in den USA hauptsächlich mit Osteopathie-Schulen und den passenden Zertifikaten, nicht mit der Behandlung von Patient:innen. Es ist sogar fraglich, ob er überhaupt über die Methoden seines Vaters näher unterrichtet war, der daraus stets ein Geheimnis machte und eher selten überhaupt behandelte. Während der ideologische Überbau in Stills Heimat noch weitgehend intakt ist, wird beispielsweise in der Deutschen Gesellschaft für manuelle Therapie zwischen osteopathischen Methoden im Einklang mit naturwissenschaftlichen Erkenntnissen und solchen Methoden, die diesen widersprechen, unterschieden. Eine einheitliche Regelung gibt es genauso wenig wie einen verbindlichen Ausbildungsstandard, und wie beides im Einzelfall aussieht, bleibt den Patient:innen gegenüber meist intransparent. Osteopathie wird von Heilprakti-ker:innen angeboten, aber auch von Physiotherapeut:innen, die oft auch wissenschaftlich fundierte manuelle Thera-pien mit osteopathischen Angeboten kombinieren. Dass auch einige Ärzt:innen, naheliegenderweise hauptsächlich Orthopäd:innen, ihren Patient:innen Osteopathie anbie-ten, trägt natürlich zur Glaubwürdigkeit des Ansatzes bei, obwohl es kaum Belege für dessen Wirksamkeit gibt. Man könnte also sagen, dass sich die Osteopathie ohne valide Belege langsam in die therapeutische Praxis hineinge-schmuggelt hat und heute aus dieser Position heraus me-dizinfachliche Anerkennung anstrebt. Mit der Ausnahme von bestimmten Rückenschmerzen gibt es so gut wie keine Belege für eine positive Wirkung einer osteopathischen Behandlung über den wohltuenden Effekt des Behand-lungssettings hinaus.

Noch schlechter sieht die Datenlage bei einer Art Un-terkonzept der Osteopathie aus: der Craniosacral-Thera-pie. Während die Patienten auf dem Rücken liegen, wird versucht, mit dem sanften Ertasten der Pulsation der Gehirn-Rückenmarksflüssigkeit eine »Harmonisierung körpereigener Rhythmen« zu erreichen. Für diese Weiter-entwicklung der osteopathischen Idee fehlen bis heute plausible Erklärungen, von wissenschaftlichen Nachwei-sen ganz zu schweigen. Dass sich Patient:innen bei der Be-handlung, die zumeist in einer angenehmen, ruhigen At-mosphäre stattfindet, insbesondere durch die Berührung gut behandelt, vielleicht sogar geborgen fühlen, darf als wahrscheinlich einziger Pluspunkt osteopathischer An-wendungen gelten.

Ganz anders sieht es mit der Chiropraktik aus, die auf den Kanadier Daniel David Palmer (1845–1913) zurück-geht. Mit zwanzig zog er in die USA, wo er unter anderem ab seinem vierzigsten Lebensjahr den Beruf des »magnetischen Heilens« ausübte und sich mit Osteopathie beschäftigte. Große Teile des ideologischen Überbaus sind von A. T. Still entlehnt, bis hin zu religiösen Bezügen. Er gelangte zu der Überzeugung, dass unterschiedlichste Erkrankungen durch das Manipulieren von Fehlstellungen der Wirbelgelenke geheilt würden. Chiropraktiker:innen – für deren Ausbildung es ebenfalls keine festen Regeln gibt – unterscheiden verschiedene Techniken, etwa die Adjustierung, Traktion oder Mobilisation. Das erweckt den Anschein einer seriösen Methode, die jedoch eher auf mystischen denn auf wissenschaftlich haltbaren Konzepten beruht. Während ihr Nutzen nicht belegt ist, ist das erhöhte Risiko für Schlaganfälle bis hin zu Todesfällen erwiesen, was Chiropraktik zu einer der gefährlichsten Methoden der Alternativmedizin macht. Ursache hierfür ist insbesondere eine teils brutale Manipulation der Halswirbelsäule.

Da sie allseits beliebt und oft auch an Sportstars zu entdecken sind, möchte ich noch ein Wort zu den bunten Kinesio-Tapes verlieren. Das Team von »PhysioMeetsScience«, das sich der Aufbereitung und Vermittlung von wissenschaftlichen Forschungsergebnissen widmet, hat sich 15 aktuelle Studien angeschaut und kommt zu dem Ergebnis, dass es keine klinische Signifikanz für einen klaren Nutzen gibt und dass sich das »Bekleben« nicht als Alternative zu Physiotherapie und Training eignet. Die bunten Bänder sehen also zwar vielleicht hübsch aus, wirken aber wohl nicht besser als ein herkömmliches Pflaster.

Kurz und knapp: »Osteopathie«, »osteopathische Medizin« und »osteopathische Behandlung« sind nicht geschützte Begriffe, und es fehlt eine klare, weltweit akzeptierte Definition, weswegen eine Beurteilung erschwert ist. Manuell-anatomisch orientierte Ansätze sind von philosophisch-esoterischen (viszeralen, craniosacralen) abzugrenzen, was in der Praxis jedoch oft nicht klar genug erfolgt. Anders als oft behauptet, fehlen Osteopathie & Co. solide Nachweise ihrer Wirksamkeit für die allermeisten Diagnosen und Zustände. Ihre Theorien widersprechen größtenteils naturwissenschaftlichen, teils auch anatomischen Kenntnissen. Das Gehaltenwerden und auch das typische Knackgeräusch bei der »Mobilisierung« mögen ein besonderes Gefühl auslösen. Selbst eine Ausschüttung des »Glückshormons« Oxytocin (wie mancherorts diskutiert) lässt eine ursächliche Heilung von Beschwerden nicht erwarten. Insbesondere der ideologische Überbau ist als unhaltbar zu verwerfen. Im Bereich der Physiotherapie sind wesentlich bessere und sicherere Verfahren zu finden, die zumeist auf mehr Aktivierung, Selbstfürsorge und Bewegung (und Überwindung des inneren Schweinehunds) setzen.

Das Versprechen von Yoga – kurz und knapp

Von Yoga wird zwar zu Recht nicht behauptet, dass es sich dabei um Medizin handele – aber nicht nur angesichts des bereits seit geraumer Zeit anhaltenden Yoga-Booms und der Versprechen von gesundheitsfördernden Effekten, die die Körperübungen der indischen Lehre umgeben, lohnt sich auch hier ein kurzer Blick. Dabei fällt sofort auf, dass die Bandbreite der angebotenen Yoga-Varianten riesig ist, was allgemeine Aussagen natürlich erschwert. Der Einfachheit halber möchte ich daher zwischen Yoga mit und ohne ausgeprägt philosophischem/esoterischem Überbau unterscheiden. Erstere Varianten, zum Beispiel das Kundalini-Yoga, sind insofern problematisch, als sie eine Art

Türöffner in die Esoterikszene und somit zu allerlei haltlosen Versprechen sein können. Das in Deutschland weit
verbreitete Hatha- oder Vinyasa-Yoga kommt weitestgehend ohne Esoterik aus und ist insofern weniger problematisch; bei Abwandlungen wie Power-Yoga oder Pilates
geht es sowieso primär um Sport.

Generell lässt sich sagen, dass regelmäßige Yoga-Übun-
gen einige positive Effekte haben. Neben einer allgemeinen Verbesserung der Gelenkigkeit und Dehnbarkeit des
Körpers sowie einer Stärkung der Muskelkraft wird Yoga
besonders eine entspannende Wirkung nachgesagt. Zahlreiche Krankenkassen bezuschussen Yoga-Kurse daher
auch als Teil von Prävention. Ähnlich wie Qigong, Tai Chi
oder anderen aus Asien stammenden Körperübungen wird
Yoga zudem häufig eine heilsame Wirkung sowohl bei or-
thopädischen als auch bei psychischen Problemen zuge-
sprochen – als ergänzende (komplementäre) Anwendung
wohlgemerkt. Auch bei Asthma, Arthritis, Bluthochdruck
oder ganz allgemein zur Prävention wird Yoga immer wieder empfohlen. Doch die Datenlage ist vor allem eines:
äußerst uneinheitlich und widersprüchlich. Bei psychischen Problemen, etwa der Behandlung von Depressionen, Schlafstörungen oder der Burn-out-Prävention, gibt
es überwiegend positive Hinweise, was wohl auf eine generelle Stressreduktion zurückgeführt werden kann.

Kurz und knapp: Yoga, Qigong und Tai Chi – als Be-
wegungsübungen mit bewusstem Atmen verstanden –
können die grundlegende Körperfitness positiv beeinflussen und das allgemeine Wohlbefinden verbessern. Für die
Behandlung von Krankheiten fehlt dagegen die Evidenz,
einzig bei psychosomatischen Beschwerden kann Yoga eine
sinnvolle Ergänzung sein. Der teilweise philosophische, oft
ins Esoterische reichende Überbau ist für die positiven Effekte nicht nötig.

Meditation ist ebenfalls keine Medizin und behauptet es auch nicht von sich, dennoch auch hier eine kurze Einordnung, schließlich genießt Meditation fast schon einen ähnlich guten Ruf wie Yoga und wird vielerorts aufgrund seiner gesundheitsförderlichen Effekte empfohlen. Ganz ähnlich wie bei Yoga gibt es auch bei der Meditation, vereinfacht gesagt, Varianten mit philosophischem/buddhistischem/esoterischem Überbau und Varianten ohne bestimmte spirituelle oder religiöse Grundannahmen – mit der bekannten Problematik, das Erstere nicht selten Naturgesetzen und anderen wissenschaftlichen Erkenntnissen widersprechen und als Einstieg in die Esoterikszene dienen können. Konzentrieren wir uns daher auf Meditationstechniken, für deren Wirksamkeit es gute Belege in der Achtsamkeits- und Meditationsforschung gibt, obwohl die Überprüfung der richtigen Durchführung von Meditationstechniken (anders als zum Beispiel bei Yoga, Qigong oder Tai Chi) ein Problem darstellt, das sich wahrscheinlich nie vollkommen lösen lässt.

Im Zentrum der Meditation steht die Fokussierung (Achtsamkeit); der Meditierende versucht, sich voll und ganz auf den gegenwärtigen Augenblick zu konzentrieren, zum Beispiel indem er seinem Ein- und Ausatmen folgt. Ziel der Übung ist in erster Linie ein Zustand der Entspannung. Zu meiner Zeit als Homöopathin habe ich selbst Meditation praktiziert, oft auch empfohlen, und in Stresszeiten nutze ich sie bis heute. Zu den am besten untersuchten Meditationstechniken zählt denn auch die achtsamkeitsbasierte Stressreduktion (Mindfulness-Based Stress Reduction, kurz: MBSR), die von dem amerikanischen Medizinprofessor Jon Kabat-Zinn seit den 1970er Jahren entwickelt wurde. Nachgewiesen wurden unter anderem eine Senkung von Atem- und Herzfrequenz, von Sauerstoffverbrauch und Muskelanspannung sowie eine stärkere Reduktion von Stresshormonen als bei Vergleichsgruppen. Darüber hinaus kann MBSR bei Menschen, die unter Angststörungen, Depressionen oder chronischen Schmerzen leiden, erfolgreich eingesetzt werden, und auch Heilungsverläufe bei entzündlichen Hautkrankheiten lassen sich beschleunigen. Generell kann MBSR die subjektive Lebensqualität bei körperlichen Beschwerden verbessern und zu einer aktiven Entspannung beitragen – Patient:innen können selbst etwas tun und stärken damit ihre Selbstverantwortung und Selbstwirksamkeit. Voraussetzung sind allerdings auch Überzeugung, Disziplin und Durchhaltevermögen, denn die Effekte entstehen nicht auf Knopfdruck, sondern nur durch längere Übung. Untersuchungen mit geübten Meditierenden legen die Vermutung nahe, dass regelmäßiges Meditieren positive Auswirkungen auf die Gehirnstruktur hat: Zum einen waren Gehirnregionen, die für Achtsamkeit, Aufmerksamkeit und Sinnesverarbeitung zuständig sind, größer beziehungsweise neuronal stärker verschaltet, zum anderen scheint es zu einem weniger stark ausgeprägten altersbedingten Rückgang von Gehirnzellen zu kommen. Insgesamt sollte man die Effekte dieser Techniken nicht überschätzen, sie setzen ohnehin eine hohe Bereitschaft der Patient:innen voraus, sich darauf einzulassen.

Es gibt aber auch die »dunkle Seite der Meditation«. Für manche Menschen bedeutet es schlicht Stress, sich so statisch zu fokussieren; Bewegungsverfahren zur Entspannung sind für sie viel besser geeignet. Darüber hinaus konnte in ersten Studien gezeigt werden, dass etwa ein Viertel der Menschen, die regelmäßig meditieren, von belastenden Erlebnissen bis hin zu regelrechten Angstzuständen und nicht etwa von Entspannung berichtet. Vor allem die Art der Meditation schien dabei entscheidend zu sein: Zen- und Vipassana-Praktiken erzeugten diese negativen Zustände häufiger, MBSR-Achtsamkeitstechniken und Empathie-Übungen dagegen weniger. Vielleicht ist weniger (Esoterik und Selbstoptimierung) hier also mehr.

Kurz und knapp: Befreit von allem Überbau und unter der Voraussetzung, dass es zur Persönlichkeit passt, bietet sich der ergänzende (komplementäre) Einsatz von Meditation bei einer ganzen Bandbreite von Beschwerden an, insbesondere bei einigen psychosomatischen Beschwerden und Angstzuständen können sie – bei regelmäßiger Durchführung – hilfreicher sein als andere Verfahren. Speziell bei Ein- und Durchschlafstörungen kann Meditation beziehungsweise Achtsamkeitstraining im Rahmen der kognitiven Verhaltenstherapie bei der Beruhigung vor dem Schlafengehen helfen.

Das Versprechen der Anthroposophie – kurz und knapp

Die Anthroposophie ist ein vielgliedriges spirituell-weltanschauliches System, das von dem österreichischen Hellseher und Okkultisten Rudolf Steiner (1861–1925) begründet wurde. Sie gilt als größte esoterische Strömung in Europa. Sie manifestiert sich nach außen in vielen Erscheinungsformen. Viele Menschen kennen Waldorfpädagogik, Eurythmie oder Demeter-Produkte aus der »biologisch-dynamischen« Landwirtschaft, Es gibt aber auch eine anthroposophische Medizin, die – wie alle praktischen Ausformungen von Steiners Lehre – nicht auf naturwissenschaftliche Erkenntnisse abhebt, sondern sich auf die Offenbarungen des Meisters, seine »okkulte Schau«, zurückführt.

Die anthroposophische Medizin geht von Grundannahmen aus, die der wissenschaftlichen Medizin fremd sind. Nämlich, dass Krankheiten durch eine »Disharmonie der Wesensglieder« des Menschen verursacht werden. Steiner, der seine Anthroposophie aus mehreren fernöstlichen sowie frühen mystisch-religiösen Lehren der Gnosis, dem deutschen Idealismus sowie Goethes Werk heraus entwickelte, ging davon aus, dass der Mensch ein viergliedriges Wesen sei: bestehend aus einem physischen Leib (dem Körper), einem Ätherleib (dem Geist), einem Astralleib (der Seele) und dem Ich (das den Menschen über alle anderen Lebewesen stellt). Die drei Leiber symbolisieren zudem die drei »Naturreiche« der Mineralien, Pflanzen und Tiere. So lassen sich Steiner zufolge unterschiedliche Erkrankungen zum Beispiel mittels Farbtherapie, rhythmischer Massagen oder der Heileurythmie (der anthroposophischen Variante der Bewegungstherapie) behandeln.

Breiten Raum nimmt auch die anthroposophische Arzneimitteltherapie ein, zu der u. a. der Einsatz von Misteln in der Krebstherapie gehört. Die Auswahl der Grundsubstanzen erfolgt nach anthroposophischer Anschauung, für die Herstellung werden häufig die homöopathischen Herstellungsmethoden genutzt (da auch bei der Anthroposophie oft sehr giftige Ursubstanzen verwendet werden). Allerdings besteht man auch auf Unterschieden zur Homöopathie: Statt zu schütteln oder zu verreiben, werden Mittel zum Beispiel abwechselnd Licht und Dunkelheit ausgesetzt. Oftmals werden mehrere Ausgangssubstanzen miteinander gemischt – für klassische Homöopathen ein Frevel –, und die Potenzierungen sind meist weniger hoch. Dazu kommt, dass höhere Potenzen hier nicht etwa stärker wirken sollen, sondern »auf höhere Wesensglieder«. Auch dass sich Steiner bei der Wahl der richtigen »Arznei« auf ein ausschließlich »spirituelles Begreifen« verließ, geht etlichen Homöopath:innen zu weit. Die Herstellung anthroposophischer Arzneimittel liegt praktisch ausschließlich in der Hand von Firmen (wie Wala, Weleda oder Dr. Hauschka), die selbst Teile der anthroposophischen Bewegung sind.

Alle Ansätze der anthroposophischen Medizin kommen mit dem Versprechen daher, die Harmonie zwischen den Wesensgliedern wiederherzustellen. Woher die Mittel nun wissen, ob sie homöopathisch oder anthroposophisch hergestellt wurden und wie sie zu wirken haben, konnte mir noch niemand erklären.

Kurz und knapp: Für die Grundlagen der anthroposophischen Medizin gibt es keinerlei wissenschaftliche Evidenz, insbesondere der Raum, den mystisch-spirituelle Aspekte einnehmen (zu denen auch der Glaube an eine Wiedergeburt, an karmische Schuld und an eine nur begrenzt zur Verfügung stehende Anzahl von Seelen gehört), widerspricht zahlreichen Erkenntnissen aus Biologie, Chemie und weiteren naturwissenschaftlichen Disziplinen. Dass die Anthroposophie als Besondere Therapierichtung vom Gesetzgeber trotzdem geschützt wird, ist nicht nachvollziehbar, insbesondere auch weil für eine Wirksamkeit belastbare Nachweise fehlen. Besondere Sorge macht mir, dass anthroposophische Ärzt:innen aufgrund ihres ideologisch-weltanschaulichen Überbaus oft auch Impfgegner:innen sind (was sich in der Corona-Krise einmal mehr bestätigt hat) und von konventioneller Krebstherapie abraten. Die viel zu unbekannte, zutiefst rassistische, antisemitische und auch sonst sehr krude weltanschauliche Haltung Steiners macht die Anthroposophie für mich über diese konkreten Aspekte hinaus endgültig zu einem unhaltbaren esoterisch-okkulten Konglomerat.

Die immer noch viel zu positiv verklärten Waldorfschulen sind Teil unseres Bildungssystems und ein ganz eigenständiges Problem.

Generelles zu Heilsversprechen – kurz und knapp

Zum Schluss noch ein Wort zu vielen ähnlichen Therapieangeboten, auf die ich hier aufgrund ihrer schieren Vielfalt nicht einzeln eingehen kann. Wenn Sie von solch einem Verfahren hören, es Ihnen angeraten und wärmstens empfohlen wird, denken Sie einfach daran: Es geht prinzipiell darum, ob das jeweilige Konzept plausibel, überprüfbar und veränderbar ist. Auch etwa die Kunsttherapie kann man wissenschaftlich überprüfen und begleiten. Und wenn Kunsttherapie allein nicht wirksam ist, kann man anerkennen, dass Menschen komplexe Lebewesen sind, die sich auf unterschiedliche Art und Weise ausdrücken, und Kreativität ein wichtiger Teil der Persönlichkeit sein kann, der im Rahmen einer psychotherapeutischen Behandlung durchaus seinen Platz verdient. Problematisch wird es, wenn Therapeut:innen, egal welcher Fachrichtung, ihren Patient:innen magische, esoterische und/oder weltanschauliche Narrative vermitteln, die dafür sorgen, dass Patient:innen in ihrer Entscheidungsfreiheit beschränkt oder von dieser Therapieform beziehungsweise, noch schlimmer, von den Therapeut:innen abhängig werden. Jemand mit einer fundierten Verhaltenstherapie-Ausbildung kann eine absolute Katastrophe sein, und eine anthroposophische Kunsttherapeutin kann hervorragende Arbeit leisten. In beiden Fällen liegt das jedoch an den *Personen* und nicht an den *Methoden*, um die ich mich hier in diesem Buch schwerpunktmäßig und grundsätzlich kümmere.

Das Feld der angeblichen »sanften Alternativen« ist riesig und ziemlich unübersichtlich. Es ist aber für uns als (potenzielle) Patient:innen gar nicht so entscheidend, alles bis ins kleinste Detail aufzudecken – sofern das überhaupt möglich ist. Es kommt vielmehr darauf an, sich bewusst zu machen, dass die Kluft zwischen Versprechen und Wirksamkeit, zwischen Idee und Wirklichkeit sehr oft sehr viel größer ist, als wir es spontan für möglich halten würden. Egal, um welches Verfahren es sich auch handelt, wichtig ist aus meiner Sicht eine genaue Prüfung der Versprechen und der Plausibilität: Eine manuelle Massage beispielsweise hat eine rationale Grundlage, Verspannungen werden gelöst, Muskulatur gelockert und besser durchblutet (ich ignoriere an dieser Stelle einmal, dass auch die Massage nicht die beste Evidenz hat und es durchaus möglich ist, dass sie auch irgendwann aus dem Leistungskatalog verschwindet). Sie ist prinzipiell plausibel, nachvollziehbar und überprüfbar. Wenn Sie als Patient:in dazu Fragen haben, kann die Idee hinter der Behandlung transparent und können auch die Zweifel an der Wirksamkeit deutlich gemacht werden. Eine rhythmische anthroposophische Massage als Gegenbeispiel geht von einem ganz anderen Ansatz aus – und verspricht viel mehr: Es soll nicht etwa nur der physische Körper (der ja in der Anthroposophie bereits eine eigene Definition hat), sondern auch der Äther-, der Astralleib und eventuell der Ich-Leib behandelt werden. Ich bin sicher, dass die wenigsten Patient:innen darüber Bescheid wissen. Das bedeutet, Ihnen werden ungefragt ein Glaubenssystem und daraus resultierende Rituale aufgenötigt. Bei einer Massage mag das harmlos sein, das Prinzip ist jedoch bei all solchen Behandlungsansätzen das Gleiche, also auch Krebs sollte nicht ideologisch, sondern wissenschaftlich bestmöglich behandelt werden. Wenn Ihnen eine rhythmische Massage trotzdem gefällt, ist daran nichts auszusetzen. Gleichwohl bedeutet *gefallen* nicht *wirken*. Glaubensvorstellungen gehören nicht in eine medizinische Behandlung. Der Unterschied zwischen Wissenschaft und Glaube besteht auch darin: Wenn sämtliche Literatur und Forschung vernichtet würde, wären nach einiger Zeit die wissenschaftlichen Erkenntnisse die gleichen – die Glaubensvorstellungen wären es nicht.

Was gefällt, aber nicht nachweislich wirkt, sollte, wenn überhaupt, nur als Ergänzung verstanden und angewendet werden – zum Wohlfühlen, als Wellness und nicht als Alternative oder Ersatz für wirklich wirksame Interventionen. Zumal – wie schon früher geschildert – Untersuchungen gezeigt haben, dass Menschen mit schweren Erkrankungen wie Krebs sogar bei nur ergänzender (komplementärer) Anwendung von Alternativmedizin gegenüber allein auf wissenschaftlicher Grundlage behandelten Patient:innen unter dem Strich nicht profitieren können.

Alarmzeichen, an denen Sie Scharlatane erkennen können

Höchste Vorsicht ist geboten, wenn
- Ihnen jemand verspricht, dass nur er Ihnen helfen kann,
- Ihnen jemand verspricht, dass nur diese eine Methode Ihnen helfen kann,
- Ihnen jemand verspricht, dass seine Methode bei (fast) allen Krankheiten hilft,
- jemand behauptet, dass die Methode nur dann nicht funktioniert, wenn Sie nicht richtig daran glauben (Schuldzuweisung),
- jemand behauptet, dass Angehörige und Freund:innen den Heilungsprozess stören (Isolation),
- Ihnen jemand verspricht, es gäbe keine Risiken und Nebenwirkungen,
- Sie jemand über die Behandlungsdauer und mögliche Behandlungsverläufe völlig im Unklaren lässt,
- Ihnen jemand keine plausiblen Erklärungen für seine Methode geben kann, dafür aber auf Erfahrung pocht oder auf dankbare Patient:innen aus aller Welt verweist (»Wer heilt, hat recht«),
- jemand auf absoluter Verschwiegenheit gegenüber Dritten besteht,
- jemand versucht, Ängste zu schüren vor der »Schulmedizin« oder vor schwerer Krankheit, falls man sich ihm nicht anvertraut,
- die Behandlung übermäßig teuer ist und auf Barbezahlung ohne Quittung bestanden wird.

Weiterführende Materialien und wichtige Links

- Mein Podcast:
  https://detektor.fm/serien/grams-sprechstunde,
- Meine Kolumne:
  www.spektrum.de/kolumne/grams-sprechstunde/

Impfen:

- Ständige Impfkommission (STIKO)
  www.rki.de/DE/ Content/Kommissionen/STIKO/stiko node.
  html
- Paul-Ehrlich-Institut (PEI): FAQs
  www.pei.de/DE/service/ faq/faq-haeufig-gestellte-fragen-und-
  antworten-node.html
- Informationsnetzwerk Impfen (INI):
  www.eingeimpft.de/iniblog/
- Spezielle Informationen zum Buch von Martin Hirte »Impfen
  Pro & Contra« und zum Film »Eingeimpft«:
  www.eingeimpft.de
- Bundeszentrale für gesundheitliche Aufklärung (BZgA):
  www.bzga.de und die Unterseite www.impfen-info.de

Homöopathie:

- Informationsnetzwerk Homöopathie (INH):
  »Wir klären auf – Sie haben die Wahl«:
  www.netzwerk-homoeopathie.info / in englischer Sprache:
  www.network-homeopathy.info
- Elternseite »Susannchen braucht keine Globuli«:
  www.susannchen.info
- Online-Enzyklopädie Homöopedia:
  www.homoeopedia.eu

Anthroposophie:

- https://anthroposophie.blog

Skeptisches Denken, Online-Journalismus zum Thema Gesundheit und Verbraucher:innenschutz:

- Kritischer Medizinjournalismus im Netz – Medwatch
  www.medwatch.de
- Gesundheit verstehen – Plan G
  www.riffreporter.de/plan-g/
- Gute Gesundheitsinformationen, wissenschaftlich gesichert
  und leicht verständlich
  www.gesundheitsinformation.de
- Medizinische Befunde in verständliche Sprache übersetzt
  https://washabich.de/
- https://www.faktencheck-gesundheitswerbung.de

Quellen- und Literaturverzeichnis

Hier finden Sie Quellen, Links und Literaturhinweise zur Vertiefung der Inhalte des Buches, geordnet nach den Kapiteln und Unterkapiteln. Wissenschaftliche Primärquellen, auf die auch hier nicht verzichtet werden kann und soll, bedienen sich in der Regel der englischen Sprache. Ich habe mich bemüht, möglichst viele Quellen zur Verfügung zu stellen, die allgemeinverständlich und in deutscher Sprache verfügbar sind. Selbstverständlich spielt das Internet dabei eine große Rolle, so dass ich viele Links angefügt habe, die Sie direkt aufrufen können.

Vorwort zur 3. Auflage

Medizin und Alternativen:
- https://www.spektrum.de/kolumne/wissenschaft-helfen-schuetzen-und-wirken-alternativen/193225

Ivermectin:
- https://correctiv.org/faktencheck/2021/09/10/keine-belege-dass-das-medikament-ivermectin-gegen-covid-19-wirkt/

COVID-19 & Unfruchtbarkeit:
- https://scilogs.spektrum.de/fischblog/unfruchtbarkeit-impotenz-covid-19/?_ga=2.265335311.1471267065.1633764368-779067977.1632899584

Hydroxychloroquin/Remdesivir:
- https://www.swr.de/wissen/entwicklung-corona-medikamente-100.html
- https://www.aerzteblatt.de/nachrichten/126249/Cochrane-

Remdesivir-ohne-Wirkung-auf-Sterblichkeit-oder-
Krankheitsverlauf-hospitalisierter-COVID-19-Patienten
- https://www.cochrane.de/de/news/nuetzen-chloroquin-oder-
hydroxychloroquin-bei-der-behandlung-oder-vorbeugung-von-
covid-19

Dexamethason/Aspirin:
- https://www.spektrum.de/news/steroide-steigern-die-
ueberlebenschancen-schwerkranker-patienten/1767280
- https://jamanetwork.com/journals/jama/fullarticle/2770279
- https://journals.lww.com/anesthesia-analgesia/Fulltext/2021/
04000/Aspirin_Use_Is_Associated_With_Decreased.2.aspx

Prolog
Auf der Suche nach einer echten Alternative

Generelles aus dem Bereich der Verhaltenspsychologie:
- Daniel Kahneman: Schnelles Denken, langsames Denken,
Penguin Verlag
- Rolf Dobelli: Die Kunst des klaren Denkens: 52 Denkfehler,
die Sie besser anderen überlassen, Hanser Verlag
- Nikil Mukerji: Die 10 Gebote des gesunden Menschenverstandes,
Springer Verlag Heidelberg
- Gesundheit verstehen:
https://www.riffreporter.de/plan-g/
- Wo ist der Beweis? (kostenloser Download)
https://de.testingtreatments.org/wp-content/uploads/2013/07/
wo_ist_der_beweis_volltext.pdf

Zahl der Heilpraktiker:innen in Deutschland:
- Statistisches Bundesamt: Statistisches Jahrbuch 2019, Kap.
4- Gesundheit, Seite 146, Klassifikationsnummer 817: https://
www.destatis.de/DE/Themen/Querschnitt/Jahrbuch/
jb-gesundheit.pdf
- https://www.bdh-online.de/repraesentative-umfrage-jeden-tag-
gehen-in-deutschland-128-000-patienten-zum-heilpraktiker/

Zahl der homöopathisch tätigen Ärzt:innen in Deutschland:
- https://www.bundesaerztekammer.de/fileadmin/user_upload/
downloads/pdf-Ordner/Statistik_2020/2020-Statistik.pdf

- https://medwatch.de/2019/05/14/schirmherrschaft-in-der-kritik-peinliche-fehler-im-grusswort-von-manuela-schwesig/

Brüggen-Bracht/Heilpraktiker-Urteil:
- https://www.deutsche-apotheker-zeitung.de/news/artikel/2019/07/15/zwei-jahre-auf-bewaehrung-fuer-heilpraktiker
- https://medwatch.de/thema/brueggen-bracht/
- Der Gesetzgeber und die Anklagebank in Krefeld: https://keineahnungvongarnix.de/?p=7238

Nürnberg/Heilpraktiker-Prozess:
- https://www.aerztezeitung.de/Wirtschaft/Heilpraktiker-muss-vier-Jahre-in-Haft-256334.html

»Mekka der Alternativmedizin« – Patient:innenschutz:
- Faktencheck-gesundheitswerbung.de

1. »Wer heilt, hat recht«
Gefühlte Wahrheit ist noch lange kein Beweis

Neurodermitis-Zahlen:
- Peter Fritsch: Dermatologie und Venerologie. Springer Verlag, Berlin 2004, ISBN 3-540-00332-0, S. 190
- https://www.gesundheitsinformation.de/neurodermitis.2257.de.html
- https://www.allergieinformationsdienst.de/krankheitsbilder/neurodermitis/verbreitung.html

Allergien:
- https://www.lungenaerzte-im-netz.de/krankheiten/allergien-allgemein/prognose/
- https://www.spektrum.de/kolumne/hat-recht-wer-allergien-mit-akupunktur-heilt/1674770
- https://link.springer.com/article/10.1007/s40629-021-00180-8

Pfefferminzöl bei Kopfschmerzen:
- https://www.aerzteblatt.de/archiv/1799/Spannungskopfschmerz-Pfefferminzoel-ist-anderen-Analgetika-ebenbuertig
- Edzard Ernst: Complementary Therapies for Pain Management: An Evidence-based Approach, Elsevier Health, Ausgabe 2007, S. 210

Entspannungstechniken / Biofeedback bei Kopfschmerz:
- https://www.ncbi.nlm.nih.gov/pmc/articles/PMC6734438/
- https://www.ncbi.nlm.nih.gov/pubmed/19794995

2. »Sanfte Medizin geht sanft mit mir um«
Von Wirkungen, Nebenwirkungen und falschen Versprechen

»Antibiotika sind mir zu heftig, ich will was Milderes«:
- https://www.infektionsschutz.de/infektionskrankheiten/ behandlungsmoeglichkeiten/antibiotika/
- https://www.gesundheitsinformation.de/antibiotika-richtig-anwenden-und-resistenzen.2321.de.html?part=meddrei-ci

»Chemotherapie schadet mehr, als sie nützt«:
- Präzisionsmedizin: https://www.spektrum.de/pdf/spektrum-kompakt-praezisionsmedizin/1655412
- T-Cell-Therapie: https://www.aerzteblatt.de/archiv/196295/ CAR-T-Zell-Therapie-Aussichten-und-Risiken

Photodynamische Therapie:
- https://www.aerzteblatt.de/archiv/25370/Photodynamische-Therapie

Fortschritte in der Krebsmedizin vs. komplementär- und alternativmedizinische Behauptungen:
- http://www.aeksbg.at/documents/10682/22538631/ AK_18+medium-9_WEB.pdf/12f51701-5be7-41d8-b23f-3337d5088f18?version=1.1&t=1538118923000#page=20

Mehr zu Chemotherapie:
- https://www.krebsinformationsdienst.de/behandlung/ chemotherapie-durchfuehrung.php
- https://www.krebsinformationsdienst.de/behandlung/ gezielte-krebstherapie.php
- https://www.krebsinformationsdienst.de/behandlung/ impfen-gegen-krebs.php

Arzneimittel-Wechselwirkungen:
- Arzneimittelkommission der Deutschen Ärzteschaft – Arznei-mittelwechselwirkungen bei Polypharmakotherapie: https://

www.akdae.de/Arzneimitteltherapie/AVP/
Artikel/201702/058h/index.php

»Alles besser als die Schulmedizin!« – Von Medizin und Alternativen:
- Grams' Sprechstunde:
- https://www.spektrum.de/kolumne/von-medizin-und-
alternativen/1565596
- Gibt es »mehrere Medizinen«? Alternativ, komplementär,
integrativ ... :
- https://keineahnungvongarnix.de/?p=23

Zum Begriff Schulmedizin:
- https://www.derstandard.de/story/2000109455158/wie-viel-
nazi-ideologie-steckt-im-begriff-schulmedizin
- https://www.juedische-allgemeine.de/kultur/schulmedizin-
und-arische-physik/

»Die Krankenkassen würden ja nicht zahlen, wenns nicht wirkt«

Besondere Therapierichtungen beim BfArM:
- https://www.bfarm.de/DE/Arzneimittel/Arzneimittelzulassung/
Zulassungsarten/BesondereTherapierichtungen/_node.html

**Bisher keine Zulassung von Homöopathika aufgrund einer wissenschaft-
lichen Studie:**
- https://www.bfarm.de/SharedDocs/Downloads/DE/BfArM/
Publikationen/Jahresbericht2017-18.pdf

Satzungsleistungen:
- https://www.bundesgesundheitsministerium.de/service/
begriffe-von-a-z/s/satzungsleistungen-der-gkv.html

Kritik an der Satzungsleistung »Homöopathieerstattung«:
- https://netzwerk-homoeopathie.info/krankenkassen-wuerden-
doch-keine-wirkungslosen-mittel-bezahlen/
- https://netzwerk-homoeopathie.info/von-wegen-so-okay-herr-
spahn-ein-gastbeitrag-von-pharmaoekonomin-prof-dr-tina-
salomon/
- https://netzwerk-homoeopathie.info/offener-brief-an-
gesundheitsminister-spahn-zur-fortgeltung-der-erstattung-von-
homeopathie-in-der-gkv/

3. »Aber mir hat es geholfen!«

Warum persönliche Erfahrungen gegen Studien immer den Kürzeren ziehen

Allgemeines zu »Anekdoten sind keine Daten«:

- https://www.wissenschaftskommunikation.de/anekdoten-kleine-geschichten-grosse-verfuehrerinnen-17851/
- https://scilogs.spektrum.de/beobachtungen-der-wissenschaft/schnelles-und-langsames-denken-von-anekdoten-und-evidenz-basiertem-wissen/
- https://netzwerk-homoeopathie.info/serie-zur-kritik-an-der-homoeopathiekritik-teil-i-wissenschaftliche-nachweise/
- https://sciencebasedmedicine.org/the-role-of-experience-in-science-based-medicine/

Allgemeines zur Evidenzbasierten Medizin:

- https://www.gesundheitsinformation.de/was-ist-evidenzbasierte-medizin.2209.de.html
- https://www.cochrane.de/de/ebm
- https://www.aerzteblatt.de/archiv/174725/Evidenzbasierte-Medizin-Die-korrekte-Definition

Stärkere Ausrichtung des GKV-Leistungskatalogs auf Evidenzbasierung:

- https://www.aerzteblatt.de/nachrichten/97429/Netzwerk-Evidenzbasierte-Medizin-fordert-Durchsicht-des-GKV-Leistungskatalogs

Anfälligkeit für Verschwörungstheorien:

- https://www.br.de/fernsehen/das-erste/sendungen/report-muenchen/videos-und-manuskripte/verschwoerungstheorien-mondlandung-social-media-100.html
- Swami V., Coles, R. (2015), The Truth is out there – Belief in conspiracy theories, in: The Psychologist 23(7):560–563 – https://www.researchgate.net/publication/281331502_The_truth_is_out_there
- Imhoff, R., Lamberty, P., Klein, O. (2018), Using power as a negative cue: How conspiracy mentality affects epistemic trust in sources of historical knowledge. Personality and Social Psychology Bulletin, 44(9), 1364–1379
- Lamberty, P., Hellmann, J. H., Oeberst, A. (2018), The winner knew it all? Conspiracy beliefs and hindsight perspective after

the 2016 US general election. Personality and Individual Differences, 123, 236–240.

- Imhoff, R. & Lamberty, P. (2017). Too special to be duped: Need for uniqueness motivates conspiracy beliefs. European Journal of Social Psychology. doi: 10.1002/ejsp.2265
- Lamberty, P. (2017). Don't trust anyone: Verschwörungsdenken als Radikalisierungsbeschleuiniger? Journal EXIT-Deutschland. Zeitschrift für Deradikalisierung und demokratische Kultur, 5, 80–91
- Welche Faktoren begünstigen das Glauben an das Paranormale? Prof Dr. Tilmann Betsch (Vortrag Skepkon 2019): https://www.youtube.com/watch?time_continue=3&v=SwCsa XQoFuU&feature=emb_logo

»Es gibt doch Studien, die zeigen, dass es wirkt!«:
- https://netzwerk-homoeopathie.info/faq-11-aber-es-gibt-doch-studien-die-zeigen-dass-homoeopathie-wirkt/
- https://www.homöopedia.eu/index.php/Artikel:Oft_gehörte_ Argumente_-_Verweise_auf_konkrete_Studien_und_ Experimente
- https://netzwerk-homoeopathie.info/serie-zur-kritik-an-der-homoeopathiekritik-teil-ii-positive-studien-fehlen/
- https://www.homöopedia.eu/index.php/Artikel:Systematische_ Reviews_zur_Homöopathie_-_Übersicht
- https://www.theguardian.com/science/blog/2012/apr/03/ homeopathy-why-i-changed-my-mind

Publication Bias:
- Half of all clinical trials have never reported results: https://www.alltrials.net/news/half-of-all-trials-unreported/
- Am Beispiel der Akupunktur (»100 Prozent positive Ergebnisse«): https://sciencebasedmedicine.org/study-on-acupuncture-for-angina/
- https://www.wissenwaswirkt.org/2-11-ergebnisse-von-vergleichsstudien-sollten-immer-vollstaendig-veroeffentlicht-werden

Medizinische Leitlinien für Patient:innen:
- https://www.awmf.org/leitlinien/patienteninformation.html

4. »Homöopathie ist viel mehr als nur Placebo«

Was man von Zuwendung und Zucker erwarten kann und was nicht

Placeboforschung (kleine Auswahl):

- https://www.spektrum.de/news/wie-placebos-wirken/1537269
- https://www.ncbi.nlm.nih.gov/pubmed/26132938
- https://netzwerk-homoeopathie.info/placebo-und-placeboeffekt/
- What if the Placebo Effect Isn't a Trick?: https://www.nytimes.com/2018/11/07/magazine/placebo-effect-medicine.html
- The Placebo Phenomenon: https://harvardmagazine.com/2013/01/the-placebo-phenomenon
- Offene Placebos: https://www.aerzteblatt.de/nachrichten/709 32/Placebo-Selbst-die-wissentliche-Einnahme-lindert-Rueckenschmerzen
- https://www.bmj.com/content/363/bmj.k3889
- Nocebo:
- https://netzwerk-homoeopathie.info/nocebo-was-ist-denn-das-schon-wieder/
- https://www.aerzteblatt.de/archiv/147589/Nocebo-Die-dunkle-Seite-der-menschlichen-Einbildungskraft
- https://www.planet-wissen.de/gesellschaft/medizin/psychosomatik/pwiedernoceboeffekt100.html
- https://www.deutsche-apotheker-zeitung.de/news/artikel/2017/10/24/je-teurer-das-placebo-umso-staerker-die-nebenwirkungen

»Bei Kindern und Tieren gibt es den Placeboeffekt doch gar nicht«

Placebo by proxy:

- https://netzwerk-homoeopathie.info/placebo-by-proxy/
- https://www.spiegel.de/gesundheit/diagnose/homoeopathie-wieso-es-einen-placeboeffekt-bei-tieren-gibt-a-974333.html
- https://lexikon.stangl.eu/13439/placebo-by-proxy/
- McMillan, F. D. (1999), The Placebo Effect in Animals. J Am Vet Med Assoc., 215, 992–999

Zur »homöopathischen Erstverschlimmerung«:

- https://netzwerk-homoeopathie.info/erstverschlimmerung-ein-beweis-fuer-die-wirkung-von-homoeopathie/

Wissenschaftliche Publikationen zu Placebo (Auswahl):

- P. Enck, U. Bingel, M. Schedlowski, W. Rief, The placebo response in medicine: Minimize, maximize or personalize? Nat. Rev. Drug Discov. 12, 191–204 (2013). doi:10.1038/nrd 3923pmid:23449306

- Benedetti, M. Amanzio, S. Vighetti, G. Asteggiano, The biochemical and neuroendocrine bases of the hyperalgesic nocebo effect. J. Neurosci. 26, 12014–12022 (2006)

- F. Eippert, U. Bingel, E. D. Schoell, J. Yacubian, R. Klinger, J. Lorenz, C. Büchel, Activation of the opioidergic descending pain control system underlies placebo analgesia. Neuron 63, 533–543 (2009). doi:10.1016/j.neuron.2009.07.014pmid:19709634

- T. D. Wager, D. J. Scott, J.-K. Zubieta, Placebo effects on human μ-opioid activity during pain. Proc. Natl. Acad. Sci. U. S. A. 104, 11056–11061 (2007). doi:10.1073/pnas.0702 413104pmid:17578917

- S. Geuter, F. Eippert, C. Hindi Attar, C. Büchel, Cortical and sub-cortical responses to high and low effective placebo treatments. Neuroimage 67, 227–236 (2013). doi:10.1016/j.neuroimage. 2012.11.029pmid:23201367

- R. L. Waber, B. Shiv, Z. Carmon, D. Ariely, Commercial features of placebo and therapeutic efficacy. JAMA 299, 1016–1017 (2008). doi:10.1001/jama.299.9.1016pmid:18319411

- T. D. Wager, L. Y. Atlas, The neuroscience of placebo effects: Connecting context, learning and health. Nat. Rev. Neurosci. 16, 403–418 (2015). doi:10.1038/nrn3976pmid:26087681

- D. J. Scott, C. S. Stohler, C. M. Egnatuk, H. Wang, R. A. Koeppe, J.-K. Zubieta, Placebo and nocebo effects are defined by opposite opioid and dopaminergic responses. Arch. Gen. Psychiatry 65, 220–231 (2008). doi:10.1001/archgenpsychiatry. 2007.34pmid:18250260

- Hall KT, Loscalzo J., Kaptchuk, TJ, Genetics and the Placebo Effect: The Placebome. Trends Mol Med. 2015 May; 21(5): 285–294.Published online 2015 Apr 14. doi: 10.1016/j. molmed.2015.02.009. Author manuscript (full text): https://www.ncbi.nlm.nih.gov/pmc/articles/PMC4573548/

- Hróbjartsson A, Gøtzsche PC, Is The Placebo Powerless? N Engl J Med, Vol. 344, No. 21 – May 24, 2001

https://www.nejm.org/doi/full/10.1056/NEJM200105243
442106

Pseudomedizin kann nicht durch den Placeboeffekt
gerechtfertigt werden:
- F, The Dangerous Side of Placebo Research: Is Hard Science
  Boosting Pseudoscience?, Clinical Pharmacology & Therapeu-
  tics Vol. 106 No. 6 Dec 2017

Zur Bedeutungswahrnehmung von Schmerzen auf unterschiedlichen
Ebenen:
- Kuhnke, E., Der Schmerz als Reflex, Empfindung und Affekt,
  Physiotherapie 65, 4 (1974)

»Und wenn es nur der Placeboeffekt ist, was soll's?«

Ist Placebo Medizin?
- https://susannchen.info/?p=5140
- The power of the placebo effect, Harvard Health Publishing,
  May 2017, updated May 9 2019,
  https://www.health.harvard.edu/mental-health/the-power-of-
  the-placebo-effect

5. »Das Immunsystem muss aktiviert werden«
Wenn sich pauschale Antworten gegen einen wenden

Gute Infos zum Immunsystem:
- https://www.gesundheitsinformation.de/themengebiet.2029.de.
  html?filter*cat=9&filter*tag=Immunsystem+und+Infektionen

Schwächung des Immunsystems durch Krankheiten (»Immunamnesie«):
- Measles and Immune Amnesia, American Society for Micro-
  biology: https://asm.org/Articles/2019/May/Measles-and-
  Immune-Amnesia

Kann das Immunsystem aktiviert werden?:
- https://edzardernst.com/2016/07/the-tricks-of-the-quackery-
  trade-part-4/
- https://www.geo.de/wissen/gesundheit/21070-rtkl-
  immunstimulanzien-wann-praeparate-zur-staerkung-der-
  abwehrkraefte

- https://www.welt.de/gesundheit/article120753438/Wie-sich-die-Abwehrkraefte-wirklich-staerken-lassen.html
- Boosting the immune system – that's what vaccines do: https://www.skepticalraptor.com/skepticalraptorblog.php/immune-system-myths-boost/
- Immunsystem – Mythen und Fakten
Teil 1- https://susannchen.info/?p=2948
Teil II – https://susannchen.info/?p=2958

6. »Das Wunder der Natur«

Selbstheilung, Ganzheitlichkeit und der gute Ruf von Mutter Natur

- Selbstheilung: https://www.zeit.de/zeit-wissen/2012/04/Koerper-Selbstheilung
- https://www.geo.de/wissen/gesundheit/21086-rtkl-selbstheilung-so-aktivieren-sie-den-inneren-arzt
- Less Is More – How Less Health Care Can Result in Better Health: https://jamanetwork.com/journals/jamainternalmedicine/article-abstract/415863
- Esch, Tobias, Selbstregulation: Selbstheilung als Teil der Medizin: Dtsch Arztebl 2014; 111(50): A-2214 / B-1872 / C-1792 https://www.aerzteblatt.de/archiv/treffer?mode=s&wo=1008&typ=32&aid=167146&autor=Esch%2C+Tobias

»Heilung gelingt nur ganzheitlich«

- https://netzwerk-homoeopathie.info/einwand-homoeopathie-ist-aber-eine-ganzheitliche-methode-im-unterschied-zur-schulmedizin/

»Zweitausend Jahre altes Heilwissen ist bewährt und berechtigt«

- Hühnersuppe und Hausmittel bei Erkältung: https://www.spektrum.de/news/hilft-huehnersuppe-gegen-erkaeltung/1432792
- https://www.derstandard.at/story/2000053096998/erkaeltung-was-das-huhn-in-der-suppe-kann
- https://netzwerk-homoeopathie.info/argument-homoeopathie-ist-altes-wissen/

»Homöopathie ist natürlich, und natürlich ist gut«

Homöopathie ist natürlich?:

- https://netzwerk-homoeopathie.info/faq-03-homoeopathie-ist-doch-sanft-und-natuerlich-wieso-sollte-sie-schaden-koennen/
- https://netzwerk-homoeopathie.info/einwand-homoeopathie-ist-doch-naturheilkunde/
- Naturheilkunde – verraten und missbraucht: https://susannchen.info/?p=3788
- https://www.stiftung-gesundheitswissen.de/gesundes-leben/koerper-wissen/mutti-oder-medizin-helfen-hausmittel-bei-erkaeltung

Lebenserwartung gestiegen:

- https://de.statista.com/statistik/daten/studie/273406/umfrage/entwicklung-der-lebenserwartung-bei-geburt--in-deutschland-nach-geschlecht/

Erkältungsmittel Meditonsin:

- https://susannchen.info/?p=3312
- https://meedia.de/2017/11/16/der-fall-meditonsin-wie-verdeckte-homoeopathie-pr-in-eine-tageszeitung-kommt/
- https://blog.gwup.net/2017/11/01/geldverschwendung-meditonsin-in-der-erkaltungszeit/^

Johanniskraut:

- https://www.bfarm.de/SharedDocs/Downloads/DE/Arzneimittel/Pharmakovigilanz/Risikoinformationen/RisikoBewVerf/g-l/Johanniskraut-Bescheid-051010.pdf?__blob=publicationFile&v=3
- https://www.spiegel.de/gesundheit/diagnose/wechselwirkung-johanniskraut-kann-medikamente-unwirksam-machen-a-862945.html

»Natürliche Medikamente nützen, chemische Medikamente schaden«

Entwicklung ASS:
https://de.wikipedia.org/wiki/Geschichte_der_Acetylsalicylsäure

Entwicklung Penicillin:

- https://www.deutsche-apotheker-zeitung.de/news/artikel/2018/09/12/antibiotika-resistenzen-bereits-fleming-warnte

Chemie ist Gift? – Leseempfehlung:

- Dr. Mai Thi Nguyen-Kim, Komisch, alles chemisch! Handys, Kaffee, Emotionen – wie man mit Chemie wirklich alles erklären kann, Droemer-Verlag

Naturstoff-Forschung / Synthetisierung von Wirkstoffen:

- http://naturstoff-forschung.info/Broschüre+_Vorbild+Natur_-p-9/_/03%20Wirkstoffe%20aus%20der%20Natur.pdf

Für mich bitte ohne Chemie!:

- https://die-erde-ist-keine-scheibe.de/2017/07/08/fuer-mich-bitte-nur-ohne-chemie/

7. »Es gibt mehr zwischen Himmel und Erde ...«

Die Grenzen der Medizin und wie wir sie
nicht überwinden

Hamlet-Zitat:

- https://www.homöopedia.eu/index.php/Artikel:Oft_gehörte_Argumente_-_Aussagen_über_Wissenschaft

Fehler der Medizin:

- https://www.aerzteblatt.de/nachrichten/103144/Drei-Viertel-der-Behandlungsfehlervorwuerfe-bestaetigen-sich-nicht
- https://www.aerztekammer-berlin.de/10arzt/40_Qualitaetssicherung/50_Patientensicherheit/60_Literatur/60_FehlerqMensch.html
- https://scilogs.spektrum.de/marlenes-medizinkiste/behandlungsfehler-schweigen-wie-ein-arzt/

»Meinem Heiler vertraue ich blind«

Krebs ist die am meisten gefürchtete Krankheit der Deutschen, und das ist nicht ganz unbegründet:

- https://www.zeit.de/wissen/gesundheit/2019-02/krebserkrankung-diagnose-anstieg-fortschritt-medizin-praevention-behandlung/komplettansicht

Heute sterben nur halb so viele Menschen an Herzinfarkten oder Schlaganfällen wie noch vor zwanzig, dreißig Jahren:

- https://dgk.org/daten/PA-Herzinfarkt-17012018.pdf

MMS:

- MMS Video: MMS ist wirklich Gift! https://www.youtube. com/watch?v=ILuZOR7E8Ws

Offizielle Warnungen:

- Bundesinstitut für Risikobewertung 2012: https://www.bfr.bund.de/de/a-z_index/miracle_mineral_ supplement__mms_-196258.html
- Bundesinstitut für Arzneimittel und Medizinprodukte 2014: https://www.bfarm.de/SharedDocs/Pressemitteilungen/DE/ 2014/pm08-2014.html
- Bundesamt für Verbraucherschutz und Lebensmittelsicherheit 2014: https://www.bvl.bund.de/DE/Arbeitsbereiche/05_ Tierarzneimittel/05_Fachmeldungen/2014/2014_12_12_Fa_ Miracle_Supplement.html
- Verbraucherzentrale 2018: https://www.verbraucherzentrale.de/wissen/lebensmittel/ nahrungsergaenzungsmittel/miracle-mineral-supplement-mms- erhebliche-gesundheitsgefahr-11044

Jim Humble:

- https://www.psiram.com/de/index.php/Jim_Humble

Weiteres zu MMS:

- https://medwatch.de/2018/04/24/769/

Haftstrafe für Vertrieb von MMS:

- https://medwatch.de/2019/07/23/erloese-von-350-000-euro- bundesgerichtshof-bestaetigt-haftstrafe-fuer-mms-verkaeufer/

Verfahren in den USA:

- https://www.deutsche-apotheker-zeitung.de/news/artikel/2020/ 07/13/angeklagt-wegen-mms-verkaufs-gegen-corona

Ermittlungen in Argentinien nach Todesfall:

- https://medwatch.de/2021/09/09/chlordioxid-mms-toedlicher- schwindel-andreas-kalcker-angeklagt-argentinien/

Neue Germanische Medizin:

- https://www.ndr.de/nachrichten/niedersachsen/hannover_ weser-leinegebiet/Das-wirre-Weltbild-der-Germanischen- Neuen-Medizin-,germanischemedizin102.html

- https://www.vice.com/de/article/zn5zgx/die-scharlatanerie-der-germanischen-neuen-medizin
- https://www.psiram.com/de/index.php/Germanische_Neue_Medizin
- https://www.doccheck.com/de/detail/articles/9330-schwachsinn-im-barenfell

Ryke Geerd Hamer:
- https://www.psiram.com/de/index.php/Ryke_Geerd_Hamer
- https://blog.gwup.net/2017/07/06/die-todesopfer-der-gnm-hamer-wie-er-wirklich-war/

Aprikosenkerne, Vitamin B17:
- https://www.medizin-transparent.at/marillenkerne-krebs/
- https://www.bfr.bund.de/cm/343/zwei-bittere-aprikosenkerne-pro-tag-sind-fuer-erwachsene-das-limit-kinder-sollten-darauf-verzichten.pdf
- https://www.laves.niedersachsen.de/lebensmittel/aktuell/vorsicht-beim-verzehr-von-bitteren-%20mandeln-und-bitteren-aprikosenkernen--gefahr-durch-blausaeure-73476.html
- Milazzo S, Lejeune S, Ernst E. Laetrile for cancer: a systematic review of the clinical evidence. Support Care Cancer. 2007 Jun;15(6):583–595
- Blaheta RA, Nelson K, Haferkamp A, Juengel E. Amygdalin, quackery or cure? Phytomedicine. 2016 Apr 15;23(4):367–76
- Das ominöse »Vitamin B 17« : https://susannchen.info/?p=3968

Novellierung des Heilpraktiker-Gesetzes:
- https://www.bundesanzeiger.de/pub/publication/d6Pk1lbZta8EPCulJuE?0
- https://www.zeit.de/wissen/2019-11/gesundheitsministerium-heilpraktiker-beruf-regeln-verschaerfung
- https://medwatch.de/2019/11/04/exklusiv-bundesregierung-prueft-reform-oder-abschaffung-des-heilpraktiker-berufs/
- https://medwatch.de/2019/10/31/behoerdenchef-zu-heilpraktikern-patientenschutz-spielt-ueberhaupt-keine-rolle/
- https://detektor.fm/wissen/grams-sprechstunde-heilpraktiker

Neues Heilpraktiker-Rechtsgutachten:

- Volltext:
  https://www.bundesgesundheitsministerium.de/fileadmin/
  Dateien/5_Publikationen/Gesundheit/Berichte/
  Rechtsgutachten_Heilpraktikerrecht_April_2021.pdf
- Podcast »Grams' Sprechstunde«:
  https://detektor.fm/wissen/grams-sprechstunde-heilpraktiker-
  gutachten
- https://medwatch.de/2020/02/19/heilpraktiker-experte-mit-
  interessenskonflikten/
- https://medwatch.de/2021/07/28/heilpraktiker-beruf-
  abschaffen-gutachten-berufsfreiheit/

8. »Ungeimpfte Kinder sind gesünder als geimpfte«

Was Impfungen wirklich machen und wo dabei Gefahren
für uns und unsere Kinder lauern

Allgemeine Leseempfehlung zum Thema Impfen:

- Thomas Schmitz, Sven Siebert: Klartext: Impfen! Ein
  Aufklärungsbuch zum Schutz unserer Gesundheit, Harper
  Collins Verlag 2019
- Nicola Kuhrt, Jan Oude-Aost, Cornelia Betsch: Fakten-Check
  Impfen – Pro & Contra auf den Grund gegangen. GU Reader,
  Gräfe und Unzer Verlag 2021
- https://www.rki.de/DE/Content/Infekt/Impfen/Bedeutung/
  Schutzimpfungen_20_Einwaende.html#doc2378400body
  Text5

*»Wieso haben Geimpfte denn solche Angst vor Ungeimpften, wenn
ihre Impfungen doch angeblich so gut wirken?«*

Impfgegner nur 2–4 % der Bevölkerung:

- https://www.spiegel.de/gesundheit/diagnose/masern-radikale-
  impfgegner-sind-nicht-das-problem-kommentar-a-1277757.
  html
- https://www.zeit.de/wissen/gesundheit/2019-05/impfgegner-
  impfpflicht-jens-spahn-streit-ekel-moral-natuerlichkeit

Zum Film »Eingeimpft« von David Sieveking:

- www.eingeimpft.de

Zum Buch »Impfen Pro & Contra« von Martin Hirte:
- https://www.eingeimpft.de/impfen-pro-contra-das-handbuch-fuer-die-individuelle-impfentscheidung-von-dr-martin-hirte-eine-analyse/

Zu Edward Jenner:
- https://onkelmichael.blog/2019/05/08/edward-jenner-vater-der-impfung/

»Die Masern hatte ich früher auch mal,
was soll daran so schlimm sein?«

Zahlen, Daten, Fakten zu den Masern:
- https://www.impfen-info.de/impfempfehlungen/fuer-kinder-0-12-jahre/masern/
- https://www.rki.de/DE/Content/Infekt/EpidBull/Merkblaetter/Ratgeber_Masern.html
- https://www.zeit.de/wissen/gesundheit/2015-02/masern-impfung-risiko-nebenwirkung
- https://www.kinderaerzte-im-netz.de/krankheiten/masern/auswirkungen/

SSPE:
- https://www.rki.de/DE/Content/Infekt/EpidBull/Merkblaetter/Ratgeber_Masern.html;jsessionid=F40423B6701F355EAF93B40E8434F494
- https://www.medizin-transparent.at/masern-gravierende-spatfolgen-vermeidbar/
- https://www.rki.de/DE/Content/Infekt/EpidBull/Merkblaetter/Ratgeber_Masern.html

Ziel der WHO zur Ausrottung der Masern:
- https://www.rki.de/DE/Content/Infekt/Impfen/Praevention/elimination_04.html
- https://www.aerztezeitung.de/Medizin/Masern-Ziel-schon-jetzt-verfehlt-226525.html

»Kinder werden viel zu früh mit viel zu vielen
Impfstoffen konfrontiert«

- https://www.impfen-info.de/impfempfehlungen/fuer-kinder-0-12-jahre.html

Neugeborenen-Tetanus:
- https://www.kinderaerzte-im-netz.de/krankheiten/tetanus-wundstarrkrampf/
- https://www.rki.de/DE/Content/Infekt/EpidBull/Merkblaetter/Ratgeber_Tetanus.html
- https://www.impfen-info.de/impfempfehlungen/fuer-kinder-0-12-jahre/tetanus-wundstarrkrampf/

Impfplan nach STIKO für Deutschland 2020/21:
- https://www.rki.de/DE/Content/Kommissionen/STIKO/Empfehlungen/Aktuelles/Impfkalender.html
- https://www.kinderaerzte-im-netz.de/impfen/

Impfplan Schweiz 2021:
- https://www.bag.admin.ch/bag/de/home/gesund-leben/gesundheitsfoerderung-und-praevention/impfungen-prophylaxe/schweizerischer-impfplan.html

Impfplan Österreich 2021:
- https://www.sozialministerium.at/Themen/Gesundheit/Impfen/Impfplan-Österreich.html

»Kinderkrankheiten sind ein natürlicher Reifeschub fürs Immunsystem«

Kinderkrankheiten als Reifeschub – nein!:
- Eigenverantwortliche Impfentscheidung – wirklich?
  https://hpd.de/artikel/eigenverantwortliche-impfentscheidung-wirklich-15883
- Impfen und das Immunsystem:
  https://susannchen.info/?p=2051

Masernpartys:
- Masernpartys – keine gute Idee:
  https://susannchen.info/?p=4386

Sind ungeimpfte Kinder gesünder als geimpfte?:
- https://www.spektrum.de/kolumne/schutzimpfung-impfen-ist-gesuender-als-nicht-impfen/1757234

9. »Die Pharmaindustrie will uns vergiften«

Wieso Verschwörungsideologien noch schwerer
auszurotten sind als die Masern

Impfgegner scheinen besonders prädestiniert dafür zu sein, persönlichen Anekdoten zu glauben:

- https://thelogicofscience.com/2016/02/10/5-reasons-why-anecdotes-are-totally-worthless/

Eine weltweite Studie hat ergeben, Populisten und ihre Anhänger mit einer deutlich größeren Wahrscheinlichkeit Verschwörungstheorien Glauben schenken:

- https://www.theguardian.com/world/2019/may/01/revealed-populists-more-likely-believe-conspiracy-theories-vaccines

»Impfstoffe stecken voller schädlicher Zusatzstoffe: Aluminium, Formaldehyd, Quecksilber sind pures Gift«

Über nichts ist sich die Wissenschaft einiger als
über den Nutzen des Impfens:

- https://www.freitag.de/autoren/der-freitag/keine-zwei-meinungen

Aluminium und Co:

- https://www.eingeimpft.de/aluminum-quecksilber-und-formaldehyd-was-sind-wirkverstaerker/

Antworten des Robert Koch-Instituts und des Paul-Ehrlich-Instituts zu den 20 häufigsten Einwänden gegen das Impfen:

- https://www.rki.de/DE/Content/Infekt/Impfen/Bedeutung/Schutzimpfungen_20_Einwaende.html

Vaccine Safety References – Ständig aktualisierte Informationen zu Zusatzstoffen und Risiken vom Vaccine Education Center des Children's Hospital of Philadelphia:

- https://www.chop.edu/centers-programs/vaccine-education-center/vaccine-safety-references

Fast keine Zusatzstoffe in mRNA-Impfungen:

- https://www.ema.europa.eu/en/documents/product-information/comirnaty-epar-product-information_de.pdf #page=30

»Mikrochips«, »Metalle« und andere Gerüchte zu Impfstoffbestandteilen:

- https://www.br.de/nachrichten/deutschland-welt/faktenfuchs-nein-beim-impfen-werden-keine-mikrochips-gesetzt,SLtYYzF
- https://correctiv.org/faktencheck/2021/09/30/nein-dieses-video-beweist-nicht-dass-in-covid-19-impfstoffen-metallische-bestandteile-enthalten-sind/

»Glücksspiel Grippeimpfung – Impfungen machen krank«

Millionen Tote durch Spanische Grippe:

- https://www.aerzteblatt.de/archiv/197155/Spanische-Grippe-Ein-Virus-Millionen-Tote

Herstellung des Grippe-Impfstoffs:

- https://www.deutsche-apotheker-zeitung.de/news/artikel/2018/03/26/eine-halbe-milliarde-eier-fuer-die-grippe-impfung
- https://www.pharma-fakten.de/news/details/231-grippe-die-aufwaendige-herstellung-des-grippeimpfstoffes/

Zahlen, Daten, Fakten und Empfehlungen zur Grippe-Impfung:

- https://www.impfen-info.de/grippeimpfung/fragen-und-antworten/

»Bei Impfstoffen wird absichtlich gepfuscht,
das sah man ja an der Schweinegrippe«

Schweinegrippe/Pandemrix:

- https://lars-und-die-welt.de/2020/12/17/narkolepsie-schweinegrippe-impfung/
- https://www.spiegel.de/gesundheit/diagnose/schweinegrippe-pandemrix-nebenwirkungen-ignoriert-futter-fuer-impfgegner-a-1229428.html
- https://www.deutsche-apotheker-zeitung.de/news/artikel/2015/08/31/53-Narkolepsie-Verdachtsfalle-wegen-Pandemrix
- https://de.wikipedia.org/wiki/Schweinegrippe-Impfung#Einzelimpfstoffe
- https://www.aerztezeitung.de/Medizin/Was-ist-dran-an-Narkolepsie-durch-H1N1-Impfung-287927.html
- https://www.pei.de/DE/newsroom/veroffentlichungen-arzneimittel/sicherheitsinformationen-human/narkolepsie/narkolepsie-studien-europa.html

Todesfälle der Grippesaison 2016/17 und 2017/18:

- https://influenza.rki.de/Saisonberichte/2016.pdf
- https://www.aerzteblatt.de/nachrichten/106375/Grippewelle-war-toedlichste-in-30-Jahren
- Impfreaktionen, Impfkomplikationen, Impfschäden:
- https://www.rki.de/DE/Content/Kommissionen/STIKO/Impfsicherheit/sicherheit_impfungen_node.html
- https://www.zusammengegencorona.de/impfen/logistik-und-recht/impfkomplikation-das-koennen-sie-tun/
- https://www.scinexx.de/dossierartikel/nebenwirkungen/
- https://correctiv.org/faktencheck/2021/04/16/meldungen-in-der-ema-datenbank-sind-keine-bestaetigten-nebenwirkungen-oder-todesfaelle-durch-covid-19-impfungen/
- http://www.medizin-transparent.at/impfschaeden
- https://susannchen.info/?p=2162

Impfsicherheitsüberwachung durch das PEI:

- https://www.pei.de/DE/newsroom/dossier/coronavirus/sicherheitsbericht-covid-19-impfstoffe-aktuell.html

Grippeimpfung für Erwachsene:

- https://www.impfen-info.de/impfempfehlungen/fuer-erwachsene/grippe-influenza/

»Impfungen verursachen Autismus«

Andrew Wakefield:

- https://www.zeit.de/2017/17/vaxxed-impfen-film-verunsicherung-eltern-andrew-wakefield/seite-3
- https://www.theguardian.com/society/2018/jul/18/how-disgraced-anti-vaxxer-andrew-wakefield-was-embraced-by-trumps-america
- https://www.ncbi.nlm.nih.gov/pmc/articles/PMC3136032/
- https://www.ncbi.nlm.nih.gov/pmc/articles/PMC2831678/
- »Jahrestag einer Lüge«: https://hpd.de/artikel/jahrestag-einer-luege-15325
- Lügengeschichten – widerlegt: https://susannchen.info/?p=4261

»Die Impfmafia will nur Geld mit uns verdienen«

**Impfverzögerung auf der Liste der WHO der 10 größten Gesundheits-
gefahren:**

*   https://www.spiegel.de/gesundheit/diagnose/impfen-who-
    erklaert-impfgegner-zur-globalen-bedrohung-fuer-die-
    gesundheit-a-1248913.html
*   https://www.who.int/emergencies/ten-threats-to-global-
    health-in-2019

Sind Impfstoffe der Goldesel einer globalen Pharmaverschwörung?:

*   https://quantenquark.com/blog/2019/11/19/sind-impfstoffe-
    der-goldesel-einer-globalen-pharmaverschwoerung/

10. »Ich darf selbst entscheiden, ob ich oder meine Kinder geimpft werden«

Zwischen Autonomie und gesellschaftlicher Verantwortung

Masernschutzgesetz 2020:

*   https://www.masernschutz.de

**Impfgegner veranstalten konzertierte Shitstorms in den Sozialen
Medien, schalten Anti-Impfkampagnen, betreiben Propaganda auf
eigenen YouTube-Kanälen:**

*   https://www.theguardian.com/technology/2019/feb/27/
    facebook-anti-vaxx-harassment-campaigns-doctors-fight-back
*   https://medwatch.de/2018/10/12/medwatch-check-warum-
    amazon-fuer-impfgegner-ein-forum-ist-und-bleibt/

HPV-Anti-Impf-Propaganda in Japan:

*   https://www.spektrum.de/news/impfgegner-gewinnen-in-
    japan-mit-falschmeldungen-und-fake-experimenten/16354
    88?
*   https://medwatch.de/2019/02/15/hpv-impfung-wie-japan-von-
    einem-anti-impf-tsunami-erfasst-wurde/
*   https://www.salonkolumnisten.com/oeffentlich-rechtliche-
    impfkritik/
*   https://www.rki.de/DE/Content/Infekt/Impfen/Materialien/
    Faktenblaetter/HPV.pdf?__blob=publicationFile
*   https://www.rki.de/DE/Content/Infekt/Impfen/Impfungen
    AZ/HPV/HPV.html

- Gardasil facts – debunking myths about HPV vaccine safety and efficacy: https://www.skepticalraptor.com/skepticalraptorblog.php/one-stop-shop-science-myth-debunking-gardasil/

Erfolg der HPV-Impfkampagne in Australien:

- https://www.hpvvaccine.org.au/the-hpv-vaccine/has-the-program-been-successful.aspx

»Der Ben und die Emma möchten lieber nicht geimpft werden«

Die Impfempfehlungen der STIKO:

- https://www.rki.de/DE/Content/Kommissionen/STIKO/Empfehlungen/Impfempfehlungen_node.html

»Homöopathisches Impfen«:

- https://www.konsumentenbund.de/index/gesundheit/homoeopathische-impfungen/
- https://netzwerk-homoeopathie.info/homoeopathische-impfungen-und-nosoden/
- https://www.derstandard.de/story/2000111547953/esoterik-adventkalender-tuer-1-homoeopathische-impfstoffe-aus-der-apotheke

Impfnosoden-Hype in der Corona-Pandemie:

- https://medwatch.de/2021/06/23/impf-nosoden-keine-wirkung-gegen-corona-gefaehrliches-vesprechen/
- https://www.aerztezeitung.de/Nachrichten/Corona-Impfstoff-in-Globuli-Verfahren-gegen-Apotheke-eingestellt-422056.html

»Eigenverantwortliche Impfentscheidung«:

- https://hpd.de/artikel/eigenverantwortliche-impfentscheidung-wirklich-15883

»Wieso haben Geimpfte Angst vor Ungeimpften,
wenn ihre Impfungen doch angeblich so gut wirken?«

Masernzahlen vor der Pandemie – Deutschland und weltweit:

- https://www.spiegel.de/gesundheit/diagnose/masern-weltgesundheitsorganisation-meldet-weltweit-rasanten-anstieg-a-1281685.html

- https://www.aerzteblatt.de/nachrichten/102480/Zahl-der-Masernfaelle-weltweit-hat-sich-vervierfacht

Masernfälle Deutschlandtrend:
- https://www.rki.de/DE/Content/Infekt/Impfen/Praevention/elimination_04_01.html
- https://www.stiftung-gesundheitswissen.de/gesundes-leben/koerper-wissen/masern-deutschland

WHO-Zahlen mit anderen Schwerpunkten (jährlich + nicht nur Masern), Einfluss sozialer Medien auf niedrige Impfquoten:
- https://www.spiegel.de/gesundheit/diagnose/masern-impfung-who-warnt-vor-impfgegnern-in-sozialen-medien-a-1277403-amp.html
- http://www.euro.who.int/de/media-centre/sections/press-releases/2019/measles-in-europe-record-number-of-both-sick-and-immunized
- https://www.who.int/immunization/monitoring_surveillance/who-immuniz.pdf?ua=1

In den USA, wo sich viele Eltern auf religiöse oder philosophische Gründe gegen das Impfen berufen, war die Lage zum Teil noch alarmierender:
- https://www.zeit.de/wissen/gesundheit/2019-04/masernausbruch-new-york-gesundheitsnotstand-impfungen-pflicht-bill-de-blasio
- https://www.ncbi.nlm.nih.gov/pmc/articles/PMC5141457/

Das Kinderhilfswerk UNICEF warnte zum selben Zeitpunkt angesichts von weltweit etwa 170 Millionen nicht ausreichend oder gar nicht geimpften Kindern unter zehn Jahren vor noch größeren Masernepidemien:
- https://www.theguardian.com/society/2019/apr/25/nearly-170m-under-10s-unvaccinated-against-measles-worldwide

»Die Impfpflicht schränkt meine persönliche Freiheit und mein Grundrecht auf körperliche Unversehrtheit ein«

Zum Hören: Was Impfgegner und Gegner von Impfgegnern wissen sollten – Cornelia Betsch:
- https://www.ardaudiothek.de/hoersaal/was-impfgegner-und-gegner-von-impfgegnern-wissen-sollten-cornelia-betsch/70565030

Stellungnahme Ethikrat zur Impfpflicht:
- https://www.ethikrat.org/themen/aktuelle-ethikratthemen/
impfen-als-pflicht/

Deutscher Ethikrat: Maßnahmenbündel zur Erhöhung der Masern-impfquote statt allgemeiner Impfpflicht:
- https://www.ethikrat.org/mitteilungen/2019/deutscher-ethikrat-massnahmenbuendel-zur-erhoehung-der-masernimpfquote-statt-allgemeiner-impfpflicht/

RKI-Präsident gegen Impfpflicht:
- https://www.deutsche-apotheker-zeitung.de/news/artikel/2017/09/25/rki-praesident-spricht-sich-gegen-impfpflicht-aus
- https://www.zeit.de/news/2019-05/23/diskussion-ueber-geplante-impfpflicht-gegen-masern-190523-99-346977

Einführung Impfpflicht/Nachweispflicht Masern:
- https://www.bundesgesundheitsministerium.de/impfpflicht.html
- https://www.bundesgesundheitsministerium.de/fileadmin/Dateien/3_Downloads/Gesetze_und_Verordnungen/GuV/M/Masernschutzgesetz-RefE.pdf
- https://www.aerztezeitung.de/Politik/Masern-Impfpflicht-kommt-mit-Sanktionen-314179.html
- https://www.tagesschau.de/inland/impfpflicht-masern-gesetz-101.html

Rechtliche Bedenken zur Masernimpfpflicht:
- https://www.zeit.de/2019/43/impfpflicht-grundgesetz-jens-spahn-gesundheit-infektionskrankheiten-erziehungsrecht
- https://www.zeit.de/wissen/gesundheit/2019-11/masern-impfpflicht-deutschland-gesundheit-bundestag

Solidarprinzip, Freiheit und Verantwortung;
- https://www.spektrum.de/kolumne/solidarprinzip-deine-freiheit-meine-verantwortung/1924030

11. »Ärzt:innen sind immer nur in Eile«
Wenn das Arzt-Patient:innen-Verhältnis auf der Strecke bleibt

- 7,6 Minuten Durchschnittszeit beim Arzt – weltweit erhoben: Weniger als fünf Minuten.

https://www.aerzteblatt.de/nachrichten/83432/Konsultation-beim-Hausarzt-oft-kuerzer-als-fuenf-Minuten
- https://www.aerzteblatt.de/nachrichten/101232/Patienten-beklagen-Zeitmangel-in-den-Arztpraxen

Generelles, aus 2015:
- https://www.aerzteblatt.de/archiv/171456/Facharzttermine-im-internationalen-Vergleich-Geringe-Wartezeiten-in-Deutschland

Interessant:
- https://www.aerzteblatt.de/nachrichten/101205/Facharzttermine-Zahlreiche-Patienten-lassen-Termine-verfallen
- https://www.aerzteblatt.de/nachrichten/127023/Aus-hausaerztlicher-Sicht-sind-alle-Probleme-Symptome-des-Arztzeitmangels

»Mir egal, was der gelernt hat, ich vertraue meinem Heilpraktiker«

Anforderungen an Heilpraktiker:innen:
- https://www.tagesschau.de/inland/heilpraktiker-ausbildung-101.html
- https://www.spiegel.de/gesundheit/diagnose/heilpraktiker-den-gegenwaertigen-irrsinn-nicht-laenger-hinnehmen-a-1163792.html
- https://www.aerzteblatt.de/nachrichten/77728/Expertengruppe-schlaegt-Reform-des-Heilpraktikerberufs-vor
- Expertengruppe »Münsteraner Kreis« schlägt Reform des Heilpraktikerberufs vor:
http://www.muensteraner-kreis.de
- Anforderungen an Ausübende der Heilkunde, Wahlfreiheit und Patientenautonomie:
https://keineahnungvongarnix.de/?p=7010

Heilpraktikergesetz:
- https://medwatch.de/2019/11/04/exklusiv-bundesregierung-prueft-reform-oder-abschaffung-des-heilpraktiker-berufs/
- https://www.aerzteblatt.de/nachrichten/101712/Gesundheitspolitikerinnen-fuer-Reform-des-Heilpraktikerwesens

Anmerkungen zum Heilpraktikergesetz vom 17. Februar 1939:

- https://onkelmichael.blog/2019/11/07/anmerkungen-zum-heilpraktikergesetz-vom-17-februar-1939/
- Neue Richtlinien für die Heilpraktikerprüfung: Spiegelfechterei https://keineahnungvongarnix.de/?p=6370
- https://www.aerzteblatt.de/archiv/183771/Heilpraktiker-Kosmetische-Aenderungen
- Podcasts »Grams' Sprechstunde«: https://detektor.fm/wissen/grams-sprechstunde-heilpraktiker https://detektor.fm/wissen/grams-sprechstunde-heilpraktiker-gutachten

12. »Das Gesundheitswesen will unser Bestes: das Geld«

Was passiert, wenn Gesundheit zum reinen Geschäftsmodell wird

»Das Gesundheitssystem ist eine Zweiklassengesellschaft«

Krankenkassen in Deutschland – Entwicklung ab 1970:
- https://de.statista.com/statistik/daten/studie/74834/umfrage/anzahl-gesetzliche-krankenkassen-seit-1970/

IGeL-Leistungen:
- www.igel-monitor.de
- www.igel-aerger.der

»Fallpauschalen und Pflegenotstand –
ich geh doch nicht ins Krankenhaus!«

Aktuelle Daten zu den Gesundheitsausgaben in Deutschland:
- https://de.statista.com/statistik/daten/studie/5463/umfrage/gesundheitssystem-in-deutschland---ausgaben-seit-1992/
- https://www.destatis.de/DE/Presse/Pressemitteilungen/2021/04/PD21_167_236.html

Zum Fallpauschalensystem:
- https://www.aerzteblatt.de/archiv/146774/Das-deutsche-DRG-System-Grundsaetzliche-Konstruktionsfehler
- https://www.aerzteblatt.de/archiv/53507/Auswirkungen-der-DRG-Einfuehrung-Die-oekonomische-Logik-wird-zum-Mass-der-Dinge

- Wie Kliniken durch Fallpauschalen Gewinne einfahren
  können (Video, 4 Min.):
  https://www.ndr.de/fernsehen/sendungen/nordmagazin/Wie-
  Kliniken-durch-Fallpauschalen-Gewinne-einfahren-koennen,
  nordmagazin84658.html

Lebenserwartung wird weiter steigen:
- https://de.statista.com/statistik/daten/studie/273406/umfrage/
  entwicklung-der-lebenserwartung-bei-geburt--in-deutschland-
  nach-geschlecht/

Durchschnittliche Verweildauer in Krankenhäusern:
- https://de.statista.com/statistik/daten/studie/2604/umfrage/
  durchschnittliche-verweildauer-im-krankenhaus-seit-1992/

Vergleichsstudien zur Nutzung von Alternativmedizin bei schweren Erkrankungen:
- https://konsumentenbund.de/cases/alternative-krebstherapien-
  immer-risiko/
- Johnson SB, Park HS, Gross CP, Yu JB: Use on Alternative
  Medicine for Cancer and its Impact on Survival; JNCI J
  Natl Cancer Inst (2018) 110(1): djx145, doi: 10.1093/jnci/
  djx145
- Skyler B. Johnson, MD; Henry S. Park, MD, MPH; Cary P.
  Gross, MD; et al; Complementary Medicine, Refusal of
  Conventional Cancer Therapy, and Survival Among Patients
  With Curable Cancers; JAMA Oncol. Published online July 19,
  2018. doi:10.1001/jamaoncol.2018.2487

»Die Pharmaindustrie bezahlt die Homöopathie-Leugner:innen«

Homöopathie ist Teil der Pharmaindustrie:
- https://netzwerk-homoeopathie.info/argument-die-maechtige-
  pharmaindustrie-unterdrueckt-die-homoeopathie/
- https://www.deutsche-apotheker-zeitung.de/news/artikel/2017/
  07/25/pharmaindustrie-will-homoeopathie-in-der-apotheke-
  behalten
- https://medwatch.de/2019/02/27/absatz-sinkt-weiter-wie-
  lobbyisten-fuer-die-homoeopathie-kaempfen/
- https://www.deutsche-apotheker-zeitung.de/news/artikel/2017/
  06/20/pharmaverband-verteidigt-homoeopathie

- https://www.chemie.com/pharma/pharma-artikel/article/
bpi-homoeopathie-muss-als-satzungsleistung-erstattungsfaehig-
bleiben.html
- Homöopathie auf der Webseite des Bundesverbandes der
Arzneimittelhersteller:
https://www.bah-bonn.de/de/unsere-themen/
homoeopathische-und-anthroposophische-arzneimittel/
- Eigenes Homöopathie-Portal des Bundesverbandes der
Arzneimittelhersteller:
https://www.homoeopathie-entdecken.de
- Homöopathie auf der Webseite des Bundesverbandes der
Pharmazeutischen Industrie:
https://www.bpi.de/de/alle-themen/homoeopathie
- Stellungnahme des Bundesverbandes der Pharmazeutischen
Industrie zum Statement des European Academies Science
Advisory Council (EASAC) von 2017: https://www.bpi.de/de/
nachrichten/detail/bpi-position-zur-easac-veroeffentlichung-
homeopathic-products-and-practices-homoeopathische-
arzneimittel-und-ihre-anwendung-vom-20-september-2017

Zur Opioid-Krise in den USA:
- https://www.addiction.de/us-amerikanische-opioid-epidemie/

*»Zu Risiken und Nebenwirkungen fragen Sie bloß keine Ärzt:innen
oder Apotheker:innen«*

Bach-Blüten-Essenzen sind keine Arzneimittel:
- https://www.deutsche-apotheker-zeitung.de/daz-az/2008/
daz-36-2008/bachblueten-sind-lebensmittel-vertrieb-ueber-
apotheken

Epilog
Eine sanfte Medizin, die wirklich wirkt

Ärzte-Appell im Stern:
- https://www.stern.de/gesundheit/aerzte-appell/
- https://www.stern.de/gesundheit/aerzte-appell-im-stern--rettet-
die-medizin--8876008.html
- https://www.stern.de/gesundheit/aerzte-appell-im-stern--diese-
mediziner-haben-bislang-unterzeichnet-8891712.html

Compliance und Kommunikation:

- https://www.spektrum.de/kolumne/arzt-und-patient-als-komplizen/1571744
- https://www.aerzteblatt.de/archiv/42245/50-Jahre-Balint-Gruppen-Ganzheitliche-Kompetenz-erwerben
- https://www.spektrum.de/kolumne/auf-augenhoehe-das-ideale-verhaeltnis-von-arzt-und-patient/1843537

Stärkung von Gesundheitskompetenz und Verständnis für Wissenschaftlichkeit:

- https://www.spiegel.de/gesundheit/diagnose/homoeopathie-vhs-kurse-duerfen-nicht-zur-volksverdummung-beitragen-a-1222599.html
- https://www.spektrum.de/kolumne/wissenschaft-helfen-schuetzen-und-wirken-alternativen/1932256

Kostenkontrolle bei Medikamenten mit dem AMNOG-Verfahren:

- https://www.iqwig.de/presse/im-fokus/neue-arzneimittel-zulassung-nutzenbewertung-erstattung/3-das-amnog-verfahren-mehr-als-nur-kostenkontrolle/

Registrierung von Studien – Projekt Alltrials:

- https://www.alltrials.net/home/german-translation/

Was wirklich wirkt
Die einzelnen Verfahren und ihre Versprechen

Allgemein

- Simon Singh, Edzard Ernst, Gesund ohne Pillen. Was kann die Alternativmedizin? Hanser Verlag
- Eckart von Hirschhausen, Wunder wirken Wunder. Wie Medizin und Magie uns heilen, Rowohlt Verlag
- Thure von Uexküll, Psychosomatische Medizin (5. Auflage), Urban & Schwarzenberg Verlag

Homöopathie

Biographie Samuel Hahnemann:

- https://netzwerk-homoeopathie.info/leben-samuel-hahnemanns/

Häufig gestellte Fragen zur Homöopathie und die Antworten:

- https://netzwerk-homoeopathie.info/unsere-faq-und-die-antworten-2/

Vitalismus:

- https://www.spektrum.de/lexikon/biologie/vitalismus-mechanismus/69730

Grundlegende und aktuelle Beiträge zur Homöopathie:

- https://www.spektrum.de/news/denkfehler-der-homoeopathie/1499429
- Homeopathy – Where is the science? -A current inventory of a pre-scientific artifact. Grams N. (2019); EMBO Reports, e47761. doi:10.15252/embr.201947761
- Homöopathie und evidenzbasierte Medizin – Nutzen und potenzielle Risiken. Keinki C, Aust N, Grams N, Hübner J; Klinikarzt 2019; 48(01/02): 12–17. DOI: 10.1055/a-0842-0778
- Warum Homöopathie keine Leistung der solidarisch finanzierten Krankenkassen sein sollte. Grams N, Lübbers C (2019); WISO Direkt. Nr. 19, 2019. Friedrich-Ebert-Stiftung, ISBN 978-3-96250-422-9
  http://library.fes.de/pdf-files/wiso/15715.pdf
- Wie wissenschaftlich ist die Homöopathie? Grams N, Endruscheit U; Forum Wissenschaft 04/19, Bund demokratischer Wissenschaftlerinnen und Wissenschaftler (BdWi) https://www.bdwi.de/forum/archiv/themen/gesund/10801937.html
- Homöopathie in der Pädiatrie – eine kritische Analyse. Grams N, Oude-Aost J, Harney O, Aust N, Parsch U (2020); Monatsschrift Kinderheilkunde. https://doi.org/10.1007/s00112-019-00837-3
- »The Debate about Homeopathy is over« – https://life.spectator.co.uk/articles/the-debate-about-homeopathy-is-over-these-verdicts-prove-it/
- »Die absurdeste von allen alternativen Methoder. der Medizin« – Homöopathie auf der Wissenschaftskonferenz ESOF 2018 in Toulouse: https://www.dw.com/de/braucht-es-neue-eu-gesetze-gegen-die-homöopathie/a-44661270
- Ende der Erstattung für Homöopathie in Frankreich: https://

netzwerk-homoeopathie.info/homoeopathie-in-frankreich-
und-in-deutschland-ein-zwischenfazit/

Evidenzlage:

- https://www.homöopedia.eu/index.php/Artikel:Systematische_
  Reviews_zur_Homöopathie_-_Übersicht
- Die Reviews zur Homöopathie – Kurzübersicht
  https://keineahnungvongarnix.de/?p=6660#Uebersicht_ueber_
  die_indikationsuebergreifenden_Reviews_Metaanalysen_zur_
  Homoeopathie_seit_1991
- Homöopathie – Eine Therapieoption für die Praxis? Bewertung unter dem Blickwinkel der evidenzbasierten Medizin
  Lübbers CW, Endruscheit U., HNO. 2021 May 19. doi:
  10.1007/s00106-021-01061-w. PMID: 34009440 (Volltext)
  https://link.springer.com/article/10.1007%2Fs00106-021-010
  61-w
- Fazit zu den systematischen Reviews von Robert T. Mathie zur
  Studienlage der Homöopathie:
  http://www.beweisaufnahme-homoeopathie.de/?p=5247

Internationale Statements zur Homöopathie:

- Stellungnahme des European Academies' Science Advisory
  Council (Zusammenschluss der europäischen Wissenschaftsge-
  sellschaften): Homeopathic products and practices: assessing
  the evidence and ensuring consistency in regulating medical
  claims in the EU
  https://easac.eu/publications/details/homeopathic-products-
  and-practices/
- Vereinigtes Königreich, House of Commons Science and
  Technology Committee Evidence Check 2: Homeopathy (2009)
  https://publications.parliament.uk/pa/cm200910/cmselect/
  cmsctech/45/45.pdf
- National Health and Medical Research Council. 2015. NHMRC
  Information Paper: Evidence on the effectiveness of homeopathy
  for treating health conditions. Canberra: NHMRC;2015
  https://nhmrc.gov.au/about-us/publications/evidence-
  effectiveness-homeopathy-treating-health-conditions
- Zu den jahrelangen Behauptungen, es sei ein »erster Entwurf«
  des NHMRC für die Homöopathie positiv ausgefallen und sei
  deshalb »unterdrückt« worden:

https://www.homöopedia.eu/index.php/Artikel:NHMRC_
Draft_Report
- Memorandum der Russischen Akademie der Wissenschaften
  »Homöopathie ist Pseudowissenschaft« (2017)
  http://klnran.ru/2017/02/memorandum02-homeopathy/
  (Deutsche Übersetzung:
  https://netzwerk-homoeopathie.info/homoeopathie-ist-
  pseudowissenschaft-nun-offiziell-in-russland-uebersetzung-des-
  memorandums-und-der-pressemitteilung/)
- Übersicht über weitere internationale Positionierungen:
  https://keineahnungvongarnix.de/?p=6660#Stellungnahmen_
  von_wissenschaftlichen_Organisationen_und_staatlichen_
  Stellen_zur_Homoeopathie

Bach-Blüten

- https://netzwerk-homoeopathie.info/was-sind-eigentlich-
  bachblueten/
- https://www.homöopedia.eu/index.php/Artikel:Edward_Bach
- Armstrong, N., Ernst, E. (1999). A randomized controlled,
  double-blind, placebo-controlled trial of Bach Flower Remedy.
  Perfusion (11), S. 440–446.
- Goldner, C. (2010. Mai 2010). Süddeutsche Zeitung online.
  38 Blüten gegen alle Leiden.
  http://www.sueddeutsche.de/wissen/teil-bach-bluetentherapie-
  blueten-gegen-alle-leiden-1.927071
- Goldner, C. (13. Mai 2010). Süddeutsche Zeitung online. Die
  heilsamen Zwölf. Vergebliche Suche nach dem Universalmit-
  tel:
- http://www.sueddeutsche.de/wissen/teil-
  spagyrikclustermedizin-vergebliche-suche-nach-dem-
  universalmittel-1.923406
- https://onkelmichael.blog/2021/05/21/sprechen-wir-uber-res-
  cue-tropfen/

Schüßler-Salze

- https://netzwerk-homoeopathie.info/was-sind-eigentlich-
  schuessler-salze/
- Schüßler. (1874). Eine abgekürzte Therapie, gegründet auf
  Histologie und Cellular-Pathologie. Oldenburg: Schulze.

- Ernst, E. (08. Okt 2010). Schüßler-Salze – Teuer aber wertlos? Abgerufen am 21. März 2017 von Stern online: http://www.stern.de/gesundheit/ratgeber-alternativmedizin-schuessler-salze---teuer--aber-wertlos--3885802.html
- Wilhelm Heinrich Schüßler – Der große Zauberer: https://onkelmichael.blog/2018/03/03/wilhelm-heinrich-schuessler-der-grosse-zauberer/
- http://www.homöopedia.eu/index.php/Artikel:Wilhelm_Schüßler
- Goldner, C. (11. Mai 2010). Süddeutsche Zeitung online. Schüßler Salze: http://www.sueddeutsche.de/wissen/teil-schuessler-salze-die-heilsamen-zwoelf-1.854997
- Helmstädter, Axel: Wilhelm Heinrich Schüßler: Ein Therapeut als Kind seiner Zeit. In: Pharmazeutische Zeitung online. 51/2007. http://www.pharmazeutische-zeitung.de/index.php?id=4367

Vitamine

Vitamin C / Linus Pauling:

- https://scilogs.spektrum.de/streifzuege-rueckwaerts/linus-pauling-und-seine-begeisterung-fuer-vitamin-c/
- https://www.cochrane.org/de/CD000980/vitamin-c-zur-vorbeugung-und-behandlung-von-erkaltungen
- https://www.wissenwaswirkt.org/vitamin-c-gar-kein-wundermittel-gegen-erkaeltung
- https://www.medizin-transparent.at/vitamin-c-beinahe-nutzlos-gegen-erkaltungen/
- Hemilä, H, Chalker, E. Vitamin C for preventing and treating the common cold. Cochrane Database of Systematic Reviews 2013, Issue 1. Art. No.: CD000980

Vitamin D:

- https://www.medizin-transparent.at/vitamin-d-und-das-immunsystem-was-stimmt/
- https://www.pharmazeutische-zeitung.de/behoerde-aeussert-sich-zu-vitamin-d-und-covid-19-125699/
- http://www.bfr.bund.de/de/ausgewaehlte_fragen_und_antworten_zu_vitamin_d-131898.html#topic_192281

- http://www.bfr.bund.de/cm/343/vitamin-d-aus-sicht-der-risikobewertung.pdf
- https://www.cochrane.org/de/CD007469/vitamin-d-supplementierung-zur-vorbeugung-gegen-krebs-bei-erwachsenen_
- Dawson-Hughes u. a.: Vitamin D deficiency in adults: Definition, clinical manifestations, and treatment. https://www.uptodate.com/contents/vitamin-d-deficiency-in-adult
- Effect of Vitamin D3 Supplementation on Respiratory Tract Infections in Healthy Individuals: A Systematic Review and Meta-Analysis of Randomized Controlled Trials. PLoS One. 2016 Sep 15;11(9)
- Vitamin D supplementation for preventing infections in children under five years of age. Cochrane Database Syst Rev 11: CD008824
- Vitamin D supplementation to prevent acute respiratory tract infections: systematic review and meta-analysis of individual participant data. BMJ 2017;356
- Bjelakovic u. a. (2014): Vitamin D supplementation for prevention of mortality in adults. Cochrane Database of Systematic Reviews 2014
- Deutsche Multiple Sklerose Gesellschaft: Hochdosiertes Vitamin D als Zusatztherapie in der Behandlung der Multiplen Sklerose? – https://www.dmsg.de/multiple-sklerose-news/ms-therapien/hochdosiertes-vitamin-d-als-zusatztherapie-in-der-behandlung-der-multiplen-sklerose-ein-update/

Orthomolekulare Medizin:
- http://skepdic.com/orthomolecular.html
- https://quackwatch.org/related/ortho/
- https://quackwatch.org/related/pauling/

Phytotherapie/Pflanzenheilkunde

- https://www.stiftung-perspektiven.de/Wissensportal/Informationen-zur-Naturheilkunde-bei-Krebs/
- Phytotherapy – good science or big business?: https://www.nature.com/news/1999/990513/full/news990513-8.html

- https://quackwatch.org/related/herbs/

Risiken:

- https://edzardernst.com/2014/08/a-hitherto-unknown-risk-of-herbal-medicine-usage/
- https://edzardernst.com/2016/02/a-risk-of-herbal-medicine-that-has-so-far-been-neglected/

Zu Iberogast:

- https://www.aerzteblatt.de/nachrichten/104819/Staatsanwaltschaft-ermittelt-in-einem-Todesfall-mit-Iberogast
- https://www.pharmazeutische-zeitung.de/staatsanwaltschaft-ermittelt/
- https://medwatch.de/2018/09/12/iberogast-erst-nach-todesfall-nimmt-bayer-warnhinweise-zu-iberogast-auf/
- https://medwatch.de/2019/08/06/auch-nach-todesfall-bayer-kaempft-weiter-gegen-warnhinweise-fuer-iberogast/

TCM/Akupunktur

TCM allgemein:

- https://sciencebasedmedicine.org/what-is-traditional-chinese-medicine/
- https://sciencebasedmedicine.org/tcm-traditional-chinese-medicine-new-developments/
- https://sciencebasedmedicine.org/who-promotes-unscientific-tcm/
- https://www.dw.com/en/quackery-or-a-real-alternative-what-is-traditional-chinese-medicine/a-48805096
- https://easac.eu/publications/details/traditional-chinese-medicine-a-statement-by-easac-and-feam/
- http://www.spiegel.de/gesundheit/diagnose/paul-unschuld-ueber-kunstprodukt-akupunktur-naturarznei-qigong-a-909595.html

Akupunktur allgemein:

- Colquhoun, D., Novella, S. (Juni 2013). Acupuncture Is Theatrical Placebo. Anesthesia & Analgesia, 116(6), S. 1360 bis 1363.
  https://pubmed.ncbi.nlm.nih.gov/23709076/
- https://www.aerzteblatt.de/archiv/77695/Akupunktur-im-Westen-Am-Anfang-war-ein-Scharlatan

- Ernst E.: The recent history of acupuncture. AmJMed 2008
  https://www.amjmed.com/article/S0002-9343(08)00568-8/
  fulltext
- https://sciencebasedmedicine.org/reference/acupuncture/
- https://www.amjmed.com/article/S0002-9343(08)00568-8/
  fulltext
- https://skepticalinquirer.org/2019/01/is_acupuncture_winning/
- https://journals.lww.com/pain/Abstract/2011/04000/
  Acupuncture__Does_it_alleviate_pain_and_are_there.11.aspx
- https://www.ncbi.nlm.nih.gov/pubmed/21440190
- Placebo acupuncture as a form of ritual touch healing: a
  neurophenomenological model
  https://www.ncbi.nlm.nih.gov/pmc/articles/PMC3140594/
- Übersicht über alle systematischen Reviews der Cochrane
  Collaboration zu Akupunktur bis 2018:
  https://www.scienceinmedicine.org.au/wp-content/uploads/
  2018/03/Cochrane-acupuncture-2018.pdf

Existieren Akupunkturpunkte?:
- https://sciencebasedmedicine.org/do-acupuncture-points-exist-
  can-acupuncturists-find-them/
- Accuracy and Precision in Acupuncture Point Location: A
  Critical Systematic Review:
  https://www.sciencedirect.com/science/article/pii/S2005290118
  300530?via%3Dihub
- https://sciencebasedmedicine.org/infinite-variety/

Risiken:
- https://www.sueddeutsche.de/gesundheit/risiken-der-
  akupunktur-schwindelerregende-stiche-1.1462326
- https://edzardernst.com/2019/05/acupuncture-much-more-
  than-meets-the-eye/
- Korrelation der Verbreitung von Akupunktur mit der Inzidenz
  von Hepatitis B:
  https://pubmed.ncbi.nlm.nih.gov/29770025/

Ted Kaptchuk:
- https://www.newyorker.com/magazine/2011/12/12/the-
  power-of-nothing

G-BA Entscheidung zur Erstattung der Akupunktur 2006:

- https://www.g-ba.de/institution/presse/pressemitteilungen/83/
- https://www.g-ba.de/downloads/40-268-71/
  53cdfe9e3f6bef45ef233ebee5e817a9/2006-04-18_Akupunktur-
  TGr.pdf
- https://www.g-ba.de/beschluesse/295/

Wissenschaftliche Artikel zur Akupunktur (Auswahl):

- Moffet HH, Traditional acupuncture theories yield null
  outcomes: a systematic review of clinical trials. J Clin Epide-
  miol. 2008 Aug;61(8):741–7. doi: 10.1016/j.jclinepi.2008.02.
  013
- J. Kong, T. J. Kaptchuk, G. Polich, I. Kirsch, M. Vangel,
  C. Zyloney, B. Rosen, R. L. Gollub, An fMRI study on the
  interaction and dissociation between expectation of pain relief
  and acupuncture treatment. Neuroimage 47, 1066–1076
  (2009). doi:10.1016/j.neuroimage.2009.05.087pmid:19501656
- Haake, M., Müller, H., Schade-Brittinger, C., Basler, H.,
  Schäfer, H., Maier, C., Molsberger, A. (22. Okt 2007). German
  Acupuncture Trials (GERAC) for chronic low back pain:
  randomized, multicenter, blinded, parallel-group trial with 3
  groups. Arch Internal Medicine, 167(17), S. 1892–8
- Han, J., & Terenius, L. (1982). Neurochemical basis of
  acupuncture analgesia. Annual Review Pharmacology
  Toxicology (22), S. 193–220
- Kay Garcia, M., & al, e. (15. Nov 2015). Systematic review of
  acupuncture to control hot flashes in cancer patients. Cancer,
  121(22)

Osteopathie/Chiropraktik/Kinesio-Tapes

- Wissenschaftliche Bewertung osteopathischer Verfahren.
  Deutsches Ärzteblatt, 106(46), S. A-2325: https://www.
  aerzteblatt.de/archiv/66809/Wissenschaftliche-Bewertung-
  osteopathischer-Verfahren
- https://www.quarks.de/gesundheit/medizin/wie-hilfreich-ist-
  osteopathie/
- https://www.medizin-transparent.at/die-bunte-palette-der-
  osteopathie/
- Buchmann, J. (24. Jan 2003). What is osteopathic medicine?
  Deutsche Medizinische Wochenschrift, 128(4), S. 1569

- Rubinstein SM, Terwee CB, Assendelft WJJ, de Boer MR, van Tulder MW. Spinal manipulative therapy for acute low-back pain. Cochrane Database of Systematic Reviews 2012, Issue 9. Art. No.: CD008880.
- Dobson D, Lucassen PLBJ, Miller JJ, Vlieger AM, Prescott P, Lewith G. Manipulative therapies for infantile colic. Cochrane Database of Systematic Reviews 2012, Issue 12. Art. No.: CD004796.
- Hass-Degg, K., Schwerla, B., & Schwerla, F. (k.A.). Osteopathie Akademie. Evaluierung und kritische Bewertung von Studien der Osteopathie im klinischen Bereich und im Bereich der Grundlagenforschung in der europäischen und internationalen Literatur: http://www.osteopathie-akademie.de/abstracts/nr4.html
- Maier, J. (18. Aug 2016). Osteopathie: In guten Händen? Abgerufen am 21. März 2017 von Zeit online: http://www.zeit.de/2016/33/osteopathie-babies-orthopaedie-gesundheit-medizin-saeuglinge
- Jäkel A, von Hauenschild P. Therapeutic effects of cranial osteopathic manipulative medicine: a systematic review. J Am Osteopath Assoc. 2011 Dec;111(12):685–93
- Monteiro-Ferreira, J., Rößel-Bretschneider, A., Thuillier, L. (k.A.). Osteopathie Akademie. Abgerufen am 21. März 2017 von Untersuchung der Reproduzierbarkeit osteopathischer Tests am Beispiel des Beckens: http://www.osteopathie-akademie.de/abstracts/nr30.html
- Posadzki, P., Ernst, E. (30. Okt 2010). Osteopathy for musculoskeletal pain patients: a systematic review of randomized controlled trials. Clinical Rheumatology 2011 Feb;30(2):285–91

Chiropraktik:
- https://edzardernst.com/2015/07/do-regular-chiropractic-adjustments-stimulate-the-immune-system-or-just-the-chiropractors-cash-flow/

Kinesio-Tapes:
- https://physiomeetsscience.com/kinesio-tape-unter-der-lupe/kinesio-tape-unter-der-lupe/
- https://edzardernst.com/2014/09/kinesiology-tape-another-theatrical-placebo/

Zum Anschauen:

- https://www.doktorweigl.de/gesundheit/kinesio-taping-auf-dem-pruefstand-was-sagt-die-wissenschaft-7144/

Yoga

- https://www.geo.de/magazine/geo-magazin/903-rtkl-alternative-medizin-wie-und-warum-wirkt-yoga-das-sagt-die-wissenschaft
- https://www.aerzteblatt.de/archiv/152826/Yoga-Die-positive-Kraft-des-Yoga
- https://www.medizin-transparent.at/ruckenschmerzen-besanftigen-hoffnung-yoga/
- https://www.gesundheitsinformation.de/rueckenschmerzen.2378.de.html
- Wieland LS, Skoetz N, Pilkington K, Vempati R, D'Adamo CR, Berman BM. Yoga treatment for chronic non-specific low back pain. Cochrane Database Syst Rev. 2017 Jan 12;1:CD010671.
- Patel, C. (1975). Twelve month follow up of yoga and bio-feed-back in the management of hypertension. Lancet (1), S. 62–64
- Vedanthan, P., & al, e. (1998). Clinical study of yoga techniques in university students with asthma: a controlled study. Allergy Asthma Proceedings (19), S. 3–9
- Physio meets Science. (03. März 2017). Körperliche Aktivität und Rückenschmerz: Warum wir häufig scheitern? http://physiomeetsscience.com/korperliche-aktivitat-und-ruckenschmerz-warum-wir-haufig-scheitern/

Meditation

- https://www.medizin-transparent.at/meditieren-gegen-stress/
- Laneri, D., Schuster, V., Dietsche, B., Jansen, A., Ott, U., & Sommer, J. (14. Jan 2016). Effects of Long-Term Mindfulness Meditation on Brain's White Matter Microstructure and its Aging. Front Aging Neuroscience (7), S. 254
- Ospina, M., & et.al. (Juni 2007). Meditation practices for health: state of the research. Evidence Report/Technology Assessment (155), S. 1–263
- Chiesa A, Serretti A. A systematic review of neurobiological

and clinical features of mindfulness meditations. Psychol Med. 2010 Aug;40(8):1239–52

- Black DS, Milam J, Sussman S. Sitting-meditation interventions among youth: a review of treatment efficacy. Pediatrics. 2009 Sep;124(3):e532–41. doi: 10.1542/peds.2008-3434. Epub 2009 Aug 24
- Goyal M, Singh S, Sibinga EM, Gould NF, Rowland-Seymour A, Sharma R, Berger Z, Sleicher D, Maron DD, Shihab HM, Ranasinghe PD, Linn S, Saha S, Bass EB, Haythornthwaite JA. Meditation programs for psychological stress and well-being: a systematic review and meta-analysis. JAMA Intern Med. 2014 Mar;174(3):357–68
- Die »dunkle Seite der Meditation«. https://www.spektrum.de/ magazin/die-dunkle-seite-der-meditation/1654484

Anthroposophie

Allgemein / Pädagogik

- André Sebastiani, Anthroposophie. Eine kurze Kritik, Alibri Verlag
- Podcast: https://detektor.fm/wissen/grams-sprechstunde-anthroposophie
- https://hpd.de/artikel/anthroposophie-kritik-16483
- Christoph Horst: Akademische Eurythmie, Forum Wissenschaft, BdWi Ausgabe 04/19, S. 15ff https://www.bdwi.de/forum/archiv/themen/bildung/10801934. html
- Peter Bierl: Geistiger Mist – 100 Jahre Waldorfschule, Forum Wissenschaft, BdWi Ausgabe 04/19, S. 19ff https://www.bdwi.de/forum/archiv/themen/bildung/10801941. html
- https://www.deutschlandfunkkultur.de/mehr-als-anthroposophie-die-vielen-welten-des-rudolf-steiner.1005.de. html?dram:article_id=453587
- https://www.deutschlandfunk.de/rudolf-steiner-waldorf-paedagogik-und-anthroposophie-da.2540.de.html?dram: article_id=461130
- https://anthroposophie.blog/2019/09/13/versteinerte-erziehung-uber-risiken-und-nebenwirkungen-der-waldorfpadagogik/

- https://www.sueddeutsche.de/wissen/teil-1-anthroposophische-heilkunde-offenbart-in-mystischer-schau-1.927047

Anthroposophische Medizin:
- Barbara Burkhard: Anthroposophische Arzneimittel, eine kritische Betrachtung; Pharmazeutische Zeitung, PZ-Schriftenreihe 10; Govi-Verlag, Eschborn, 2000
- Ernst E.: Anthroposophische Medizin: Eine kritische Analyse MMW Fortschr Med 2008, 150;1: 1–6
- Ernst E.: Anthroposophische Medizin: Geheimwissenschaft oder Heilmethode? Perfusion 2006; 19:344–348
- https://de.wikipedia.org/wiki/Anthroposophische_Medizin #Wissenschaftliche_Einordnung_und_Kritik
- Magie als Kassenleistung: https://web.archive.org/web/200306 20145600/http://www.konsequente-positivliste.de/anthroppol. pdf
- Das vermeintliche Mistel-Wunder der Anthroposophie: https:// medwatch.de/2019/12/03/das-vermeintliche-mistel-wunder-der-masterplan-der-anthroposophie/
- Review zur Mistel von Cochrane: https://www.cochranelibrary. com/cdsr/doi/10.1002/14651858.CD003297.pub2/abstract

Generelles zu Heilsversprechen – kurz und knapp

- https://www.wissenwaswirkt.org/1-12-spektakulaere-behandlungseffekte-sind-selten

Danksagung

Dieses Buch wäre nicht geschrieben worden ohne die Unterstützung von meiner Agentin Barbara Wenner, dem Team des Aufbau Verlags, allen voran Christian Koth und Steffen Geier. Danke für das Vertrauen in dieses Projekt, den Mut, das Thema wichtig zu nehmen, und die Umsetzung in dieser Form!

Dr. Mai Thi Nguyen-Kim und Dr. Eckart von Hirschhausen danke ich für die Lektüre und Mathias Bothor für das Foto auf dem Cover.

Für gründliches Recherchieren, umsichtiges Gegenlesen, fundiertes Korrigieren und viele wichtige Informationen und Ergänzungen danke ich insbesondere Udo Endruscheit, Michael Scholz, Prof. Dr. Edzard Ernst, Dr. Jan Oude-Aost, Dr. Sandra Kamping, PD Dr. Johannes Trück, Dr. Andrea Kamphuis, Dr. Mathis Lessau, Dr. Robert Mestel, Christian Nobmann und Oliver Rautenberg.

In diesem Sturm, in dem man unweigerlich steht, wenn man die vermeintlich sanfte Medizin kritisiert und damit den guten Glauben so vieler Menschen und so langer Zeit erschüttert, steht keiner gerne allein. Ich könnte es nicht ohne die Unterstützung zahlreicher anderer Aktivist:innen für gute Medizin, kritisches Denken und die gute alte Aufklärung, ohne meine Freund:innen und ohne meine Familie und die Menschen, die ich dazu zähle.